U0211237

Thoracic
Neoplasms

胸部肿瘤外科
进修医师实用教程

主　编 / 陈奇勋

副主编 / 胡　坚　蒋友华　刘金石　曾　剑

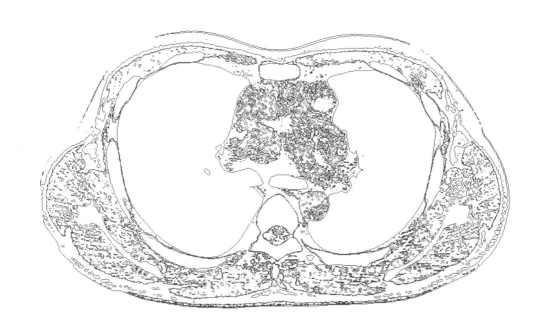

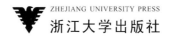
ZHEJIANG UNIVERSITY PRESS
浙江大学出版社

图书在版编目（CIP）数据

胸部肿瘤外科进修医师实用教程/陈奇勋主编. —杭州：
浙江大学出版社，2022.1
ISBN 978-7-308-22004-0

Ⅰ.①胸… Ⅱ.①陈… Ⅲ.①胸腔疾病－肿瘤－外科
手术－教材 Ⅳ.①R734

中国版本图书馆CIP数据核字(2021)第235961号

胸部肿瘤外科进修医师实用教程

陈奇勋　主编

责任编辑	金　蕾（jinlei1215@zju.edu.cn）
责任校对	胡岑晔
装帧设计	沈玉莲
出版发行	浙江大学出版社
	（杭州市天目山路148号　　邮政编码　310007）
	（网址：http://www.zjupress.com）
排　　版	杭州林智广告有限公司
印　　刷	浙江省邮电印刷股份有限公司
开　　本	710mm×1000mm　1/16
印　　张	22.25
字　　数	462千
版 印 次	2022年1月第1版　2022年1月第1次印刷
书　　号	ISBN 978-7-308-22004-0
定　　价	248.00元

《胸部肿瘤外科进修医师实用教程》
编委会

主编简介

陈奇勋

中国科学院大学附属肿瘤医院（浙江省肿瘤医院）胸部肿瘤外科主任

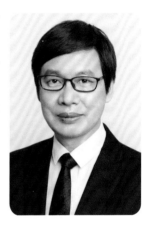

1964 年 6 月出生于浙江省浦江县，1986 年 8 月毕业于浙江医科大学（现浙江大学医学院），同年进入浙江省肿瘤医院工作至今。2000 年 9 月至 2004 年在浙江大学在职研究生班学习，曾先后去美国亚利桑那大学癌症中心及日本虎门医院访问学习。

现为：

- 浙江省肿瘤医院胸部肿瘤外科主任
- 浙江省胸部肿瘤诊治研究重点试验室副主任
- 浙江省抗癌协会食管癌专业委员会候任主任委员
- 浙江省抗癌协会肿瘤营养专业委员会副主任委员
- 浙江省抗癌协会肺癌专业委员会常务委员
- 浙江省抗癌协会肿瘤微创专业委员会委员
- 浙江省医师协会胸外科医师分会常务委员兼总干事
- 浙江省医学会胸心外科学分会委员
- 国际食管疾病学会中国分会委员
- 中国医师协会胸外科医师分会委员
- 中国抗癌协会康复会胸外科分会常务委员
- 大中华胸腔镜发展和推动委员会中青年专家

主持及参与国家级、省级课题多项，在国内外学术杂志发表学术论文数十篇。

前　言

　　教学是大型三甲医院的重要任务之一。重视教学工作、提升教学质量、不断培养优秀的专业人才更是创建研究型医院的重要内容。

　　近年来，随着肿瘤治疗理念和手术器械的更新，胸部肿瘤外科技术发展迅速，尤其在微创外科及肿瘤精准化治疗方面取得了重大进展。治疗理念和技术的更新需要推广和普及，进修医师作为流动性的医学人才，对推动基层医院诊疗技术同质化发展起着至关重要的作用。为更好地帮助进修医师掌握胸部肿瘤外科实用技能，我们编写了《胸部肿瘤外科进修医师实用教程》。

　　本书先介绍了胸部的解剖基础知识，之后分别讲述肺部肿瘤、食管肿瘤和纵隔肿瘤的相关解剖、影像诊断、术前检查、手术学、术后并发症诊治和综合治疗等内容。手术学为全书的重点部分，我们从微创和开放两个方面分别对肺叶切除术、肺段切除术、袖状肺叶切除术、McKeown、Ivor-Lewis 食管癌根治术、纵隔肿瘤切除术及达芬奇机器人手术等胸部肿瘤外科常见术式进行详细阐述。

　　本书编者均为长期工作在临床一线的胸外科资深专家，工作经验丰富，同时紧跟最新循征医学证据。根据进修医师学习的目的和特点，本书注重规范性和实用性，力求复杂手术简单化，使之易推广学习，以最大程度让患者受益。本书不仅可作为进修医师的培训教材，也可供实习生、住院医师、主治医师等为学习掌握胸部肿瘤外科技能使用。

　　因时间仓促，加之编者经验所限，本书的不足之处在所难免，敬请读者不吝赐教，以便改版完善。

　　本书编写中得到了浙江大学医学院附属第一医院和浙江大学医学院附属第二医院的几位胸外科专家的支持和参与，在此深表谢意。特别致谢强生（上海）医疗器材有限公司在本书出版过程中提供的大力支持。

2021 年 9 月 5 日

目 录

第 5 部分
纵隔肿瘤

第 6 部分
多学科讨论

参考文献

第1部分　写给进修医师的话

继续医学教育是临床医生培养的重要途径，而进修教育是继续医学教育的重要组成部分。医学进修是临床医师完成高校阶段医学教育进入工作岗位后，进一步提高专业技能、丰富专业知识的重要途径。

不同于刚毕业的医学生，进修医师大多已参加工作数年，有较为稳定的生活，此时背井离乡，暂别了家人和熟悉的本单位，来到异地求学，在生活上、工作上会有不少困难。所以，进修医师要有克服困难的决心，不能放低对自己的要求，达到进修的目的学成而归。

每个进修医师的年龄、文化程度、工作经历等都不尽相同，故需要和带教老师充分沟通进修目标，根据自身特点确定具体的进修计划。根据进修目的，理论与实践双管齐下，在进修时期，尽量做到"多读、多想、多做"。

多读就是多阅读相关的书籍和文献，了解相关专业的理论知识和发展动态，打好基础。

多想就是要习惯于向自己提出问题，再通过自己的思考去想问题，带着问题再去寻找答案，这样来培养自己的独立思考能力，学习的效果会更好。

多做就是要多参与临床工作中，不要怕苦、怕累。记住：所有的付出都会有回报，在进修时期做的工作越多，能获得宝贵的经验越多。在进修期间要及时与带教老师保持沟通和交流，我们也会在进修教育实践中，不断总结经验，与广大进修医师一起，共同提高业务能力、教学和管理水平。

同时，胸外科进修医师要牢记以下两个原则。

原则一：扎实基础。进修医生要全面掌握胸部肿瘤学的基本知识，较熟练地掌握外科基本的操作技巧，以具备扎实的外科素质，更好、更快地适应临床工作，为技术上的改进及创新奠定基础。

原则二：规范诊疗。胸外科医师在改进技术的同时，一定要记住治疗的原则，尤其是肿瘤治疗，最重要的是使患者活得更好、活得更长。同时，作为胸外科医师还应该更加重视手术方式的选择，任何手术都要对患者有益。

进修医师带着基层医院鲜活的工作经验和一定的理论知识水平而来。进修不仅是学习的过程，同时也是医生间专业交流、互相提高的过程。希望本教程的面世，能够有效地帮助胸部肿瘤外科领域的进修医生们提高专业知识水平，最终带动各基层医院学术进步，实现胸外科整体水平同质化、高水平化的发展。

陈奇勋

第2部分　总　论

2.1　胸部解剖

2.1.1　概　述

胸部位于躯干的上半部，外部由骨骼与肌肉组成胸廓，以及由胸廓和软组织构成胸壁；内部称为胸腔，由胸壁与膈肌包围封闭而成。胸腔内包含心脏、肺、食管、气管和支气管、胸腺、迷走神经与膈神经、左右交感神经干、胸导管、淋巴结以及体循环中主要的大血管及肺血管。胸腔的下部通过膈肌将其与腹腔分开，上部与颈部及上肢相交通。胸壁除了保护胸腔内脏器，还保护了部分腹腔脏器，肝脏的大部分位于膈肌的右穹隆下方，而胃和脾脏位于膈肌左穹隆的下方。肾上极的后方是膈肌，左肾前方是第11、12肋骨，右肾前方是第12肋骨。胸部的大小和比例存在个体差异，但也与年龄、性别和种族相关。通常，女性胸腔的体积小于男性的，女性的胸骨也较短，胸廓出口也更倾斜。男性胸骨上切迹通常与第2胸椎水平，而女性通常与第3胸椎水平。胸腔的大小随着呼吸运动的幅度以及腹腔脏器的扩张而变化。胸腔分为中部和左右部，中部被纵隔占据，左右容纳肺、胸膜和胸膜腔等。

2.1.2　表面解剖

1. 胸骨角

胸骨角两侧连第2肋软骨，是计数肋和肋间隙的标志。经胸骨角的横断面与主动脉弓和升、降主动脉的分界处、气管杈、左主支气管和食管交叉处以及第4胸椎体下缘的横断面一致。

2. 剑突

剑突的形状变化较大。剑突尖约平第10胸椎体下缘。

3. 锁骨

锁骨的全长可触及。锁骨下窝位于锁骨中、外 1/3 交界处的下方，其深方有腋血管和臂从通过。在锁骨下窝的稍外侧和锁骨下方一横指处可摸到喙突。

4. 肋和肋间隙

第 1 肋的大部分位于锁骨的后方，故难以触及。肋和肋间隙是胸部和腹部上区器官的定位标志。

5. 肋弓

肋弓是肝、胆囊和脾的触诊标志。两侧肋弓和剑突结合而构成胸骨下角，为 10°~70°。剑突与肋骨构成剑肋角，左侧剑肋角是心包穿刺常用的进针部位。

6. 乳头

男性的乳头位于锁骨中线与第 4 肋间隙相交处，女性乳头的位置变化较大。

2.1.3　标志线

相关标志线见图 2.1.1。

1. 前正中线
经胸骨正中所作的垂直线。

2. 胸骨线
经胸骨外侧缘最宽处所作的垂直线。

3. 锁骨中线
经锁骨中点所作的垂直线。

4. 胸骨旁线
经胸骨线和锁骨中线之间的中点所作的垂直线。

5. 腋前线
经腋前襞与胸壁相交处所作的垂直线。

6. 腋后线
经腋后襞与胸壁相交处所作的垂直线。

7. 腋中线
经腋前线和腋后线之间的中点所作的垂直线。

8. 肩胛线
上肢下垂时经肩胛骨下角所作的垂直线。

9. 后正中线
沿身体后面正中即椎骨棘突所作的垂直线。

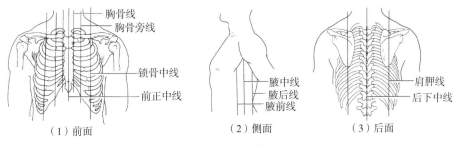

图 2.1.1　标志线

（1）前面　　　　　　　　　　（2）侧面　　　　　　　　（3）后面

2.1.4　胸壁解剖

胸壁由皮肤、浅筋膜、深筋膜、胸廓外肌层、胸廓和肋间肌以及胸内筋膜等构成。胸膜腔的手术入路为切开皮肤、浅筋膜、深筋膜、胸廓外肌层、肋间肌，分离或切断肋骨，切开胸内筋膜和壁胸膜。

2.1.4.1　浅层结构

1. 皮肤

胸前区和胸外侧区的皮肤较薄，尤其是胸骨前面和乳头的皮肤。除胸骨前面的皮肤外，胸部其余部位的皮肤有较大的活动性。

2. 皮肤的血供

胸部皮肤的血供由直接的皮肤血管和肌皮血管穿支共同提供，这些穿支主要通过肋间肌、胸大肌、背阔肌和斜方肌到达皮肤。主要的动脉来于胸肩峰动脉、胸内侧动脉、肋间前后动脉、胸背动脉、颈横动脉、肩胛背动脉以及旋肩胛动脉的分支。胸壁前方的皮肤由胸肩峰动脉、胸内侧动脉、肋间前动脉的穿支和胸外侧动脉及胸壁浅动脉供血。胸肩峰动脉主要通过其胸支的肌皮血管穿支为皮肤供血，它们通过胸大肌到达皮肤。另外，直接的皮肤血管分支来自肩峰和三角肌分支。胸廓内动脉发出直接的穿支到向上 6 肋间隙前方的皮肤，伴行有肋间神经的前皮支。这些作为直接的皮肤血管分支在穿过胸大肌并在皮下脂肪中横向行进后到达皮肤。第 2 肋间穿支通常是最粗大的。胸壁外侧的皮肤由胸外侧动脉、胸壁浅动脉以及肋间后动脉的外侧皮支提供。除穿过胸大肌的肌皮分支外，胸外侧动脉还向胸壁外侧发出直接的皮肤分支。胸壁后方的皮肤由肋间动脉的内侧和背外侧皮支（通过竖脊肌和背阔肌），颈浅动脉、颈横动脉和肩胛背动脉（经斜方肌）的肌皮穿支，胸背动脉和肋间动脉的肌皮穿支（通过背阔肌）和旋肩胛动脉的皮肤分支供血。

3. 静脉回流

肋间静脉与肋间动脉伴行。肋间前静脉是肌膈静脉和胸内静脉的属支，后者汇入头臂静脉。肋间后静脉直接或间接向后汇入到右侧的奇静脉以及左侧的半奇或副半奇静脉。

4. 淋巴回流

胸壁的浅表淋巴管在皮下分支并汇合到腋窝淋巴结上。来自胸壁较深组织的淋巴管主要回流到胸骨旁、肋间和膈肌淋巴结。

5. 神经分布

颈和胸神经的皮支支配着连续弯曲区域中的胸壁皮肤。上部区域神经走行几乎是水平的，下部区域神经走行是斜的。在前上胸部，第3和第4颈神经支配的区域与第1和第2胸神经支配的区域邻接，而介于这两个区域中间的神经为上肢提供了感觉和运动功能。覆盖胸部后侧的大部分皮肤由胸神经的背支提供。肋下缘由第7胸神经提供。第1至第11胸神经腹侧支进入相应的肋间隙，发出越过肋骨角的外侧皮支，并分为前皮支和后皮支，终止于胸骨附近的称为前皮支。锁骨上神经的分支，起源于第3和第4颈神经根，在上胸部区域支配皮肤。除了一个小的下分支成为第1肋间神经，大部分的第1胸神经连接到臂丛神经。第2肋间神经的外侧皮支支配腋窝皮肤，称其为肋间臂神经。肋缘由来自第7胸神经的分支提供。第7至第11的胸神经在向前和向下穿行支配胸壁的皮肤。它们继续越过肋软骨支配腹壁的皮肤和皮下组织。腹部皮肤位于脐水平，由第10胸神经提供。肋下神经沿着第12肋骨的下边界走行并支配下腹壁的皮肤。

6. 浅筋膜

浅筋膜主要由脂肪组成，仅松散地附着在皮肤上，这种排列可以使底层结构、小血管和神经贯穿浅筋膜以供养皮肤。乳房位于浅筋膜内，而顶外侧延伸则穿透深筋膜，形成女性的腋尾。

2.1.4.2 深层结构

1. 深筋膜

深筋膜浅层较薄弱，覆盖于胸大肌和前锯肌表面，向上附着于锁骨，向下接腹外斜肌表面的筋膜，内侧附着于胸骨，向后与胸背区的深筋膜相续。锁胸筋膜是胸肌筋膜深层的颅骨骨膜的延续和肩胛下囊性筋膜壁层的内侧延续。它在锁骨和胸小肌之间延伸，围绕锁骨下肌并向内延伸至第1肋骨。熊肩峰动脉的分支和胸外侧神经传出此筋膜，分布于胸大小肌，头静脉和淋巴管穿该筋膜后分别注入腋静脉腋淋巴结。手术切开锁胸筋膜时应注意保护胸外侧神经和头静脉。

2. 胸壁固有肌

肋间肌是薄的多层肌肉和肌腱纤维，占据肋间隙。它们的名称是从它们的空间关系得出的，即外部、内部和最内部的肋间内肌。

11 对肋间外肌从肋骨的结节延伸，在肋间与肋横突韧带的后部纤维混合，几乎到达肋软骨。在肋软骨中，每一对肌肉继续作为腱膜，即肋间外膜向前到达胸骨。每条肌肉从一根肋骨的下缘到下一肋骨的上缘，它们的肌纤维在胸腔的背面倾斜向下，在前方向下、向前和向内延伸。在上方的 2 个或 3 个肋间中，它们不能完全到达肋骨的末端，而在下部的两个肋间中，它们延伸至肋软骨的游离端。肋间外肌比肋间内肌厚。

肋下肌由肌肉和腱膜组成，通常仅在胸壁下部发育良好。每条肌肉从一根肋骨的内表面沿肋骨角下降到下面的第 2 或第 3 肋的内表面。它们的纤维与肋间内膜平行，和肋间最内肌一样，它们位于肋间血管和神经与胸膜之间。

胸横肌分布于前胸壁的内表面。它起自胸骨后表面的下 1/3，剑突和胸骨末端附近的 3 个或 4 个肋骨的肋软骨。肌纤维进入第 2、第 3、第 4、第 5 和第 6 肋的肋软骨的下缘和内表面的，横向地移行和上升。最低的纤维是水平的，并且与腹横肌的最高纤维邻接。中间纤维是倾斜的，和最高的几乎是垂直的。胸横肌的附着点不仅在个体之间，甚至在同一个体的相对侧都不同。与肋间最内肌和肋间肌一样，胸横肌将肋间神经与胸膜分开。

下后锯肌是位于胸部和腰椎区域交界处的薄的、不规则的四边形肌肉。它起自下部的 2 个胸椎和上部的 2 个或 3 个腰椎以及它们的棘上韧带的棘突。该肌的腱膜较薄，与胸腰椎筋膜的腰部混合。它横向上升，其 4 个指状肌束进入下 4 个肋骨的下缘和外表面，它们的角度略微横向。指状肌束的数目可能更少，在极少数情况下，整个肌肉可能会缺失。

胸骨肌是解剖学者所熟知的一种解剖学变异，但临床医师和外科医师却对它相对陌生。肌肉表现为胸骨旁肿物，位于前胸壁浅筋膜深处，覆盖于胸大肌上方的胸肌筋膜。它可能是绳状、扁平带状、不规则状或火焰状，通常是双侧存在，并且经常出现在右侧。在许多解剖学文献中已描述了肌肉的各种附着部位，上方包括胸骨、锁骨下缘、胸锁乳突肌筋膜、胸大肌、位肋骨及其肋软骨；下方为下位肋骨及其肋软骨，还包括肌肉、腹直肌鞘和腹外斜肌腱膜。在普通人群中偶尔会出现该肌肉，但不同地域的人群之间都有很大的差异。

它的浅表位置使其成为在头颈部整形中用作肌皮瓣的理想候选者。胸骨肌可能是一大类变异中的一个例子，其中包括胸小肌缺如、第 3 胸肌、锁骨下肌和软骨上斜肌，它们被认为是由正常的胸肌发育过程的紊乱引起的。胸骨肌与胸大肌的关系可能会在乳腺外科手术、乳腺 X 线摄影、计算机断层摄影和磁共振成像扫描期间引起诊断困难，因为它的出现类似于该区域的肿瘤形态。

3. 胸廓外肌层

胸廓外肌层包括胸上肢肌和部分腹肌。浅层有胸大肌、腹直肌和腹外斜肌的上部，深层有锁骨下肌、胸小肌和前锯肌。胸大肌和胸小肌之间的间隙称胸肌间隙，内含疏松结缔组织和2~3个胸肌间淋巴结。胸肌间淋巴结接受胸大小肌和乳腺深部的淋巴管，其输出淋巴管注入尖淋巴结。胸大肌较宽大且位置表浅，故常用胸大肌填充胸部残腔或修补胸壁缺损。

图 2.1.2 为胸壁侧部和后部。

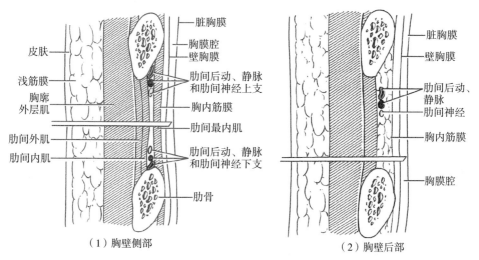

图 2.1.2　胸壁侧部和后部

2.1.5　膈肌解剖

膈肌是半球形的肌纤维片，可将胸腔和腹腔分隔开。它主要是凸面朝向胸腔，凹面对着腹腔。膈肌的穹顶样的顶端位置变化很大。它们受体型（通常矮胖体型较瘦长体型位置高）、体位和通气阶段的影响。导致肺部过度充气的情况，例如肺气肿，会引起明显的膈肌抑制。在用力呼气后，膈肌右穹顶与第4肋软骨和右乳头在同一水平，而左穹顶位置略低，大约低一个肋骨水平。在完全吸气的情况下，膈顶将下降多达10cm，在普通的胸部X光片上，右穹顶与第6肋骨的前端重合。与直立位置相比，膈肌在仰卧位时位置更高，膈肌的最上半部将比腹卧位膈肌的最高位置还要高。

1. 膈肌的附着与组成

膈肌的肌纤维来自胸廓出口的高度倾斜的四周。附着点后外侧低，前方高。尽管是连续的片层结构，但可以将膈肌分为三部分：胸骨部、肋部和腰部。胸骨部分起自剑突的后面，附着点各有不同；它可能是一个宽阔的连续带状，但并不总是存在。肋部起自下 6 肋软骨的内表面及其相邻的肋骨，与腹横肌相互交叉。腰部来自 2 个腱膜弓，内侧和外侧弓状韧带（有时称为腰肋韧带）弓形，并且从上腰椎椎体不对称地经过两个支柱（或称为脚）。外侧弓形韧带覆盖腰椎，横跨该肌肉的上部，并在内侧附着到第一腰椎横突的前部，并在外侧附着到第 12 肋骨中点的下缘。内侧弓形韧带覆盖腰大肌的上部。在内侧，它与相应膈肌脚的外侧肌腱边缘连续，因此，附着在第 1 或第 2 个腰椎体的侧面。在侧面固定在第 1 腰椎横突的前部。膈肌脚在其附着处呈腱状，并与前纵韧带融合。膈右脚更宽、更长，起自身体的前外侧表面和由上 3 个腰椎的椎间盘引起。膈左脚起上 2 个腰椎。膈脚的内侧腱边缘在中线汇合，形成一个通常定义不清的弓，即弓形中韧带，它在 T12/L1 椎间盘的水平处穿过主动脉。膈脚的长度、厚度和肌腱比例差异很大。膈肌的肌纤维从这四周的附着点汇聚成中心腱。来自剑突的肌纤维很短，有时是腱膜性的，走行几乎是水平的。起源于内侧和外侧弓形韧带的纤维，特别是肋骨的软骨膜表面的纤维要更长些。它们最初几乎垂直出现，然后弯曲到中央附着处。来自膈脚的肌纤维发散，最外侧的纤维在上升到中心腱时变得更靠外侧。右膈脚的内侧纤维包围食管，更多的浅层纤维在左侧上升，更深的纤维覆盖在右边缘。有时，左膈脚内侧的筋膜越过主动脉，并倾斜穿过右膈肌的纤维向胸廓出口延伸；该筋膜不会在右侧食管裂孔周围继续向上延伸。膈肌的中心腱是由位于膈肌中心的紧密交织的肌纤维形成的薄而坚固的腱膜，但更靠近胸腔的前壁，因此，后方肌纤维更长。在中央，膈肌紧挨着心包，与之部分融合。膈肌的形状为三叶形。向前突出的中叶为等边三角形，顶点指向剑突。右侧和左侧的叶面呈舌状，并向后弯曲，左侧则略窄。肌腱的中央区域由 4 个标记清晰的对角带组成，这些对角带从一个厚的中央结点呈扇形散开，在那里压缩的肌腱束在食管的前面和下腔静脉的左侧交叉。尽管总是存在，但它们的形态各不相同。在某些个体中，中心腱的右叶小于左或前叶。肌肉和肌腱所占比例的差异较大，因此，较大的膈肌可能具有较小的中央腱，而较小的膈肌可能仅有少量的肌肉成分。

2. 裂孔

（1）腔静脉孔

腔静脉孔平第 8 胸椎，在正中线右侧 2~3cm 处，有下腔静脉通过。

（2）食管裂孔

食管裂孔平第 10 胸椎，在正中线左侧 2~3cm 处，有食管、迷走神经前干、迷走神经后干、胃左血管的食管支和来自肝后部的淋巴管通过，也是膈疝的好发部位之一。膈右脚的部分肌纤维围绕食管形成肌环，对食管裂孔起钳制作用。在食管与裂孔之间连有膈食管初带，有固定食管的作用。若该肌环和韧带发育不良或缺如，腹部器官可经食管裂孔突入胸腔，形成食管裂孔疝。

（3）主动脉裂孔

主动脉裂孔在膈左、右脚和脊柱之间，平第 12 胸椎，正中线稍偏左侧，有主动脉、胸导管和来自胸壁的淋巴管通过。奇静脉和半奇静脉也可通过主动脉裂孔。

3.膈的血液供应、淋巴引流和神经

（1）膈的血液供应

膈的血液供应来自心包膈动脉、肌膈动脉、膈上动脉、下位肋间后动脉的分支和膈下动脉。伴行静脉注入胸廓内静脉、肋间后静脉和下腔静脉等。

（2）淋巴引流

膈的淋巴管注入膈上、下淋巴结。膈上淋巴结分为前、中、后群，分别位于剑突后方、膈神经入膈处和主动脉裂孔附近，引流膈、壁胸膜、心包和肝上面的淋巴，其输出淋巴管注入胸骨旁淋巴结和纵隔前、后淋巴结。膈下淋巴结沿膈下动脉排列，引流膈下面后部的淋巴，其输出淋巴管注入腰淋巴结。

（3）神经

膈的中央部分由颈部肌节发育而来，故由颈丛的分支膈神经支配。其余部分由胸下部肌节发育而来，受下6~7对肋间神经支配。膈神经起自颈丛，经锁骨下动、静脉之间进入胸腔，继而经肺根前方，于纵隔胸膜与心包之间下行至膈。膈神经受刺激时可出现呃逆。副膈神经在膈神经的外侧下行，达胸腔上部与膈神经汇合。我国人群副膈神经的出现率为48%左右。

膈的结构见图2.1.3。

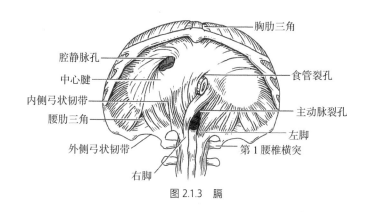

图2.1.3　膈

2.1.6　胸膜解剖

肺组织由胸膜覆盖。胸膜是由膜性结构封闭而成的囊腔。脏（肺）胸膜紧贴肺表面，并沿着叶间裂走行，最终包裹了每片肺叶。脏胸膜延续到肺门，成了壁胸膜，覆盖纵隔器官、大部分膈肌和相应一侧的胸壁。胸膜腔指的是脏壁胸膜之间的潜在空间，中间包含一层液体薄膜，可以使两层胸膜在呼吸的整个阶段紧密滑动。这种液体薄膜的每日交换量很高：产生的液体量为0.01~0.02mL/（kg·h），并不断吸收以保持胸膜腔内液体水平为每千克0.1~0.2mL/h。血浆和胸膜（静水压与血浆渗透压）之间的压力及胸腔淋巴引流之间的平衡有助于液体的流动和吸收。当在正常情况下吸收液体的机制不稳定时，就会产生胸腔积液。胸腔内产生的负压是胸壁相对向外拉动和肺向内弹性回缩的结果。这些结构的弹性产生的任何变化或液体、气体的积聚都会改变局部或整个胸腔的呼吸运动。通气区域间的差异通常是由胸腔扩张和位置相关的胸膜腔压力梯度的局部差异导致的，并反映为气体交换中的区域不平衡。左右胸膜腔构成各自独立，仅在胸骨上半部的后面相连。它们在胸腔中部、食管的后方彼此靠近，并将纵隔空间封闭。心脏不对称性使得左胸膜腔较小，但它可以在腋中线处向下延伸以适应左半膈肌的位置。优先选择较早地积聚在较大的右侧胸膜腔内的渗出物。并且，胸膜在其返折部位的折叠部分（胸骨后、叶间裂和奇静脉 – 食管凹处）是在放射影像上可观察到的唯一的正常胸膜。在任何其他区域表现出明显的胸膜阴影，通常意味着病理性胸膜异常。在手术或胸腔镜下直接探查胸膜腔时，壁层和脏层胸膜均显示为半透明。壁层胸膜后方可见下面的胸肌和血管，脏层胸膜下方可见肺和胸膜下灰色的血管网。

1. 壁层胸膜

虽然壁层胸膜为连续结构，但通常它的名称在不同区域内也不同。因此，线性排列在胸壁和椎体表面的胸膜被称为肋胸膜，位于膈肌表面的为膈胸膜，颈部覆盖肺尖的胸膜为颈胸膜（胸膜顶），而肺之间的结构表面的胸膜为纵隔胸膜。

2. 肋胸膜

肋胸膜分布在胸骨、肋骨、胸横肌、肋间肌和椎体的侧面；通常容易与这些结构分开。胸膜外是薄而疏松的结缔组织层，即胸内筋膜，类似于腹壁的腹横筋膜。在前方，肋胸膜起于胸骨后，与纵隔胸膜延续，从胸锁关节后方向胸骨角后方中线中下方延伸，在这里，左右肋胸膜下行彼此接触达到第 4 肋软骨的水平后，向两侧分开延伸。在右侧，肋胸膜下行到剑胸关节的后方区域；而在左侧，肋胸膜向侧方下行，从胸骨边缘到第 6 肋软骨，延伸距离约 2~2.5mm，形成心脏切迹。在每一侧，肋胸膜从侧面扫过，衬在肋软骨、肋骨、胸横肌和肋间肌的内表面。它越过交感干及其分支，到达椎体的侧面，再次与纵隔胸膜相延续。第 1 肋骨上，肋胸膜与颈胸膜相延续，下方与隔胸膜相延续。延续方向与两侧略有差异。在右边，这条肋膈胸膜的延续线从剑突后方开始，穿过第 7 肋软骨后方，到达第 8 肋骨锁骨中线处和第 10 肋腋中线处，然后略微上升以越过第 12 肋骨水平及第 12 胸椎的上边界。在左边，胸膜最初随第 6 肋软骨上升，但随后遵循与右边类似的却略有不同的方向走行。

3. 膈胸膜

膈胸膜是薄而紧密黏附的胸膜，覆盖大部分膈胸膜的上表面。与肋胸膜及纵隔延续，沿心包到膈肌的连线走行。

4. 颈胸膜

颈胸膜是肋胸膜的延续，并覆盖肺尖。它从第 1 肋骨的内缘向内上升到肺顶部，与颈部第 1 肋骨颈部的下边缘同一水平。然后，在气管外侧成下行，成为纵隔胸膜。

由于第 1 肋骨倾斜，颈胸膜延伸到第 1 肋软骨上方 3~4cm，但不超过第 1 肋骨，筋膜样的胸膜上膜加强了颈胸膜。胸膜上膜前方附着在第 1 肋骨的内边，后方附着在第 7 颈椎的横突。它包含从斜角肌发出的一些肌纤维。小斜角肌从第 7 颈椎横突的前缘到锁骨下凹后面的第 1 肋骨的内边，也分布至胸膜顶，而胸膜上膜一直被认为是中斜角肌的肌腱。颈胸膜和肺尖部一直延伸至在第 7 颈椎距中线约 2.5cm 处，其体表投影是从锁骨上的一条曲线，从胸锁关节到锁骨中内 1/3 处，其顶部比锁骨高 2.5cm。锁骨下动脉在颈胸膜后的沟中横向上升。

胸膜顶与臂丛、星状神经节和椎管的锁骨上部分有关。

5. 纵隔胸膜

纵隔胸膜是纵隔的外侧边界，从胸骨至椎体连续覆盖在肺门上。在右边，它覆盖了右头臂静脉、上腔静脉上部、奇静脉末端、右侧膈神经和迷走神经、气管与食管。在左侧，它覆盖了主动脉弓、左侧膈神经和迷走神经、左头臂干和肋间上静脉、左颈总动脉、锁骨下动脉、胸导管与食管。在肺门，它向侧方旋转形成一个包围肺门的管样结构，并与脏层胸膜连续。

6. 脏层胸膜

脏层胸膜也称肺胸膜，它与肺组织密不可分，叶间裂也包被着胸膜，但在肺门处以及沿其下降的下肺韧带除外。

7. 下肺韧带

纵隔胸膜在下肺韧带和肺门下方延伸为双层胸膜，从食管的侧面到肺的纵隔面延续为脏胸膜。其上方与围绕肺门结构的胸膜连续，下方终止形成一个游离的镰刀形状。

8. 胸膜隐窝

胸膜延伸明显超出肺下界，但并未延伸至膈肌，因此，从胸壁到膈肌的胸膜返折线下方，膈肌与肋软骨及肋间肌接触。在平静的吸气中，肺下缘不会到达此返折线，肋胸膜和膈胸膜仅通过一条狭窄的缝隙分离，这条缝隙称为肋膈隐窝。肺的最低点通常比胸膜最低点高 5cm。一个类似的肋纵隔隐窝存在于胸骨和肋软骨后方，肺的前缘也达不到这一胸膜返折线。而这个隐窝的大小、前肋纵隔胸膜的返折线，以及肺前缘的位置均存在个体差异。胸膜隐窝允许肺成比例地吸气扩张，以最小的摩擦力吸气补充体积。肋膈隐窝的下边界在肾脏的后路手术中十分重要。通常，胸膜在竖脊肌外侧边界穿过的第 12 肋，肾脏的内侧区域位于胸膜返折的上方。在触诊时第 11 肋可能误诊为第 12 肋（有时后者不会超出肌肉），切口会延长到这个水平将打开胸膜。可触摸到的最低肋骨是第 11 肋还是第 12 肋，可以通过第 2 肋骨（通过与胸骨角交界确认）或通过超声检查。

9. 血供和淋巴引流

壁层胸膜和脏层胸膜由中胚层外侧板相应的胚体壁膜和胚脏壁膜发展而成。因此，壁层胸膜由躯体动脉供血。肋胸膜由肋间动脉的分支及胸廓内动脉供血；纵隔胸膜由支气管动脉、膈上动脉、胸廓内和纵隔动脉的分支供血。颈胸膜由锁骨下动脉的分支供血。膈胸膜由膈肌微循的浅表部分供血。静脉汇入胸壁静脉，最终回流入上腔静脉。肋胸膜的淋巴结前方引流至胸内淋巴链，后方引流至肋间淋巴，而来自膈胸膜的淋巴则引流至纵隔、胸骨后和腹腔淋巴结。脏层胸膜是肺的组成部分，相应地，它的动脉供应和静脉回流由支气管血管提供。肺门处的支气管动脉形成一个环，围绕着主支气管；此环的胸膜分支供应肺纵隔面的脏胸膜、叶间和肺尖表面与部分膈肌表面。除了肺门周围区域的静脉回流至支气管静脉，脏层胸膜由肺静脉引流。脏层胸膜的淋巴回流至位于叶间的深肺丛和支气管周围空间。

10. 神经分布

肋胸膜和膈胸膜通过肋间神经支配。纵隔胸膜和膈胸膜由膈神经支配。

肋胸膜被激惹后会产生疼痛，这种痛可以有准确的胸壁及腹壁的疼痛部位。膈胸膜被激惹后也会导致疼痛，表现为下颈部或肩顶部疼痛。内脏传入信息，沿着具有自主神经纤维的支气管血管传导。

11. 气胸

胸壁和壁层胸膜或脏层胸膜的任何破坏会导致胸膜腔内的积气（气胸）、积液（胸腔积液）、积血（血胸）、较少见的淋巴液积聚（乳糜胸）。气胸可以自发产生（气肿性大疱或胸膜下的"小泡"破裂，通常在瘦长体型的男性中发生）或肋骨骨折及穿透性创伤后发生。

胸片上可见胸膜腔内有大量空气，因为这种情况会导致不同程度的肺萎陷；脏壁胸膜分离并且在相应区域的周围肺血管标记消失。有时会发生瓣膜样作用，吸气时空气进入胸膜腔，呼气时无法排出气体。这可能导致"张力性气胸"，危及生命，当单侧呼吸音减小，叩诊为鼓音（由于肺萎陷）、低血压、颈静脉扩张和气管向对侧偏移（由于纵隔移位）时应当特别怀疑有张力性气胸产生。张力性气胸需要立即减压并进行肋间引流排气，在紧急情况下，可以在第 2 肋间锁骨中线处以粗针穿入排气。

12. 微观结构

湿润、光滑的胸膜表面包含有单层扁平间皮（浆膜）细胞，其下方为疏松结缔组织组成的固有层，两者被基底层细胞分隔开。超微结构里，胸膜和腹膜间皮细胞类似，均具有高度折叠的基底质膜，它们相邻的细胞表面相互交叉并由桥粒连接，并且它们的表面带有许多微绒毛和一些纤毛。细胞质吞饮小泡是常见的。结缔组织覆盖整个肺表面。它从肺门沿着气管和血管在肺实质中延伸，并将肺部分为许多小的多面体小叶，每个小叶都有末端的细支气管以及小动脉、小静脉、淋巴管和神经。小叶大小不等。小叶的表面区域最大，可见 5~15mm 的多边形区域。

2.1.7　胸部手术的术前评估

胸外科手术患者的术前评估是一个复杂的过程。外科医师需要进行这样的评估：计划手术方法、预测潜在的手术和术后并发症，确定必要的术后护理方式以及确定可能需要哪些条件来支持患者术后恢复。患者也需要这样的评估，以便他们可以就推荐的治疗方法提出相关问题，了解手术的短期和长期结果，并就是否进行手术做出明智的决定。

对胸外科手术候选人进行术前评估是一门科学，也是一门艺术。尽管有大量非侵入性和侵入性检查可用于评估手术风险和预测结果，但最终决定还是基于外科医师对计划手术成功的把握度。有许多方式可以用来判断手术成功，例如没有并发症、出院后长期生存、纠正潜在疾病、治愈癌症或改善长期生活质量。

1. 一般状况

（1）年龄

鉴于人口中高龄人群的持续增长，外科医师更多需对比例更高的老年患者进行手术治疗。曾经认为 75 岁及以上是对胸腔内问题进行积极干预的禁止年龄，但由于新技术的发展，例如微创外科的逐渐成熟，现在向此类患者推荐进行胸腔手术的做法已司空见惯。人口老龄化的需要和希望对某些问题进行持续积极的外科处理的认识，已导致老年患者在整个外科手术中所占的比例大大增加。例如，在美国，2001 年，年龄超过 70 岁的接受大面积肺切除术的患者比例超过了 43%，比仅在 20 年前的这一队列中的老年人比例增加了 25%。

在大多数报告中，年龄仍然是肺切除术中手术死亡率和发病率的重要与独立的决定因素，尽管由于患者选择以及手术和术后管理的改善，高龄与手术相关性死亡风险增加之间的关系程度逐渐减小。实际上，一些报告表明年龄不再是手术死亡率的独立决定因素。与此相反，高龄普遍仍是与食管切除术后死亡和发病风险增加相关的独立而强烈的决定因素。高龄本身并不是普胸外科手术的绝对禁忌证。例如，特定疾病的生存率与肺癌切除时患者的年龄无关。但是，在决定进行重大外科手术时，必须特别考虑患者的年龄，尤其要考虑到其他并发症。年龄与其他因素相互作用会增加手术发病率和死亡率的风险。例如，气体弥散能力和年龄已被证明是肺叶切除术后发病率和死亡率的独立预测指标。尽管仅针对一个参数的高风险值会适度增加手术风险，但如果两个参数均位于高风险区，则死亡率将呈指数增长。同样，年龄和肾功能或年龄与心血管功能的综合风险值增加，显著提高了术后发病和死亡的风险。因此，切勿单独考虑这些值，而是应在患者医疗状况的总体背景下对其进行集中评估。

（2）体力活动状态

体力活动状态是对患者参与日常生活活动总体能力的总体衡量。常规评估体力活动状态是对患者生理和心理状况概述的一部分。目前已经开发了几种用于评估体力活动状态的量表，这些量表易于使用。最常用的量表是 Karnofsky 评分和 Zubrod［东部合作肿瘤小组（ECOG）］量表。在没有特定危险因素的情况下，ECOG 评分为 0~1 或 Karnofsky 评分为 80%~100% 的患者在进行胸部大手术后有发生并发症和死亡的正常风险。逐渐恶化的体力活动状态水平会增加手术风险。在一些研究中，已证明体力活动状态评分是手术结果的独立决定因素。例如，已证明食管切除术后的死亡率可通过年龄和体力活动状态评分来预测。同样，表现不佳会增加老年患者肺癌切除术后的手术死亡风险。但是，大多数评估胸外科手术风险的研究并未将体力活动状态评分作为一种潜在的风险因素。此外，与体力活动状态评分本身相比，导致 PS 评分低下的特定风险因素更可能与不良的手术结果在统计上相关。

2. 肺功能

对每位接受胸外科手术的患者都需要进行肺功能的一般评估。胸外科手术后发生肺部并发症的风险高达 25%，术前肺功能是此类并发症的重要预测指标。许多接受胸外科手术的患者长期有大量吸烟史，这使他们极易患肺气肿和其他形式的慢性阻塞性肺疾病。在术前评估患者的吸烟状况，并建议吸烟患者戒烟是胸外科医师的重要任务。对于那些无法或不愿在胸外科手术前戒烟的患者，应明确告知患者发生肺部并发症的风险将成倍增加。

采集病史时应以患者的呼吸状况为重点，包括是否有咳嗽、咯血、呼吸急促、劳累呼吸困难，以及与呼吸困难有关的活动能力受限等症状。门诊中的其他非正式评估可能包括运动期间氧饱和度的测量，例如在平坦地面上行走一定的距离或爬上指定数量的楼梯。如在这种评测过程中，若患者未能保持足够的氧饱和度，则需要对肺功能进行更正式的测试。

正式的肺功能检查适用于将要接受某些类型胸腔手术的患者。在这些患者中，根据此类检查的结果将确定是否可行手术或是采用哪种手术方式。若要行肺楔形切除术或为诊断弥漫性肺部疾病而在胸腔镜下切除小的周围性肺结节时，即使患者肺活量测定值较差，也并不会对手术产生较大的影响。相比之下，肺叶切除术则需十分谨慎，必须对肺功能进行正式而严格的评估，以帮助外科医师确定手术风险并充分告知患者。在许多情况下，肺功能评估也适合在非肺外科手术前进行术前评估。例如，食管切除术患者的肺活量测定可以预测肺部并发症的风险，食管切除术后的手术死亡率可能与术前肺部疾病类似。

3. 危险因素

胸部手术中与肺功能相关的特定危险因素包括慢性肺部疾病（肺气肿、慢性支气管炎、哮喘）和任何限制肺容量的疾病，包括大量胸腔积液、大的膈肌缺损和先前的肺切除术病史。阻碍气体交换的间质性肺疾病可能与缺氧有关。诱导化疗和放疗可导致肺功能的下降。先前对肺或纵隔的放疗可能会导致肺功能严重受损，并降低胸壁活动度和限制纵隔运动。除了这些条件（其中许多条件会导致肺功能的慢性变化）之外，开胸手术后对肺活量测定影响较大，这种作用会持续到术后 8~12 周。术后第 1 天，功能残气量下降 35%。在此期间，用力肺活量（forced vital capacity，FVC）和 1 秒用力呼气容积（forced expiratory volume in one second，FEV_1）也降低了 60%。

肺切除术大大降低了肺活量测定值和气体交换参数，其程度与切除的功能性肺组织的数量直接相关。此外，由于肺容量的永久丧失，这些功能参数的减少持续存在，尤其是在进行了全肺切除术的患者中，有时会损伤患者的运动能力。术后 6~12 个月，接受肺叶切除术的患者中，FVC 降低 5%~15%，FEV_1 降低 10%~25%。相应地，行全肺切除术的患者中，FVC 降低 35%~40%，FEV_1 降低 35%~50%。有趣的是，在高度选择的严重异质性肺气肿患者中，接受肺切除术后患者的肺功能得到改善，这与接受肺减容术的患者相似。此类患者预期术后肺功能的标准计算可能会大大低估了他们的实际术后功能。为了正确选择可以在肺切除和其他类型的胸外科手术后的急性恢复期中顺利度过的患者，对于拟行肺切除术的患者，仔细进行术前肺功能评估和术后预期功能评估至关重要。

4. 肺活量

用肺活量测定法评估肺切除术患者的手术风险的历史已超过 50 年。最初采用 FVC 用于评估风险，后来 FEV_1 被认为是评估是否发生术后呼吸系统并发症的最佳参数。事实证明，计算术后预测 FEV_1（$ppoFEV_1$）对估计患者的术后风险评估非常有用。具有正常风险的患者的 $ppoFEV_1$ 为 800~1000mL 或更高。最大通气量（maximal voluntary ventilation，MVV）也已被用来衡量与大面积肺切除相关的风险；MVV 低于预期值的患者肺切除术后发生并发症的风险增加。但是，该参数在很大程度上取决于患者的用力程度，因此存在很大的可变性。

在患者有极端体重的情况下，用于区分肺切除的低风险和高风险的 FVC 和 FEV_1 的传统临界值相对不准确。考虑到这一事实，以基于年龄、性别和身高的预测值的百分比表示肺活量值来评估手术风险。通常，术前 FEV_1 为至少占预测值 60% 的患者具有除全肺切除术以外的大部分肺切除术的正常指标，进一步的改进包括 $ppoFEV_1$ 的计算。一般认为 40% 或更高的值表示肺切除的正常手术风险。

术后预测值的计算有时具有挑战性。对于肺功能正常的患者（不需要经常进行大范围的肺切除），最简单的方法是将术前肺活量值乘以预期在术后保留的功能肺段的个数。例如，假设有 19 个功能性肺段，则正在接受右上肺叶切除术（丢失 3 个段）的患者将保留原始肺功能的 16/19。另一种简单的估算方法是从每个要切除的功能节段的原始肺功能中减去 5%。

对于具有边缘肺功能的患者，尤其是具有功能异质性区域的患者，以及先前接受过肺切除的患者，精确计算肺功能值变得更加重要。为了更准确地评估术后预测的肺功能，应当排除被阻塞的肺段。计算估计的术后肺功能时，肺气肿严重的肺叶不被认为是具有充分功能的。有几种技术可以进一步改进术后功能估计的计算精度。定量肺闪烁显像，在核素灌注阶段进行检查可以对区域肺功能做出最佳的估计，有效估计每个象限或每个肺的区域肺功能。定量计算机断层扫描是一种较新的方法，通过测量相对肺密度来估计肺血管的功能，提供相似或更高的计算准确性。通过使用这些技术中的一种或多种来估计局部肺功能，并由此估计在肺切除后预期保留的功能肺活量，人们可以计算出与所测量的术后肺功能非常相似的 ppoFEV$_1$。

肺活量测定不仅可以评估肺切除术后的风险，而且可以有效地预测食管切除术后的肺部并发症风险。肺活量测定结果异常的患者发生肺部并发症的可能性是肺活量测定结果正常患者的 4 倍以上。对于有潜在肺功能障碍的患者，应进行肺活量测定，以评估术后发生肺部并发症的风险。如果该风险较高，则可能需要进行术前心肺康复等干预措施，并且可以与患者进行更准确的知情讨论。

5. 弥散功能

直到 20 世纪 80 年代后期，肺活量测定法是评估胸腔手术患者并发症的唯一的可靠方法。测量值和术后估计值无法预测大多数肺部并发症和术后死亡率，特别是在进行多肺叶切除或全肺切除的患者中。随后的研究将弥散功能确定为大手术后肺相关疾病发病率和总死亡率增加的独立且重要的预测指标。最高风险组最初被确定为术前一氧化碳弥散量（diffusing capacity of carbon monoxide，DLCO）少于预期的 60%。通过要切除的肺组织量计算 ppoDLCO，可以更准确地识别高危患者。最高风险人群包括那些 ppoDLCO 低于预期 40% 的患者。除了预测围手术期并发症外，DLCO 还可以预测肺切除术后的长期预后。与 DLCO 正常的患者相比，肺叶切除术前 DLCO 少于预期的50% 或全肺切除术前 DLCO 少于预期的 60% 的患者，生活质量更差，对氧气的需求增加以及切除术后第一年的住院率更高。

DLCO 还是肺气肿患者接受肺减容手术（lung volume reduction surgery，LVRS）治疗预后的重要预测指标。DLCO 有助于识别属于所谓的 LVRS 禁忌风险的患者的指标之一，其特征是 FEV$_1$ 小于预期的 20%，弥散能力小于预期的 20% 或均匀分布肺气肿。DLCO 还可用于预测低危人群 LVRS 后发生肺部疾病的可能性。充足的数据表明，对于肺叶切除或 LVRS 患者可以常规测量弥散能力。在没有严重的肺功能障碍的情况下，对行肺部小手术的患者进行 DLCO 评估的价值不大。对肺功能严重受损的患者进行 DLCO 测量可以帮助医师与患者进行有关潜在风险和结果的知情讨论。

DLCO 除了可用于评估与肺叶切除和 LVRS 相关的风险外，还可以用于预测食管切除术患者发生肺部并发症的风险增加。在通过相关的预测模型中，DLCO 低于预期的 80% 的患者与 DLCO 达到预期的 100% 或更高的患者相比，发生肺部并发症的风险增加了 1.7 倍。尽管该值的预测能力强，但在食管切除术患者中可能被其他一些生理预测因素所掩盖。因此，在该患者人群中通常没有常规检测 DLCO。

6. 运动能力和氧气消耗

评估肺切除手术风险的另一种方法是测量运动能力。这可以通过简单的技术完成，例如 6 分钟的步行距离，爬楼梯的能力以及在平坦地面上行走或爬楼梯期间评估动脉血氧饱和度（PaO_2）。运动期间，PaO_2 大幅下降的患者是术后并发症发生的高风险人群。这些检查方法是廉价的，并且在估计患者是正常还是风险显著增加时是相当可靠的。但是，使用这些半定量方法很难确定风险会增加多少。

肺切除术后并发症风险显著增加的患者通常适合采用测量运动过程中的最大耗氧量（O_{2max}）来评估。该方法成本昂贵且强度大，并且其准确性在一定程度上取决于患者的运动能力和监督检查的医师确定何时达到最大运动点的能力。此测试得出的客观数据可提供风险估计，其准确性与肺活量测定法和 DLCO 等更标准的测量所提供的风险相似或更高。O_{2max} 对高危人群的极限值为 10mL/（kg·min）；超过 15~20mL/（kg·min）时表示正常。必须在临床上解释 10~15mL/（kg·min）的值，因为与此氧气消耗范围相关的风险水平是可变的，并且通常不属于禁忌证。

7. 肺功能和长期结果

在向患者提出手术建议时，除了胸部手术后立即发生术后发病和死亡的风险外，还必须考虑长期 QOL 和总体生存率。肺功能对长期结局的影响已为进行肺切除术的患者确定了最好的定义，并且通常反映了一般人群所特有的过程。短期和中期 QOL 受损与肺切除术后 DLCO 降低有关。在这一时间范围内，肺活量测定值似乎对 QOL 没有重要影响。

肺癌患者的长期生存与慢性阻塞性肺疾病的严重程度有关。在接受肺切除术的患者中，长期生存与 FEV_1 成反比，其死亡率是并发疾病而不是复发性癌症的结果。在肺活量测定结果严重受损的患者中，应谨慎考虑肺切除术对生活质量和长期生存的影响。根据执行的肺切除术的类型，应权衡该因素与复发性癌症死亡的相对风险之间的关系。

8. 心血管状态

如前所述，患有需要进行胸外科手术的疾病的患者经常具有肺部疾病的危险因素，而且其中许多危险因素也与心血管疾病有关。作为对此类患者进行初步评估的一部分，仔细的病史和全面的体格检查对于确定预示着术后心血管并发症（包括中风、心肌梗死和心律不齐）风险增加的问题至关重要。据估计，接受全身麻醉的患者中有1/4 至 1/3 患有已知的心脏病或已知的危险因素，并且 5% 的患者会发生术后心脏并发症。可能的神经血管和周围血管并发症的风险也很大。一般而言，进行胸外科手术的患者的心血管并发症风险要比进行普通外科手术的患者的高。

9. 冠状动脉疾病

术后冠状动脉并发症的危险因素包括缺血性心脏病、充血性心力衰竭、糖尿病、肾功能不全和整体功能状况不佳。在没有任何此类危险因素的情况下，患者无须进行冠状动脉的任何特定评估即可直接进行手术。不稳定型心绞痛或近期有心肌梗死的患者必须接受全面评估，并且任何择期手术都应推迟到病情稳定再考虑进行。

具有这些危险因素的患者围手术期并发症的可能性可以通过冠状动脉疾病的血运重建来减少，包括使用诸如血管成形术、支架置入术和冠状动脉搭桥术（coronary artery bypass grafting，CABG）之类的技术。支架置入后需要至少 4~12 周内给予抗血小板药物，包括阿司匹林和氯吡格雷，并长期服用。如果在 4~12 周服用抗凝药物期间之前行胸部手术，将会导致极高的出血风险或心肌梗死的风险。某些较新的药物洗脱支架需要更长时间的强化抗凝治疗，以使支架血栓足够小以至于允许在术前停用这些药物。在进行重大外科手术之前，必须停用阿司匹林和氯吡格雷 5~7 天，以减少手术出血的风险。

对于重要的冠状动脉疾病不适合经皮血运重建术的患者，在胸外科手术前进行 CABG 是合适的。在成功的冠状动脉手术和随后的胸部手术之间，没有规定的间隔。外科医师对患者状况和承受进一步大手术能力的临床判断是确定合适时机的最佳方法。将微创方法常规用于非体外循环冠状动脉搭桥手术是否可以有意义地减少两次手术之间的必要时间间隔，还有待观察。值得注意的是，并不建议同期行胸部手术及 CABG。通过胸骨正中切开进行的肺切除术通常比经胸腔切开术对病灶的切除彻底性要差，这可能会损害对肿瘤的治疗效果。另外，理论上在患者进行体外循环之前或期间对肿瘤组织进行操作会增加通过血液而远处转移的风险。最后，通常在冠状动脉搭桥术后必需使用的抗凝剂，增加了从胸部外科手术部位出血的风险，而且可能不容易识别或控制这些部位的出血。

大多数具有至少一种危险因素的患者在围手术期使用 β 受体阻滞剂。术前 2~7 天开始用药，术后至少持续 1 周。调整剂量以将静息心率降低至每分钟约 60 次为准。在这些指导原则下，治疗具有冠心病危险因素的患者，在进行非心脏大手术后，心肌梗死或心源性死亡的发生率最多降低 90%。对于严重肺部疾病（例如气道高反应疾病或肺气肿）患者，必须谨慎使用 β 受体阻滞剂；然而，在这一组的大多数患者中，使用高选择性 β 受体阻滞剂是合适的。

10. 术后心律失常的危险因素

心律不齐，尤其是室上性心律不齐，通常发生在胸部大手术后。它们有时是暂时的，但经常是持久的且难以处理的。心律失常是全肺切除术和食管切除术后最常见的并发症，为预防其发生，有时建议对风险较高的患者采取预防措施。随着年龄增加，肺切除术的手术范围更大，纵隔手术（胸腺、纵隔肿瘤、食管切除术）以及低的 DLCO、心律失常的风险增加。在麻醉后护理单位时静脉注射（IV）地尔硫草可在肺切除后将室上性心律失常（包括房颤）的风险降低 50%，术后应持续静脉内或口服 2 周。

（1）围手术期全身抗凝

在胸外科手术患者中，需要术前抗凝的情况并不罕见。最常见的急性状况包括静脉血栓形成和肺栓塞，而慢性状况，例如复发性静脉血栓形成、机械性心脏瓣膜或心房颤动也需要抗凝治疗。在诸如先前的静脉血栓形成、心房纤颤或先前的肺栓塞等慢性疾病的情况下，在术前1周停止抗凝治疗通常是安全的，并在术后出血风险降至正常范围后可恢复抗凝治疗。相反，含有机械人工瓣膜或更严重的急性血栓形成疾病的患者在手术当天需要抗凝治疗。在住院期间，使用静脉肝素或依诺肝素注射直至术前8~12h。一旦出血的风险大大降低（通常要等到术后第2天），才能恢复抗凝治疗。

（2）其他系统的评估

接受胸部手术并具有潜在糖尿病的患者，发生各种并发症的风险增加，包括心肌梗死（参见前面的讨论）、伤口感染、支气管胸膜瘘以及其他各种影响伤口愈合的并发症。在接受心脏外科手术的患者中，围手术期严格控制血糖水平似乎可以改善总体预后。尽管尚未确定，但在普通胸外科患者中可能会产生类似的益处。

在胸外科患者的术前评估中，在肾功能受损方面有重要挑战。这类患者的围手术期管理需要仔细检查，根据肾功能不全的程度，适当减少药物剂量或更改药物剂量。对于正在接受血液透析的患者，必须安排在手术前一天行血液透析，从而避免在手术当天行透析，以降低血液透析所需肝素引起的出血风险。接受腹膜透析且需要剖腹手术的患者必须在短期内转为血液透析，需要采用临时静脉导管而非分流或瘘管。肾衰竭患者行普胸手术（包括肺切除术）的预后较差。

肝功能不全患者行胸外科手术的风险较大，包括出血风险、食管静脉曲张出血、肝性脑病和无法控制的腹水风险。根据标准系统（例如Child分级），对可疑肝硬化患者进行评估，这需要评估血清胆红素和白蛋白、凝血酶原时间、脑病程度和腹水量。Child分级A级或B级中，经过慎重选择的患者可行肺切除或食管切除术，但预计手术并发症的风险会大大增加。肝硬化也预示着胸部肿瘤外科手术后长期生存率降低，因为并发症导致死亡的风险增加。

在胸外科手术患者的术前评估中，肢体活动受限有时会变得很重要。下肢截肢患者（例如肉瘤）若需要开胸或胸骨劈开术，则此类患者的行走能力必须是他们从手术中康复的一部分。如果进行保留肌肉的胸廓切开术，这可能不是一个重要的问题，因为此过程可以保留肩带的肌肉和功能，并且不会影响助行器的使用。但是，如果进行胸骨切开术或横向胸廓切开术可能是一个复杂的因素，因为使用助步器或拐杖进行的下床活动会在缝合的胸骨上施加异常的压力，可能导致裂开和感染或单纯畸形。

气道问题会影响需要在胸外科手术中进行单肺通气的任何患者。肺癌和食管癌与头颈部癌有共同的危险因素，而且需要接受多个部位手术的患者并不少见。在建议进行胸部手术之前必须考虑到，对于接受喉癌切除术治疗的患者在术中单肺通气时有较大挑战。

并发症的加成效应对胸外科手术后的短期和长期结局都有重要影响。存在较多并发症可增加肺切除术后并发症的发生风险，同时增加肺癌切除术后死亡率。

11. 风险评估

临床研究的焦点是开发评估术前风险的组织方法。与成人心脏手术中可用的强大风险评估工具相比,胸腔手术中的风险评估工具尚处于起步阶段。在告知个别患者的风险水平、确定术前干预措施以降低风险以及评估此类患者的术后护理期间是否增加相关资源上,使用这些评估工具可能具有重要意义。

目前,已经使用各种评分系统来为进行肺切除和其他手术的患者人群提供合理准确的定量风险评估。这些系统包括用于枚举死亡率与发病率的生理和手术严重程度评分、心肺风险指数、预测性呼吸商、预测的术后产物、APACHE Ⅱ(改编自创伤评分系统)、生理能力和手术压力的估计以及对结局的三个最重要的预测指标(呼气量、年龄和弥散能力)的评估。可惜的是,这种系统在评估单个患者风险方面的效用尚未得到充分评估。目前,它们对于根据标准风险状况分层进行肺切除术的人群的预后评估最为有用。

12. 决策过程

在完成对胸外科手术患者的术前评估后,外科医师会提供有关可能的手术干预的建议。在提出此类建议时,必须明确表达和评估外科医师和患者的目标;它们并不总是相似的,在许多情况下它们是完全不同的。患者倾向于通过寻求可以最大限度减少不适感并优化生活治疗(quality of life,QOL)的程序和结果来满足自己的利益要求。手术导致的死亡并不像术后永久性残疾那样令人担忧。外科医师方面是出于自身利益,往往将重点放在最小化术后并发症和最大化长期存活率上,尤其是对于肿瘤疾病。

本章中描述的大多数风险因素已广为人知,并且被每天与这些患者打交道的外科医师铭记在心。所提到的评分系统仅评估患者群体的短期风险;没有人声称要评估单个患者的风险。实现这一目标的潜在方法包括使用人工智能软件,根据实际结果训练神经网络。随着大量数据的输入,神经网络会识别风险模式并在接受新结果时修改这些模式,并保存在数据库中。经过足够的学习和验证,神经网络预测并发症的准确性可以超过 95%。但是目前,训练有素的神经网络是针对特定机构的,只有那些高等级医疗中心可以使用它,因为它们有可处理这些网络设备的基础设施。

当前的评分或人工学习系统无法提供对长期结果(包括 QOL 和长期生存率)的评估。实际上,尚未设计或验证在胸外科手术过程的特定情况下测量 QOL 的必要工具。通用 QOL 工具已应用于肺切除、食管切除术和 LVRS 的结果。评估总体 QOL 的工具有:利用医学研究结果得出的简短表格 36(SF-36)、疾病控制和预防中心的健康相关生活质量衡量标准(HRQOL-14)、疾病影响概况等。有许多针对慢性肺部疾病的 QOL 措施,包括用于测量基线功能、运动过程中的功能、总体疲劳以及对干预措施的反应性的措施。迄今为止,尚未有好的方法来预测如术后恢复期的 QOL、术后和慢性切口疼痛、食管手术后的吞咽障碍、维持正常体重或手术对特定职业和职业活动的影响等问题。在制订此类措施之前，外科医师及其患者将无法做出有关手术用途的真正知情决定。

决策分析模型正在开发为适当权衡胸腔手术患者的风险和收益的方法。已评估的一些问题包括门失弛缓症的各种治疗（手术和非手术）的实用性，是否行常规纵隔镜检查以行肺癌切除手术的分期，以及在中央性肺癌中选择袖叶切除术还是全肺切除术。未来可能的模型包括为临界手术适应证的患者选择最佳治疗方案。此类模型的使用与单个患者相关的数据可能会非常有用，可提供针对患者的风险评估和建议指南。

尽管在风险分析和决策算法方面正在进行有希望的工作，但是对胸外科患者的评估目前仍然是一门艺术，最终取决于外科医师的经验和判断。

2.1.8 胸外科手术术中注意事项

2.1.8.1 无菌原则

明确无菌概念，建立无菌区域，分清无菌区、相对无菌区、相对污染区的概念。无菌区内无菌物品都必须是灭菌合格的，无菌操作台边缘平面以上属无菌区，无菌操作台边缘以下的桌单不可触及，也不可再上提使用。任何无菌操作台或容器的边缘，以及手术台上穿着无菌手术衣者的背部、腰部以下和肩部均视为相对无菌区，取用无菌物品时不可触及以上部位。

保持无菌物品的无菌状态手术中，若手套破损或接触到污染物品，应立即更换无菌手套；无菌区的铺单若被浸湿，应加盖无菌巾或更换无菌单；严禁跨越无菌区；若有或疑似被污染，应按污染处理。

保护皮肤，保护切口。皮肤消毒后贴皮肤保护膜，保护切口不被污染。切开皮肤和皮下脂肪层后，边缘应以生理盐水纱布垫遮盖并固定或条件允许者在腔镜手术时建议使用切口保护套，显露手术切口。凡与皮肤接触的刀片和器械不应再用，延长切口或缝合前再次消毒皮肤；手术中途因故暂停时，切口应使用无菌巾覆盖。

2.1.8.2 无瘤原则

胸部肿瘤手术遵循无瘤原则，是为了防止肿瘤细胞沿血道、淋巴道扩散，防止肿瘤细胞的创面种植。

建立隔离区域。明确有瘤、污染、感染、种植的概念：在无菌区域建立明确隔离区域；将隔离器械、敷料放置在隔离区域，分清使用，不得混淆。

隔离前操作切口至器械台加铺无菌中，以保护切口周围及器械台面，隔离结束后撤除。

隔离开始。明确进行肿瘤组织切开时；胃肠道、呼吸道等手术穿透空腔脏器时；

以及组织修复、器官移植手术开始时即为隔离开始。

手术体腔探查。若发现肿瘤破溃，应保护肿瘤区域。探查结束后，术者应更换手套后再进行手术。对于破溃肿瘤，设法应用纱布、手套、取瘤袋等方法进行隔离或应用肿瘤表面封闭等技术进行生物制剂隔离。

整块切除。应尽可能将肿瘤完整切除和取出，禁止游离肿缩分段切除。术者应尽量避免挤压瘤体，尽量实施锐性分离，少用钝性分离来避免肿瘤细胞沿血液、淋巴管扩散。充分止血：尽量使用电刀切割组织，减少出血机会，切断肿瘤细胞血行转移途径。

分组操作。"互不侵犯"，即涉及组织修复等手术，需要多组人员同时操作，区分有瘤器械与无瘤器械、有瘤操作与无瘤操作人员，各组人员和器械不能相互混淆。

术中冲洗液的使用。使用未被污染的容器盛装冲洗液来冲洗术野。冲洗后不建议用纱布垫擦拭，以免肿瘤细胞种植。

被污染的器械、敷料应放在隔离区域内，注意避免污染其他物品，禁止再使用于正常组织。切除部位断端应用纱布垫保护，避免污染周围。

术中吸引应保持通畅，随时吸除外流内容物，吸引器头不可污染其他部位，根据需要及时更换吸引器头。擦拭器械的湿纱布垫只能用于擦拭隔离器械。

预防切口种植或污染的措施即取出标本时建议用取物袋，防止标本与切口接触，将取下的标本放入专用容器。

2.1.8.3　术中注意要点

1.肺手术注意要点

（1）剖胸前注意呼吸循环的变化

肺手术常用体位为侧卧位，在麻醉状态下，因肌张力消失和膈肌运动受限，未手术侧胸腔容积缩小，肺组织受压及肺血管扩张度减小，使肺通气和灌注减小，相应术侧通气和灌注明显增加，此时做胸部切口进入胸腔，由于胸内负压消失，术侧肺可呈通气增加而灌注不增加，单肺通气后，萎陷的肺泡则可呈灌注而无通气现象，这种不正常的通气和血流对肺组织是有危害的，术者应与麻醉师及手术室护士密切配合以帮助患者安全渡过手术期。

肺手术绝大多数为静脉复合麻醉，麻醉时间一般平均在 2h 左右，时间相对较长，故随着麻醉加深，代偿调节机能呈进行性减弱，循环系统血液几乎完全被体位的改变所支配，突然搬动患者，可能诱发急性循环虚脱而导致患者猝死。因而，搬动体位要轻柔，在遇到因出血二次手术的患者时，若开胸前发现纵隔向健侧偏移，应先取平卧位拆除缝线，吸出部分积血后再翻动体位以避免发生低血压及心脏骤停。

（2）切口的选择和注意点

剖胸手术最常用的是沿肋骨走向的后外侧切口，其次是前外侧切口及腋下小切口。对于腔镜切口，单孔胸腔镜采用腋前线偏前方第 4、5 肋间或第 5、6 肋间。三孔胸腔镜采用第 7、8 肋间作为镜孔，腋前线偏前方第 4、5 肋间或第 5、6 肋间作为操作孔，肩胛角下方第 7、8 或 8、9 肋间为副操作孔。

对于腔镜切口的选择要十分慎重，一旦切口选择失误，将对手术操作带来巨大困难。因而在特殊情况下，切口选择与常规有所不同。对于肥胖的患者，由于患者膈肌上抬明显，切口应比常规上移 1 个肋间，避免膈肌对操作的影响。对于左肺手术的患者，为避免心脏阻挡操作，切口应比常规偏向后方。对于胸廓较小或是胸腔较小的患者，由于胸腔空间小，而纵隔内组织器官占据胸腔的大部分空间，在腔镜手术时，若是切口按常规的偏前方，则胸腔后方的操作将被纵隔完全阻挡，无法完成。因而，对此类型患者，切口应尽量在正侧方，以使胸腔前后均可到达，方便操作。

对于剖胸手术，有时会误伤其他肋骨，该损伤多发生于肋骨撑开时，可造成临近肋骨断裂或完全骨折，严重时可造成多根肋骨骨折。受损切口临近的肋骨可造成出血、骨刺划破胸膜、术后切口附近皮下气肿等，同时也是术后切口疼痛的主要原因之一，故在使用撑开器时做到缓慢、分次撑开，上述损伤是可以避免的。

（3）胸腔内粘连的处理

剖胸手术在切开壁层胸膜后，经常可遇到胸膜腔内有不同程度的粘连，其原因主要是患者以往有过胸膜炎的病史，或本身为肺组织炎症、肿瘤等病变发生胸膜渗出、纤维化等改变所致。粘连根据其程度可分为膜状粘连、条索状粘连、胼胝样粘连、病灶性粘连。在手术过程中后两种粘连处理起来比较困难，而且这些粘连多且这些粘连中多为新生的毛细血管。这种新生毛细血管壁往往缺乏平滑肌细胞，一旦被破坏，不易收缩，故出血较多。根据粘连范围，粘连又可分为局部粘连、广泛性粘连及全胸膜腔闭锁，手术过程中亦是后两种处理起来比较棘手，同时由于肺与壁层胸膜紧密粘连，可因瘢痕组织收缩而导致某些解剖关系异常，如盲目剥离，可将因粘连而移位的重要脏器或大血管撕破。如肺尖部或后胸壁呈纤维板状紧固粘连，有可能与锁骨下血管、臂丛神经、上腔静脉、奇静脉等致密粘连，如分离手法不当，可引起难以控制的大出血，故对于右胸，尤其要注意保护上腔静脉；对于左胸，要注意保护无名静脉和左锁骨下动脉。一般来说，纵隔面，尤其是心包、主动脉附近，由于心脏和大血管的不断搏动，粘连往往不甚严重，可以从这些粘连薄弱处开始解剖剥离，然后再逐渐扩大游离范围，注意分离应先易后难、钝性及锐性交替。近来有报道，术前采用胸部 CT 及超声检查来判断胸膜粘连的位置及程度，诊断准确度尚可，可通过检查结果在术前确定好合适的切口位置或 trocar 位置，避免损伤肺组织。

2. 食管手术注意要点

（1）出血

由于胸主动脉发出的食管动脉分布于食管的下段，最多时可达 7 支，这些食管的营养动脉在第 4~9 胸椎均可有，在由胸主动脉前壁发出后，呈直角到食管壁，一旦受损，其出血量亦较大，在腔镜下极容易影响视野，造成中转开胸。这种小营养动脉断裂后回缩，很快可使主动脉外膜及中膜之间出现较大的血肿，止血往往更加困难，故在解剖食管时，在主动脉侧，切忌电灼止血，而应将血管分离尽可能长后，用能量器械离断。开放手术下的最佳方法为结扎。在应用能量器械离断血管之前，一定要充分游离出血管轮廓，暴露不足会导致由于仅离断部分血管而引起出血。

在腹部游离胃的过程中，首先应识别并松解从脾胃韧带到脾下极的所有粘连，以防止意外牵引引起的脾脏出血。由于脾脏出血后，往往止血难度较大且有可能需要切除脾脏。为避免伤及脾脏，应做到轻柔操作，避免强力向右牵拉胃壁，采用头高脚低位，并略向右侧偏转患者，有利于暴露出脾脏，避免误伤。

（2）乳糜漏

胸导管为食管相邻的结构，在游离食管及游离胃时容易受损而造成乳糜胸或乳糜腹。胸导管可有变异，胸段的胸导管可分三型，单支型最多，也可见双支及分叉型，在女性中更为常见。在这些特殊情况下，两支导管都需要结扎。胸主干通常有较大的侧分支，尤其是在其远端，需要单独结扎。在腹腔解剖时，特别是在瘦弱的患者腹腔动脉干旁的分离时，易损伤乳糜池，应特别注意。

为术中易于辨认出胸导管，可在术前 4h 左右口服橄榄油约 50~100mL，以利于术中明确胸导管位置，并在意外损伤胸导管后及时发现，予以提前结扎。在食管手术时虽不需要刻意去寻找并解剖出胸导管，但是在操作时要时时处处"想着胸导管"，以避免受损。

（3）气管损伤

气管和支气管的膜部较为薄弱，特别容易受损。应避免在靠近气管的部位使用电凝器械或能量器械。在胸腔镜下清扫左侧喉返神经旁淋巴结时，往往需助手用吸引器推压气管膜部以暴露出左侧喉返神经走行区域，若推压力度过大、过猛，则容易造成气管损伤甚至破裂。故在此类操作时应注意推压力度，或可采用气管上垫一块纱布，或是吸引器头端包绕纱布、填塞棉棒等方法以减轻对气管的压力。

（4）喉返神经损伤

喉返神经是迷走神经经颈部发生的分支，左右的起始和经过各有不同，右侧喉返神经于颈根部，在右锁骨下动脉的前侧，自右迷走神经发出，并绕经该动脉的下侧到其后面，继向内上方经颈总动脉的后面，斜行到气管与食管内上升，在甲状腺腺叶下端的后侧，与甲状腺下动脉有复杂的交叉关系。喉返神经的末梢于环甲关节的后侧穿入喉内，改称喉下神经，左侧的喉返神经是当迷走神经越过主动脉弓前面时，自左迷走神经干发出，经动脉切带的外侧，经过主动脉弓的凹侧上升，斜过左颈总动脉的后例，达气管与食管沟内，其后的经过则与右侧相同。左侧迷走神经的起始部较右侧低，当左迷走神经入胸腔时才发生。喉返神经在其经过中，还发生分布于气管黏膜及平滑肌的气管支，分布于食管黏膜及肌层的食管支。

喉返神经的损伤与以下因素有关：①食管癌的位置病变位置越高，喉返神经损伤的可能性就越大。②食管癌病变浸润越深，同时合并有周围组织的浸润性生长时，因手术范围广，故损伤可能性也更大。③由于左右喉返神经均经主动脉弓下及气管食管沟上行并经过颈部，而食管病变时这些部位均可能有肿大的淋巴结，在清扫这些肿大的淋巴结时有可能损伤喉返神经。④在食管过主动脉弓，或自颈部切口牵拉出提出切口以外，拟行吻合或行食管内翻拔脱术时，均有可能直接损伤喉返神经。⑤左、右喉返神经的变异也是易受损伤的原因之一。

如手术中喉返神经损伤，手术后即可出现声音嘶哑、饮水呛咳，饮水呛咳严重时甚至可能发生吸入性肺炎，而且发生喉返神经损伤时无积极有效的处理方法。故预防这种手术意外损伤仍是重要的手段；主要是熟练掌握喉返神经的解剖，必要时在主动脉弓下和右侧胸顶部操作时将喉返神经给予暴露，在清扫淋巴结时注意应尽可能在淋巴结的包膜下清扫，游离食管时贴近食管。一般来说，如注意上述问题，除食管癌病变范围极广、病变本身侵犯喉返神经的损伤外，一般外科手术引起的喉返神经损伤是可以避免的。

李健强

第 3 部分 肺 癌

3.1 肺癌总论

3.1.1 肺部的解剖

1. 肺的形态和分叶

肺位于胸腔内，分为左右两叶，借助肺根和肺韧带固定于纵隔两侧。肺表面有胸膜脏层，透过胸膜脏层可以观察到多边形肺小叶的轮廓。肺的形态根据空气充盈程度和胸廓的形状而变化，一般为圆锥形，可分为上部的肺尖、下部的肺底和膈面，外侧的肋面和内侧的纵隔面及 3 个面交界处的前、后、下 3 个缘。

左、右肺由斜裂分为上、下叶，右肺又由水平裂分为上、中、下叶。肺斜裂的投影位置相当于由第 3 胸椎棘突向外下方至锁骨中线与第 6 肋相交的斜线。右肺水平裂的投影为自右第 4 胸肋关节水平向外，达腋中线与斜裂相交。

2. 肺门和肺根

肺门位于肺纵隔面中部的凹陷处，为支气管，肺动脉、静脉，支气管动脉、静脉及淋巴管进出肺的门户，这些结构借助结缔组织相连并被胸膜包绕形成肺根。两肺根各结构的位置关系由前向后相同，即肺静脉、肺动脉和支气管；由上而下则左右略有不同，其中左肺根为肺动脉、支气管和肺静脉，右肺根为上叶支气管、肺动脉、中下叶支气管和肺静脉。

3. 肺的血管、淋巴和神经

肺的血管根据功能和来源可分为组成肺循环的肺动脉、静脉以及属于体循环的支气管动脉、静脉，前者为肺的功能血管，后者为肺的营养血管。肺动脉干起于右心室，在主动脉弓下分为左、右肺动脉。左肺动脉横跨胸主动脉的前方，经左主支气管的前上方进入肺门。右肺动脉较长，在升主动脉和上腔静脉的后方，奇静脉弓的下方进入肺门。左、右肺动脉进入肺门后，其分支与支气管伴行。两侧肺静脉逐级汇聚成左、右肺上、下静脉，最后均汇入右心房。支气管动脉一般每侧 2 条，大多数发自胸主动脉，随支气管的分支而分支，在肺内分布于支气管壁、肺动脉和肺静脉壁、小叶间结缔组织及胸膜脏层等。

肺的淋巴可分为浅、深两组。浅组为分布于肺胸膜脏层及其深面的淋巴管丛，由此丛汇合成淋巴管，注入支气管肺门淋巴结。深组位于各级支气管和血管周围，并形成淋巴管丛，然后汇合成淋巴管，沿肺血管和各级支气管回流至支气管肺门淋巴结。

肺的神经来自肺丛，由迷走神经的肺支和来自胸 2~5 交感神经节发出的神经纤维组成。肺丛的分支随血管和支气管进入肺组织。迷走神经的传出纤维（副交感神经）支配支气管的平滑肌收缩和腺体分泌。交感神经的传出纤维则使支气管平滑肌舒张，腺体分泌减少。

4. 肺内支气管和肺段

左、右支气管先在肺门处分出肺叶支气管，各肺叶支气管进入肺后再分出肺段支气管，以后再反复分支，越分越细，呈树状，故称为支气管树。每支肺段支气管与所属的肺组织称为支气管肺段，肺段在形态和功能上都有一定的独立性。因此，临床上可根据病变的范围施行肺段切除术。

按照肺段支气管的分支、分布，通常将右肺分为 10 个段，左肺分为 8 个段。右肺上叶分为尖段（S^1）、后段（S^2）和前段（S^3）；右肺中叶分为外侧段（S^4）和内侧段（S^5）；右肺下叶分为背段（S^6）、内基底段（S^7）、前基底段（S^8）、外基底段（S^9）和后基底段（S^{10}）。左上肺分为尖后段（S^{1+2}）、前段（S^3）、上舌段（S^4）和下舌段（S^5）；左下肺分为背段（S^6）、内前基底段（S^{7+8}）、外基底段（S^9）和后基底段（S^{10}）。

5. 肺的体表投影

肺的体表投影前界与壁胸膜大致相同，仅左肺前界在第 4 胸肋关节处，沿第 4 肋软骨转向外侧，与胸壁膜前界间形成肋纵隔隐窝。肺的下界较壁膜下界在各标志线高约 2 个肋骨，即在锁骨中线与第 6 肋相交，在腋中线与第 8 肋相交，最后在脊柱侧方达第 10 胸椎棘突平面。肺下缘与壁胸膜下界间形成肋膈隐窝。

3.1.2 肺部肿瘤的影像学诊断

1. 影像学检查方法

肺部肿瘤的影像学诊断目前主要以正侧位 X 线胸片为基础，以增强 CT 为主，有针对性地选择 PET 检查，尽可能以最小的费用、最小的损伤取得最佳的效能，特别要重视胸部薄层增强 CT 和 CT 多平面重建在肺部肿瘤中的作用。

（1）X 线检查：由于胸部 X 线的广泛普及、简便易行及费用低廉等特点，它目前仍被临床医师作为首选的影像学筛查方法，但是肺部肿瘤检出的敏感性及准确性均低于 CT 扫描，容易漏诊小病变。

（2）CT 检查：目前 CT 检查已经成为肺部肿瘤诊断和治疗过程中的主要影像学检

查方法，作用包括肿瘤的筛查、诊断、分期和再分期、手术评估以及治疗后评估与随访。低剂量螺旋 CT 对高危人群进行筛查能够提高肺部肿瘤的检出率，对于周围型或弥漫型病变应注意行高分辨率 CT，对中央型病变用多平面重建等重建技术。

（3）MRI 检查：MRI 是 CT 的补充手段，对肺上沟瘤、与胸壁或膈肌关系紧密的肺部肿瘤、碘造影剂过敏但要显示病变与肺门、纵隔大血管关系时，可首选 MRI。怀疑或排除颅脑转移时，MRI 作为首选；对局灶可疑骨转移，X 线、CT 或骨 ECT 不能定性时，MRI 有助于诊断。

（4）B 超及骨 ECT：B 超主要用于排查肝转移；骨 ECT 主要用于排查骨转移。

（5）PET-CT：PET 对于肺部肿瘤诊断的特异性和准确性高，分期较为全面准确，对于淋巴结转移及肿瘤治疗后复发或残留具有重要价值，但是对于小病灶容易漏诊，对中枢神经系统转移不够敏感，价格也较昂贵。

（6）影像学引导下的穿刺活检及治疗：根据肺部肿瘤病变的大小和部位，选择 CT 或 B 超引导下的穿刺活检及物理治疗，包括射频、微波及冷冻等。

2. 肺癌的影像学表现

（1）中央型肺癌（图 3.1.1）：中央型肺癌多数为鳞癌、小细胞癌。近年来，肺腺癌表现为中央型者越来越多。早期中央型肺癌表现为支气管壁局限性增厚、内壁不规则、管腔狭窄，肺动脉伴行的支气管内条状或点状密度增高影，通常无阻塞性改变。中晚期中央型肺癌以中央型肿物和阻塞性改变为主要表现。

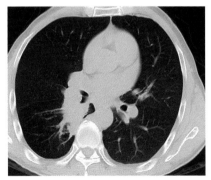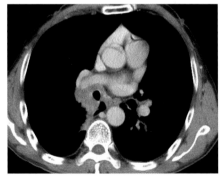

图 3.1.1　中央型肺癌

（2）周围型肺癌（图 3.1.2）：典型周围型肺癌多呈圆形、椭圆形或不规则形，多呈分叶状，可分为实性结节、部分实性结节和磨玻璃样结节，部分可表现为支气管气相和空泡，边缘毛刺，有时可见胸膜牵拉。

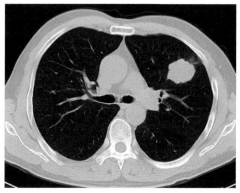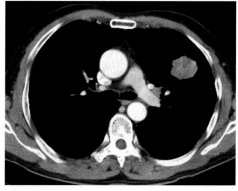

图 3.1.2 周围型肺癌

（3）肺上沟瘤（图 3.1.3）：影像学上表现肺尖部病变，可鉴别肿物与胸膜增厚，显示骨破坏、胸壁侵犯范围以及肿瘤是否向颈根部侵犯。

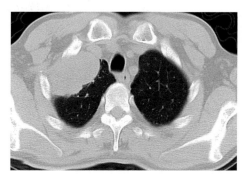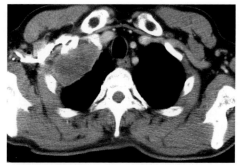

图 3.1.3 肺上沟瘤

（4）多原发肺癌（图 3.1.4）：指一侧或双侧肺内同时或先后发生的 2 个或 2 个以上原发肺癌，具有原发癌的影像学特点，但不同于肺内转移瘤。

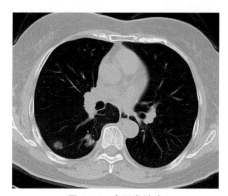

图 3.1.4 多原发肺癌

3. 常见肺部肿瘤影像学鉴别诊断

（1）肺结核：通常位于上叶后段或下叶背段，影像学多表现为圆形、类圆形，可规则或不规则，钙化及空洞多见，空洞多较薄而光整，与肺癌因坏死而致的空洞壁结节状增厚有所不同，空洞也可成"新月状"或"圈套圈"，结核周围可见卫星灶。

（2）错构瘤（图 3.1.5）：影像学上表现为光滑或有浅分叶的周围型结节，可有钙化，典型者呈"爆米花"样，薄层 CT 检出瘤内脂肪成分对确诊有帮助。

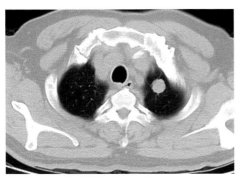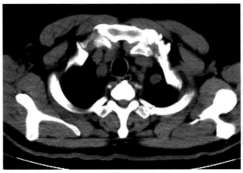

图 3.1.5　错构瘤

（3）硬化性血管瘤（图 3.1.6）：影像学上表现为圆形、卵圆形边界清楚的肿物或结节，有时有小低密度区和粗大点状钙化，偶尔可见囊性变。

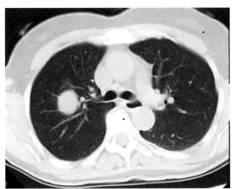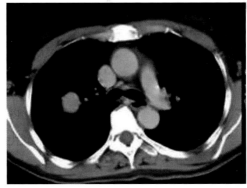

图 3.1.6　硬化性血管瘤

（4）球形肺炎、肺脓肿及机化性肺炎（图 3.1.7）：通常发生于两肺下叶背段和下叶基底段，位于肺外周靠近胸膜，可呈方形、扁平形或三角形。急性炎症时中央密度高，周围密度低，边缘模糊；形成脓肿时病变中央可出现较规则的低密度坏死区，形成小空洞时，空洞壁较为规则。

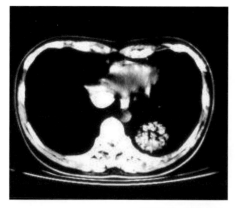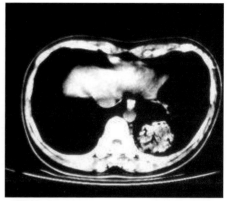

图 3.1.7　球形肺炎、肺脓肿及机化性肺炎

（5）肺转移瘤（图 3.1.8）：影像学多数表现为圆形或略有分叶的结节，边缘清楚，密度均匀或不均匀，但也有少部分表现为边缘不规则有毛刺。

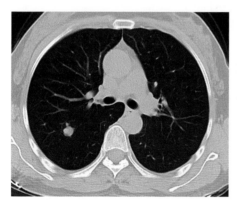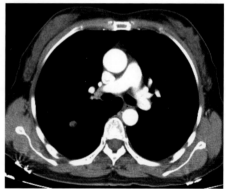

图 3.1.8　肺转移瘤

3.1.3　肺部肿瘤的术前检查

1. 术前评估与准备

（1）年龄：肺部肿瘤多见于老年人，常伴有呼吸功能减退、顺应性降低及心功能不全，手术风险大，围手术期并发症随年龄增长而增加，因此，高龄手术需要慎重，但是不应以年龄因素作为绝对禁忌证，而是要结合患者的全身状况综合评估。高龄患者的身体状况良好，无其他伴随病时一般能耐受肺楔形切除或肺叶切除，尽可能采用微创切口，但全肺切除时需要慎重，尤其是右全肺切除。

（2）肺功能：肺部肿瘤多见于长期吸烟者，常伴有慢性气道阻塞性疾病、通气功能障碍、肺功能不全。第 1 秒用力呼气容积（FEV_1）超过预计值的 60% 以上，绝对值 > 1.5L，可安全施行肺叶切除术；若要选择全肺切除术，第 1 秒用力呼气容积（FEV_1）

超过预计值的 80% 以上，绝对值＞ 2.0L。

（3）动脉血气分析：动脉血气分析对于肺部肿瘤手术具有一定的参考价值。动脉血氧饱和度在 90% 以上，动脉氧分压在 80mmHg 以上，二氧化碳分压在 50mmHg 以下可以耐受肺叶切除。

（4）心功能：心脏并发症是肺部肿瘤术后常见的主要并发症，因此，术前需要心电图检查，必要时进一步检查心脏超声，必要时需要内科医师进行药物指导。

（5）术前戒烟：吸烟不但使呼吸道黏膜纤毛运动失去活性，还增加气道阻力。已有研究表明，戒烟 2 周以上，这些情况就可以明显改善。

（6）治疗并发症：肺部肿瘤患者多为老年患者，常伴有高血压、糖尿病及心功能不全等，需要控制高血压及糖尿病，改善心功能。

2. 术前检查

（1）CT 检查：胸部 CT 检查目前已经成为估计肺部肿瘤胸内侵犯程度及范围的常规方法，尤其在肺部肿瘤的分期上更加具有无可替代的作用。此外，其他部位的 CT 包括脑、肝、肾上腺等主要是排查相关部位远处转移的情况。

（2）MRI 检查：胸部 MRI 检查的最大特点是较 CT 更容易鉴别实性肿块与血管的关系，而且能够显示气管支气管和血管的受压、移位与阻塞。怀疑或排除颅脑转移时，MRI 作为首选；对局灶可疑骨转移，X 线、CT 或骨 ECT 不能定性时，MRI 有助于诊断。

（3）ECT 检查：主要用于排除骨转移。

（4）心电图及心脏超声：心功能评估。

（5）肺功能：肺功能评估。

（6）支气管镜：肺部肿瘤均应行支气管镜检查，中央型肿瘤可有阳性结果，进一步可行支气管下刷检或咬检，此外可行经支气管针吸活检（transbronchial needle aspiration，TBNA）或超声支气管镜（endobroncheal ultrasonography，EBUS）等。

（7）PET 检查：主要用于排查纵隔淋巴结转移和远处转移情况，但该检查目前成本还相对较高，目前还不能得到广泛应用。

（8）穿刺活检：对于手术患者并不推荐穿刺活检，一般针对经其他检查无法明确病理的无手术指征或不愿手术患者进行。

（9）纵隔镜检查：在常规的手术前分期、纵隔淋巴结评价、单纯依靠影像学检查难以评价时施行，从而进一步明确肿瘤分期后的规范化治疗。

冯继峰

3.2 肺叶切除术

3.2.1 切口选择

1. 前外侧切口

术野暴露不及后外侧切口，但损伤胸部肌肉少、失血少、进胸快，可顺利完成上肺叶或中肺叶切除，特别是左上肺叶。

2. 后外侧切口

术野暴露佳，对下肺或全肺切除以及胸膜粘连者适宜。其为最常用的开胸切口，缺点为切断胸壁肌层多，创伤大，出血多，费时。

3. 腋下切口

美观，创伤小，基本不断任何肌肉。

4. 胸骨正中切口

临床较少见，多用于肿瘤累及前纵隔重要结构时，对患者的损伤较大，出血多。

3.2.2 手术步骤

1. 右上肺叶切除

（1）选择合适切口逐层进胸，胸撑撑开。

（2）从腹侧游离右肺门，解剖出右上肺前段及尖段动脉，结扎2道后离断，沿右肺动脉主干继续游离，解剖出右上肺后升支动脉，结扎2道后离断。

（3）继续从腹侧游离右上肺静脉，以血管闭合器闭合后离断。

（4）游离右上肺支气管，以支气管闭合器闭合后离断。

（5）离断叶间裂，下标本。

（6）若为肺癌手术，需清扫2、4、7、10、11组淋巴结。

2. 右中肺叶切除

（1）选择合适切口逐层进胸，胸撑撑开。

（2）游离叶间裂，解剖出右中肺动脉，结扎2道后离断。

（3）腹侧游离肺门，解剖出右中肺静脉，结扎2道后离断。

（4）游离右中肺支气管，以支气管闭合器闭合后离断。

（5）离断叶间裂，下标本。

（6）若为肺癌手术，需清扫2、4、7、10、11组淋巴结。

3. 右下肺叶切除

（1）选择合适切口逐层进胸，胸撑撑开。

（2）游离叶间裂，解剖出右下肺背段及基底段动脉，以血管闭合器闭合后离断。

（3）游离下肺韧带，清扫 9 组淋巴结，显露右下肺静脉，以血管闭合器闭合后离断。

（4）游离右下肺支气管，以支气管闭合器闭合后离断。

（5）离断叶间裂，下标本。

（6）若为肺癌手术，还需清扫 2、4、7、10、11 组淋巴结。

4. 左上肺叶切除

（1）选择合适切口逐层进胸，胸撑撑开。

（2）游离叶间裂，解剖出舌段动脉，结扎 2 道后离断，沿动脉主干继续游离，依次解剖出 A^{1+2c}、A^{1+2a+b} 及 A^3，结扎 2 道后离断。

（3）腹侧游离肺门，解剖出左上肺静脉，以血管闭合器闭合后离断。

（4）游离左上肺支气管，以支气管闭合器闭合后离断。

（5）离断叶间裂，下标本。

（6）若为肺癌手术，还需清扫 4、5、6、7、10、11 组淋巴结。

5. 左下肺叶切除

（1）选择合适切口逐层进胸，胸撑撑开。

（2）游离叶间裂，解剖出左下肺背段及基底段动脉，以血管闭合器闭合后离断。

（3）游离下肺韧带，清扫 9 组淋巴结，显露左下肺静脉，以血管闭合器闭合后离断。

（4）游离左下肺支气管，以支气管闭合器闭合后离断。

（5）离断叶间裂，下标本。

（6）若为肺癌手术，还需清扫 4、5、6、7、10、11 组淋巴结。

6. 袖状肺叶切除术

切口选择同开胸肺叶切除术。

适合人群：

- 肿瘤位于肺叶支气管，而且累及肺叶支气管开口者。
- 未累及叶支气管开口，可行楔形袖状肺叶切除者。
- 高龄或心肺功能较差而不能耐受全肺切除者。
- 肿瘤距隆突的距离满足吻合需求者。
- 保证肺门、纵隔转移淋巴结可同时清除者。
- 肿瘤累及肺动脉干，需行肺动脉成形术者。

手术步骤：同肺叶切除术完全分开叶间裂，离断相关动脉及静脉，用剪刀离断支气管，在行支气管吻合前清扫肺门及纵隔淋巴结。支气管吻合可用 3-0 八针八线间断缝合，也可用 3-0 prolene 缝合线连续缝合，缝合时注意支气管之间的张力不能太大，必要时可用周围组织、胸膜或心包包绕一圈。

7. 双袖状肺叶切除术

手术步骤：同肺叶切除术完全分开叶间裂，解剖支气管及静脉，切断支气管，将肿瘤从近端和远端支气管间游离，然后离断结扎目标静脉，即可暴露出肿瘤侵犯的肺动脉。用无创血管钳钳夹近端及远端动脉，切除受累区动脉，移除标本。使用 4-0 prolene 缝合线端端连续吻合肺动脉，然后再行支气管端端吻合。

8. 全肺切除术

手术步骤：切开肺门前后及上缘纵隔胸膜，将肺向下后方牵引。切断肺门上缘迷走神经肺支及小血管，显露肺动脉主干。游离肺动脉主干，以血管闭合器闭合近端血管，切断肺动脉主干并缝扎远端肺动脉。将肺向上后方牵引，离断下肺韧带，游离下肺静脉，以血管闭合器闭合近端下肺静脉，远端离断后缝扎。游离上肺静脉（若为右肺游离右上肺及右中肺静脉），以血管闭合器闭合后离断，远端缝扎。清扫肺门及纵隔淋巴结。最后，游离支气管，缝扎支气管动脉，以支气管闭合器离断左主或右主支气管。

9. 合并胸壁切除术

手术步骤：同肺叶切除术切除肺叶。胸壁的处理：若肿瘤与胸壁粘连且无直接侵犯，可分离粘连剥离肿瘤；若肿瘤侵犯胸壁，需切除侵犯的胸壁，切缘要大于 1cm，必要时需切断肋骨。切除部分胸壁后若存在缺损，可用 prolene 网修补破损胸壁。

10. 肺上沟瘤

手术指征：①确诊的肺尖部恶性肿瘤，排除远处转移或对侧淋巴结转移；②病灶侵犯锁骨下动脉、静脉；③单个椎体、椎板受累。

手术步骤：高后外侧胸廓切开术。从第 7 颈椎棘突与肩胛骨后侧中线始沿胸椎棘突至肩胛骨内缘中线并向下经过肩胛骨下角下 2cm 做一弧形切口，止于腋前线。分离背阔肌和前锯肌后份，切开深部的肩胛提肌和大小菱形肌。在肩胛骨下角与应切除的最下 1 根肋骨下放置胸撑进胸，一般为第 3 或第 4 肋。从最上肋骨处，分离切断前锯肌，这保障胸壁能够完全翻起。行胸内探查，术中评估肿瘤侵犯范围与程度，包括胸壁、胸出口、肺组织和纵隔脏器及淋巴结。在估计可行完整切除手术后，抬起肩胛骨后，分离斜角肌，暴露胸廓入口，注意保护前斜角肌表面走行的膈神经。首先从前方离断肋骨，自下向上，并缝合切断肋间血管神经。第 2 肋至第 4 肋切断后，行标准的右肺上叶切除术及纵隔淋巴结清扫术。在处理第 1 肋时，离断附着于第 1 肋的前中斜角肌。在处理锁骨下血管时，由于后外侧入路暴露不良，而且锁骨下血管与前斜角肌和膈神经关系密切，故为了更好地完成这一手术，有时可再加上前入路切口。评估 C8 和 T1 神经根，然后分离受侵的臂丛神经，游离并尽可能地保护 C8 神经根，该神经支配手的内在肌群的运动功能。必要时可以切断 T1 神经根，因为它只保留了内侧手的感觉神经。探查肿块对上述两神经的侵犯程度，可仅保留 C8 或完全切除臂丛下干。然后离断与牵开骶棘肌，暴露肋脊关节。自下而上，逐一分离后侧肋骨，将其从肋横突关节处离断。注意结扎此处的神经血管束。若肿块侵犯肋骨后端或横突，可将横突离断，甚至行椎体部分切除，在分离第 1 肋骨后部时注意保护肋上 C8 和 T1 神经根（两者构成臂丛下干）。

11. 合并心包（心房）切除术

动脉及支气管处理同肺叶切除。游离肺静脉时打开心包，可见肿瘤侵及肺静脉及部分心房。充分游离肺门，以无损伤钳钳夹受累肺静脉及心房，距肿瘤 1cm 切除肺静脉及部分心房，用无损伤缝线连续往返缝合心房壁，检查无出血后松开无损伤钳。

陈奇勋

3.3 单孔胸腔镜肺叶切除术

3.3.1 肺叶切除的历史概述

1895 年，苏格兰 William Macewen 医师分两期完成了首例全肺切除术。1912 年，英国 Hugh Morriston Davies 医师完成了首例解剖性肺叶切除术。1929 年，Burnn 报道了一期肺叶切除术，证实了水封瓶引流的价值。1933 年，美国 Evart A.Graham 医师完成了首例全肺切除手术，至此开启全肺切除手术治疗肺癌的序幕。1950 年，Churchill 报道了采用肺叶切除治疗周围型肺癌。1951 年，美国 William G.Cahan 医师首次提出了纵隔淋巴结清扫的概念。随后，日本肺癌学家成毛绍夫绘制出了肺的淋巴结引流图，这就是著名的"成毛绍夫淋巴结图"。至此，确立了沿用现今的肺癌根治标准术式，即肺叶切除 + 纵隔淋巴结清扫。

肺叶切除术是目前最常用的胸外科治疗肺癌的手术，常规的后外侧切口是既往开放手术的经典切口。1992 年，Roviaro 报道了首例电视胸腔镜下肺叶切除术，至此开启了胸外科微创手术历史。2006 年美国国家综合癌症网络（National Comprehensive Cancer Network，NCCN）指南认为电视辅助胸腔镜手术（video-assisted thoracic surgery，VATS）肺叶切除为可选术式，2018 年 NCCN 指南确立其为推荐术式。电视胸腔镜手术在这 30 年的发展历程中日渐成熟。微创手术极大地降低了开放手术带来的创伤，保护患者的肩关节的功能，减少肺功能的损失，大大提高患者术后的生活质量以及促进患者快速康复，故微创手术越来越为医师及患者所接受。目前对于手术切口选择上仍有多种模式，1~4 孔切口都有：单孔、二孔（或称单操作孔）、三孔甚至四孔，根据外科医师的习惯及熟练程度选取。

单孔胸腔镜手术最早由 Rocco 报道从 2000 年开始采用单孔胸腔镜进行肺楔形切除或活检等诊断及治疗手术，而后 Gonzalez-Rivas 发展和推广了单孔胸腔镜技术，并于 2011 年报道了首例单孔胸腔镜肺叶切除术，此后单孔胸腔镜得到快速的发展。

3.3.2 单孔胸腔镜技术要点

单孔胸腔镜跟传统的三孔胸腔镜视野角度存在较大的差异。传统的三孔基于"棒球场"原则或者"三角形"原则而设计，设计的原则是使视野便于观察，使切口便于操作，同时避免镜像及干扰。三孔手术视野是一个重构的二维视野，操作不当时存在镜像效应，需要很长时间的适应过程。而单孔胸腔镜视野类似于开放手术，完全是直视视野，利用双关节长器械及 30° 胸腔镜，在胸腔切口外形呈器械 cross 交叉，从而达到避免干扰的目的。手术体位采取侧卧位，切口选择在腋前线与腋中线之间的位置，此处胸壁较薄，肋间隙较宽，离肺门结构较近，便于操作及置入缝合器，第 4 或者第 5 肋间，以 2~4cm 为宜，根据需要调整位置及大小。将胸腔镜置于切口上缘为最常见，可选择缝线、塑料管或者橡皮筋置于切口上缘牵拉，以减少扶镜手的疲劳。主刀与扶镜手的站位根据习惯调整，右侧手术可站在患者头侧，左侧手术可站在患者足侧，扶镜手也可选择站在患者背侧，根据扶镜手的习惯而定。具体见图 3.3.1、图 3.3.2、图 3.3.3。

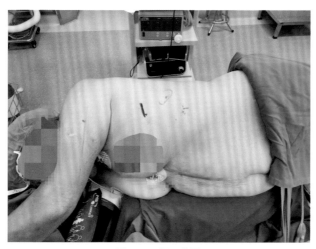

图 3.3.1　切口位置

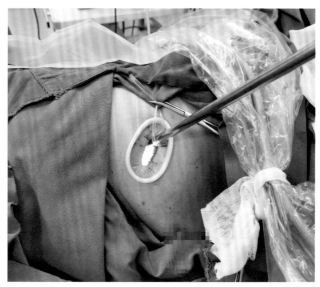

图 3.3.2　术中切口展示

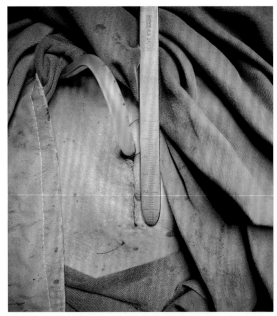

图 3.3.3　术后切口长度

　　进胸后先观察胸膜腔有无播散，必要时予以术中快速冰冻活检，如有粘连，予以仔细游离，再行肺部肿块的探查及初步的切除评估。游离粘连时可选用电凝钩或长电刀，认清肺与胸壁的间隙，注意不要损伤肺组织而造成术后漏气，紧贴胸壁时避免损伤肋间血管及纵隔大血管等结构。对于全肺粘连时，进切口困难，可选择手指钝性分离，游离出间隙后，置入切口保护套，再逐渐游离。单孔一般在切口下缘处前纵隔粘连游离时会比较受角度限制，可先游离上下叶肺组织，再沿着已经游离边缘从上下叶往中间游离。

　　操作器械以 3~4 个为主：1 个镜子、1 把吸引器、1 把卵圆钳、1 个能量器械或切割缝合器。将镜子置于切口上缘为主。吸引器吸引烟雾及液体，还起到暴露术野的作用，弯曲的吸引器会减少器械干扰的程度，卵圆钳牵拉肺组织，注意镜子的角度，充分显露能量器械的刀头，逐层解剖，避免意外损伤。

1. 右上肺叶切除术

　　右上肺叶是单孔肺叶切除较简单、视野暴露较好的肺叶。单孔右上叶切除无论叶裂发育完全与否，均可从上往下，单向式切除。首先打开奇静脉弓下方的纵隔胸膜，向上推开奇静脉弓，顺势打开支气管后侧的纵隔胸膜，暴露右上叶支气管与中间支气管分叉处的间隙，以便于后续暴露支气管。接着暴露右肺上干动脉分支，内包含 $A^1 + A^{2rec} + A^3$ 动脉，切除动脉与右主支气管旁的第 10 组淋巴结，打开动脉鞘膜，暴露肺动脉后侧与支气管的间隙，如需清扫淋巴结，建议离断动脉前沿动脉干上缘游离第

4组淋巴结，因为离断上干动脉后残端会失去牵拉作用，难以暴露根部的淋巴结。游离后，以白钉离断右肺上干动脉分支。再以电钩或超声刀清除肺动脉主干表面的淋巴结，沿支气管往远端及下叶方向游离，暴露右上支气管的下缘，及第二隆突分叉处，贯通游离上叶支气管，以绿钉闭合离断，此处注意区别右主支气管与右上叶支气管，避免使用 stapler 工具离断右主支气管，可通过解剖辨认，亦可夹闭后试膨肺辨别。接着清除第11组淋巴结，暴露 A^2 升支，予以离断，部分患者有 A^{3b} 分支，注意解剖离断。接着暴露上叶静脉上缘与肺动脉干间隙，继续沿膈神经后缘打开前纵隔胸膜，显露中叶静脉，暴露上叶静脉下缘出口，用直角钳游离后，以白钉离断。关于肺静脉的离断次序，可根据个人习惯，可选择第一步离断静脉，再离断上干动脉分支，或者用一个 stapler 一起离断，一起离断需要充分游离，过枪需要熟练操作，避免暴力损伤肺动脉。此时，根据叶间裂发育情况，以能力器械或 stapler 离断叶间裂即可下标本，装袋取出。

以上右上肺切除为常规病例，如遇淋巴结严重，分离困难，可调整离断次序，如先离断静脉，游离叶间裂，离断 A^2 升支，再先离断支气管，必要时可用剪刀锐性先离断支气管，后续再手工缝合支气管残端，再离断动静脉。离断静脉后便于游离右肺动脉主干，如遇门钉淋巴结，可预阻断肺动脉干，此时先易后难，必要时上下阻断肺动脉，用 prolene 血管缝线缝合。或者对于叶裂发育完全者，可先游离叶间裂，离断 A^2 升支，再暴露上叶支气管，绿钉离断，清除血管根部淋巴结后，以白钉一起离断动静脉，此法注意清除根部淋巴结，不可残留淋巴结于血管残端。

2. 右中叶切除术

右中叶切除亦可遵守单向式模式，不受叶间裂的限制。首先沿膈神经打开纵隔胸膜，暴露中叶静脉，以白钉或结扎离断，此时可打开中下叶之间的斜裂，使用 stapler 或者能量器械均可，静脉后方为支气管，游离支气管上下缘，支气管下缘根部常规会有淋巴结，注意完整游离淋巴结，支气管上后方是 A^4 动脉，紧贴支气管根部，使用直角钳游离中叶支气管，用绿钉闭合离断，中叶支气管需要往远端充分游离，以便于过枪，过枪时注意后方肺动脉干。离断支气管后，后方便是 A^5、A^4 动脉，游离动脉表面的淋巴结，结扎或 stapler 离断 A^5、A^4，再以 stapler 分离水平裂即可下标本。

对于叶间裂病例，很多医师喜欢从叶间裂处解剖，先离断动脉，对于叶间裂情况发育完全好者怎么做都可以。对于中叶根部淋巴结如有门钉严重，可锐性离断支气管，再手工缝合残端。

3. 右下叶切除术

右下叶切除优先从叶间裂处开始，对叶间裂发育不全者先用隧道法分离叶间裂，再打开血管鞘膜，解剖暴露下叶动脉干，以白钉闭合离断，或者分支离断，接着游离下肺韧带，切除第8、9组淋巴结，解剖暴露下肺静脉，以白钉闭合离断，清扫第7组淋巴结，清扫第二隆突处的第11组淋巴结，游离支气管至远端，注意完整剔除淋巴结，可选择剪刀或能量器械。绿钉闭合离断下叶支气管。

叶裂基本无发育者，需从下往上单向式切除，首先游离下肺韧带，解剖暴露下肺静脉，离断后，清扫第7组淋巴结，游离下叶支气管，紧贴支气管游离，以绿钉离断，此时可暴露下肺动脉，注意保留中叶动脉，游离下叶动脉，白钉闭合离断，清扫11组淋巴结，最后再以 stapler 分离叶裂。

右下叶切除，如遇门钉淋巴结粘连致密，例如肺动脉与中间支气管间可能存在钙化门钉淋巴结，中叶与下叶动脉干处淋巴结粘连致密。此时注意仔细解剖，剪刀锐性游离或电凝钩分层分离。游离动脉前，先离断下肺静脉，这样意外出血时便于钳夹止血。

4. 左上肺叶切除术

对于叶间裂发育良好者，左上肺叶切除术优先从叶裂开始。游离叶间胸膜，或者用隧道法以 stapler 分离叶间裂，解剖暴露 A^5、A^4、A^{1+2c} 动脉，分支予以结扎离断或者以 stapler 闭合离断，继续打开纵隔胸膜及血管鞘膜，往上游离 $A^{1+2a/b}$、A^3 动脉，从肺叶前侧或者后侧均可离断，结扎或者以 stapler 闭合离断，尖前动脉需充分游离，过枪时注意角度及张力，避免血管撕裂出血。接着沿膈神经后侧打开纵隔胸膜，解剖暴露上肺静脉，以白钉闭合离断，离断上肺静脉时注意上下肺静脉心包外汇合的情况，避免离断下肺静脉。最后仅剩上叶支气管，超声刀或电凝钩离断支气管上缘的支气管动脉，清除根部淋巴结，以绿钉闭合离断。

对于叶裂发育不全者，需从上往下单向式切除，先打开前纵隔胸膜，解剖暴露静脉，可先离断尖前干，再上叶静脉，接着暴露支气管，用绿钉离断支气管，分离困难时可电刀锐性离断支气管，后期再闭合残端，支气管后方为 A^{1+2c}、A^4、A^5，予以分支离断，最后分离叶间裂。

以上为常规术式，对于血管鞘膜疏松，无门钉淋巴结时，左上肺亦可采取3枪法切除，分离叶裂后，游离 A^5、A^4、A^{1+2c} 动脉，以白钉闭合离断，紧贴支气管游离上叶支气管，以绿钉闭合离断，此时剩下动脉及尖前干动脉，仔细清除动脉根部淋巴结，以白钉闭合离断动静脉。此法需保证淋巴结清除干净，不可残留于动脉残端上。

对于中央型肺癌，肿瘤或淋巴结往往与肺动脉关系密切，或者新辅助治疗后组织纤维化，血管鞘膜往往分离困难，此时手术难度会大大增加。此时建议先清扫纵隔淋巴结，依次清扫 9/7/4L、5/6 组淋巴结，尤其是 4L 组淋巴结，建议先清扫，因为离断肺门结构后，失去牵拉作用，会增加 4L 组淋巴结的暴露难度。此外，清扫淋巴结后，便于肺动脉干的暴露，根据肺动脉侵犯累及情况，预先游离肺动脉干，套线备用，必要时预阻断肺动脉干，再剪刀锐性游离动脉各分支，有备无患，袖式或者双袖式切除，对于此类手术需量力而行，腔镜下不能完成时应及时中转开放手术。

5. 左下肺叶切除术

左下肺叶切除，类似于右下肺叶切除，优先叶裂处开始。对于叶裂发育不全者，先隧道法分离叶裂，再打开血管鞘膜，解剖暴露下叶动脉干，以白钉闭合离断，或者分支离断，接着游离下肺韧带，切除第 8、9 组淋巴结，解剖暴露下肺静脉，以白钉闭合离断，清扫第 7 组淋巴结，建议离断支气管前清扫第 7 组淋巴结，除非肿块较大暴露困难，避免过度挤压肿瘤，游离支气管至远端，注意完整剔除淋巴结，可选择剪刀或能量器械。以绿钉闭合离断下叶支气管。

对于叶裂基本无发育者，需从下往上单向式切除，首先游离下肺韧带，解剖暴露下肺静脉，离断后，清扫第 7 组淋巴结，游离下叶支气管，紧贴支气管游离，以绿钉离断，此时可暴露下肺动脉，注意保留舌段动脉，游离下叶动脉，以白钉闭合离断，清扫 11 组淋巴结，最后再以 stapler 分离叶裂。

下叶切除同样可能遇到门钉淋巴结难以分离，可缝扎下叶动脉干后，以绿钉闭合离断支气管，残端予 prolene 缝合线加固缝合。

6. 淋巴结清扫

淋巴结清扫是单孔胸腔镜的难点，右侧 2/4 组淋巴结清扫，建议先打开奇静脉弓下方纵隔胸膜，从肺动脉干根部上方开始游离，往头端游离，注意能量器械不可损伤腔静脉及分支，下方游离后，从奇静脉弓上方打开纵隔胸膜，用吸引器挑起淋巴结，用超声刀清扫淋巴结，上至锁骨下血管。整块切除淋巴结脂肪组织。右侧清扫第 7 组淋巴结时相对左侧简单，沿着迷走神经打开纵隔胸膜，保留或离断迷走肺支，用吸引器挑起食管，先淋巴结后侧组织，用超声刀闭合离断支气管动脉，注意避免损伤左主支气管，先将淋巴结跟左主支气管分离，接着游离中间支气管后侧淋巴结，用吸引器挑起淋巴结，隆突下方往往存在支气管动脉，用超声刀予以闭合，这样即可完整切除第 7 组淋巴结。

左侧第 7 组淋巴结是单孔胸腔镜清扫的最难处，建议沿肺门后侧上下打开纵隔胸膜，助手以纱布压迫暴露肺门后侧，打开淋巴结食管侧组织，解剖暴露右主支气管，闭合支气管动脉，再从上往下将淋巴结从隆突下分离。用吸引器推拉淋巴结。仔细解剖，不可急躁。4L 组淋巴结清扫时，打开纵隔胸膜，钝性分离联合超声刀游离淋巴结。接着肺门前方沿着迷走神经打开纵隔胸膜，清扫第 5 组淋巴结，注意避免损伤喉返神经。第 6 组淋巴结清扫可打开膈神经前侧胸膜，切除淋巴结及该区域脂肪组织，注意避免损伤左侧无名静脉。

陶开义

3.4 微创肺段手术学

3.4.1 肺段切除术的历史及应用

随着解剖学的发展，1932 年出现了支气管肺段的概念，这也使得肺段切除成为可能。1939 年，Churchill 等在一例肺结核患者身上施行了左上肺舌段切除术以处理舌段肺不张，这也是历史上首次得以报道的肺段切除术。随后，肺段切除术在胸外科领域得到了普遍的应用。在 20 世纪 70~80 年代，关于肺段切除术和肺叶切除术谁更适用于早期外周型非小细胞肺癌患者的问题一直存在讨论。

这个问题的讨论到 20 世纪 90 年代中期暂时告一段落。北美肺癌研究组开展了世界上第一项比较肺叶切除与亚肺叶切除处理早期非小细胞肺癌患者的前瞻性、多中心随机临床研究。该研究发现，相比肺叶切除组，亚肺叶切除组的患者术后并发症发生率、死亡率和术后肺功能无显著差异，但其疾病复发率是肺叶切除组的 3 倍。2 年后发表的另一项前瞻性、多中心非随机临床研究认为，亚肺叶切除术后的五年生存率较低（70% vs 58%），局部复发率更高（18% vs 4%）。这些标志性的研究使肺叶切除术成了早期非小细胞肺癌治疗的金标准，而肺段切除术仅作为因心肺功能差等各种原因无法耐受肺叶切除术的患者的妥协性手术方式。

但是近年来，随着研究的进一步深入，关于肺段切除术的观点又在发生着变化。2000 年以后，有学者提出，对于部分病灶较小且位于外周的非小细胞肺癌患者，肺段切除术能在保留肺功能的同时，实现和肺叶切除术相同的五年生存率。随着高分辨率薄层 CT 应用的推广，肿瘤中磨玻璃成分比例逐渐成了比肿瘤大小更重要的评价肿瘤恶性程度的指标。一般认为以磨玻璃成分为主的肿瘤的恶性程度较低，更适合接受肺段切除。另外，肿瘤位置也是影响术式选择的关键因素之一。对于接近肺门部的肿瘤，要在仅切除肿瘤所在肺段的情况下保证足够的切缘是比较困难的，肺叶切除术可能会更为合适。

肺段切除术的应用需要建立在研究数据支持之上。目前，JCOG0802/WJOG4607L、JCOG1211 和 CALGB140503 等一系列比较肺段切除术及肺叶切除术治疗早期非小细胞肺癌的前瞻性临床研究正在进行。由于受试者均处于疾病的相对早期，总体预后较好，因此需要足够的随访时间以观察两种术式对术后患者长期生存的影响。结合一系列回顾性研究的结果和本中心实践经验，我们认为，最大径 ≤ 2cm、磨玻璃成分比例 ≥ 50%、位于外周且不伴有淋巴结转移的肿瘤适合接受肺段切除术治疗。

3.4.2　肺段切除术的切口选择与手术站位

切口选择与术者站位可根据术者习惯选择"三孔法""双孔法"或"单孔法"。

采用"三孔法"时主刀和助手分别站在患者的前、后两侧。一般取腋中线第7肋间为观察孔，腋后线第6肋间为副操作孔。主操作孔可根据靶段所在肺叶，选择腋前线第4或第5肋间。如靶段位于上叶，建议选择第4肋间；如为下叶，建议选择第5肋间。一般来说，主操作孔约3cm大小，对于副操作孔用5mm trocar，即可达到满意的暴露和操作。如有必要，可将副操作孔开大至1.5cm左右，使腔镜下切割缝合器能由此插入，以增加切割方向的灵活度。图3.4.1为"三孔法"切口选择。

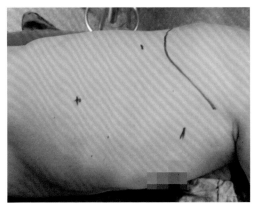

图 3.4.1　"三孔法"切口选择

"双孔法"即"单操作孔法"。与"三孔法"相比，"双孔法"除减少一副操作孔外，其余均与之相同。

采用"单孔法"时主刀与助手均站于患者前侧，两者前后站位可根据实际情况与主刀习惯做调整。笔者主刀时一般采用以下方式：靶段位于上叶时，助手站患者头端；靶段位于下叶时，助手站患者尾端。如此，镜头与操作器械夹角呈钝角，提供良好视野的同时可有效避免相互干扰。操作孔位置与大小大同"三孔法"。为留出充足的空间让操作器械进出，胸腔镜镜头宜靠切口上方，结合30°镜头术中适度旋转能提供满意的手术视野。为缓解扶镜手的疲劳程度，稳定镜头，可用输液皮管悬吊固定镜身。扶镜手应紧跟主刀思路，把操作部分置于视野中央。细节操作时应适当拉近镜头予以放大局部，翻动肺叶时应适当远离，暴露整体观，同时避免镜头触碰组织模糊而影响手术流畅。图3.4.2为"单孔法"切口选择。

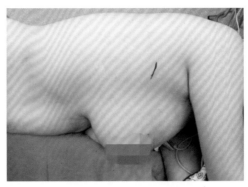

图 3.4.2 "单孔法" 切口选择

3.4.3 肺段切除术的难点

1. 术前肿瘤定位

肿瘤的定位是肺段手术术前准备的要点，需要建立在对肺段动脉、静脉和支气管走行充分了解的基础上。在薄层 CT 的基础上，对相应肺叶的动脉分支、静脉分支以及支气管分支进行判断，可以对肿瘤的位置有大致的了解。在条件允许的情况下，可以在术前对目标肺进行三维重建。重建良好的情况下，可以精确地将肿瘤定位在肺内具体的段甚至亚段。同时，还能够在术前了解一些可能存在的变异。成功的三维重建，可以让医师在术前了解患肺的情况，做到充分准备。术前 CT 定位下穿刺，并留置钢丝（hookwire），可使术中迅速找到结节位置。但此法应用于靠近叶间裂的小结节时需注意，少许偏差即可造成定位于错误的肺叶。另外，肺萎陷时的拉力容易造成脱钩，特别是结节位于浅表部位时。

2. 术中段间平面确定

段间平面的确定是肺段切除术的另一个难点。虽然各肺段的分布大致遵循解剖方位，但患者之间存在个体差异。而且当肿瘤距离段间平面较近，或是目标肺段为复杂肺段（下叶各基底段）时，就需要对段间平面有更为精准的判断。在术前进行三维重建是一个好办法，能够协助我们在术前对各段之间的比例以及段间静脉的方位进行判断。但是，若肺叶在术中呈萎陷状态，术前判断的比例以及段间静脉的空间位置可能出现变化，实际操作中仍有不便之处。

（1）通过段支气管确定

离断靶肺段动脉及支气管后，嘱麻醉师以纯氧膨肺，然后暂时停止通气。由于靶肺段的肺动脉已离断，肺泡中的氧气无法被血流带走，同时靶段肺组织因支气管被断离闭合而无法有效排出气体，因此 10~15min 后其余肺组织萎陷，而目标肺段仍保持膨胀状态，从而依旧"膨胀"的靶段肺组织与萎陷的周围肺组织形成界线。这一方法简便易行，但有时边界显露效果不佳。而且等待期间由于患侧全肺膨胀，操作困难，

延长手术时间；等待时间不能过长，不然目标肺段也会萎陷。（图 3.4.3）

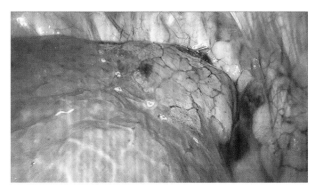

图 3.4.3　膨胀 - 萎陷法确定段间平面

　　手术过程中首先离断靶段动脉，然后嘱麻醉师以纯氧膨肺，然后在等待萎陷的过程中继续手术操作。该方法无须在离断支气管后进行，也无须等待时间。

　　用针头扎入结扎后的靶段支气管远端，用注射器向其充气，从而形成"膨胀"-"萎陷"界限。图 3.4.4 为支气管残端内注射空气确定段间平面。

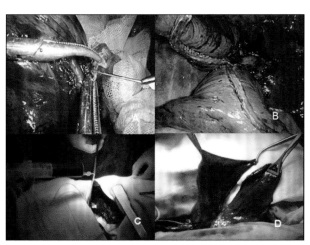

图 3.4.4　支气管残端内注射空气确定段间平面

　　将亚甲蓝注入靶段支气管，使肺表面和实质均能染色，从而显示出清晰的蓝色边界。

　　Ohsima M 等在 2016 年 1 月报道，在活猪身上试验，将维生素 B_2 溶液注入靶段支气管中，使段间平面显影，然后通过 PDD 腔镜系统观察，效果令人满意。

　　（2）通过静脉确定

　　Hsieh C P 等在 2016 年 11 月报道通过静脉注射吲哚青绿荧光显示段间平面（图 3.4.5）。

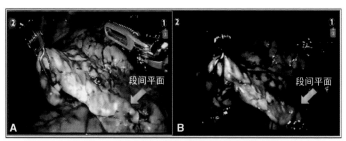

图 3.4.5 静脉注射吲哚青绿荧光确定段间平面

（3）其他

日本学者 Sakamoto K 等发现，因结扎血管后，靶段温度会降低，所以可以用温度区别法确定段间平面。他们于 2016 年 3 月报道，在试验动物猪身上尝试了此法，发现用温度差异来确定段间平面（图 3.4.6），既快速又方便。

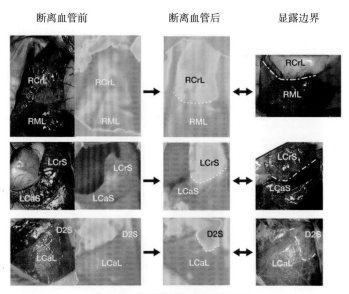

图 3.4.6 温度差异法确定段间平面

3. 段间平面处理

（1）使用切割闭合器处理

段间平面的处理是肺段切除术的最后一个关键环节。目前最常用的是机械切割分离段间平面，在离断目标肺段血管及支气管后，将切割闭合器沿确定的段间平面把目标肺段切下。使用切割闭合器切割段门处时，需要注意将目标肺段的血管、支气管残端切除，以确保肺段切除的完整。此方法较为简单易行，在对段间平面进行分离的同时完成肺残面的闭合，理论上术后出血、漏气等风险较小，但切割钉钉合时对周边肺组织存在压迫而导致其皱缩，可能会影响患者术后的肺功能。另外，当肿瘤位置靠近段间平面时，切割闭合器可能难以保证安全的切缘，甚至将肿瘤钉合。而且，患者术后咳嗽时肺张力较高，可能造成部分钉合处的肺组织脱开，导致围手术期患者发生咯血。

（2）使用能量器械处理

采用超声刀等能量器械分离段间平面也是临床的常见做法。这一方法在确定切面时更为灵活，段间静脉保留完好，余肺边缘呈"面状"而非"线状"是有利于肺功能的保留，尤其在靠近段间平面的肿瘤处理上具有一定的优势，有利于保证切缘的可靠性。但有研究认为，以能量器械分离肺段，术后肺组织漏气的概率较高，而且还有造成迟发性肺瘘的风险，可能是因能量平台切割后造成肺残端凝固性坏死，延缓了小支气管断端愈合。创面宜配合使用蛋白黏合剂及补片。

总体而言，切割闭合器和能量平台两种方式都是临床可行的处理段间平面的方式，需要根据医师的习惯以及患者的具体情况灵活选择应用。

3.4.4　手术流程

3.4.4.1　麻　醉

宜全身麻醉，双腔气管插管或单腔气管插管加气囊封堵。因右上支气管开口有时距隆突距离较近，气囊较难固定于右主支气管，遇此情况时应使用双腔气管插管，避免术中肺萎陷不佳而影响手术。

3.4.4.2　体　位

患者取侧卧位，患侧向上，将胸部适度垫高。

3.4.4.3　肺小结节的定位

需要肺段切除的病例中，有相当比例的肺小结节影像学呈现毛玻璃样，密度低，与正常肺组织触觉差异不明显，若所处位置深，会加大术中定位的难度。若定位不准确，则切除范围可能过大或过小，进而影响手术效果，失去了肺段切除的意义，甚至出现切除的"靶段"中找不到病变，让术者处于进退两难的尴尬境地。故精准定位病变至关重要。笔者采取以下几种方法，基本可以解决肺小结节的定位问题。

1. 术前薄层 CT

术前 1mm 薄层 CT 扫描能清晰显示各段细支气管分支，从而更加精确判断小结节的肺段归属。

2. 3D-CTA 成型

术前肺动脉造影，结合 osirix 软件实现的 3D-CTA 成型技术，可以精确显示小结节与肺动静脉和支气管的关系，同时还可以显示血管和支气管的变异。这对小结节的定位、手术方式的术前规划以及术中解剖结构的辨认有很大的帮助。

3. 术前 CT 定位下穿刺

术前 CT 定位下穿刺，并留置钢丝（hookwire），可使术中迅速找到结节位置。但此法应用于靠近叶间裂的小结节时需注意，少许偏差即可造成定位于错误的肺叶。另外，肺萎陷时的拉力容易造成脱钩，特别是结节位于浅表部位时。

3.4.4.4 基本操作

1. 血管的处理

肺段血管较细，变异较多，术中应仔细辨认，动作轻柔。肺段内及段间淋巴结常对血管游离造成困难，应尽量予以清除。血管适当向远心端游离，从而辨清其走行，同时为结扎血管留下充分的操作空间。血管处理推荐以结扎为主，若血管较粗，可考虑使用切割缝合器处理。慎用血管锁扣夹，因其不宜被推开，故可能对其深面组织继续解剖造成影响；另一个原因是可能影响处理肺段平面时切割缝合器的使用。

2. 支气管的处理

段支气管游离后，先用器械夹闭，适当膨肺确定无误后再用切割缝合器处理。若不能确定靶段支气管时，可配合使用纤支镜辅助定位。靶段支气管的远心段尽量向远端游离，以免断离段间平面时残留。

3. 段间平面的确定

参见前面的章节。

4. 段间平面的处理

（1）使用切割缝合器处理

国内大部分学者采用此法。其优点是快速、便捷，闭合严密，不易漏气。其缺点是易损伤段间静脉。

（2）使用电刀或超声刀，沿段间静脉切开段间平面

此法解剖精确，段间静脉保留完好，而且余肺边缘呈"面状"而非"线状"，有利于肺功能的保留。其缺点是手术时间长，术后易漏气。创面宜配合使用蛋白黏合剂及补片。

（3）上述两者结合使用

近端先沿段间静脉切开，远端使用切割缝合器处理，兼顾两者优点。

5. 淋巴结的处理

根据 NCCN 指南推荐，对于非小细胞癌，术中应对纵隔、肺门、肺间叶、肺内淋

巴结进行采样。如发现淋巴结转移，除无法耐受肺叶切除的妥协性肺段切除外，均应改肺叶切除。

6. 切缘

对于非小细胞癌，切缘必须大于 2cm 或大于肿瘤直径。如不能达到要求，则需扩大切除范围，选择联合肺段切除或肺叶切除。

7. 标本取出

应使用取物袋取出标本，切勿直接拉出，从而造成术野及切口种植。

3.4.5　右上肺尖段（RS^1）切除术

1. 解剖标记（图 3.4.7、图 3.4.8、图 3.4.9、图 3.4.10、图 3.4.11）

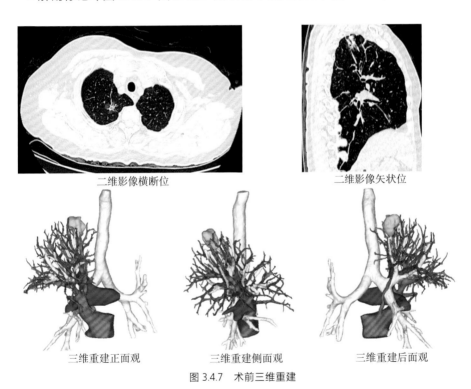

二维影像横断位　　　　　　　　　二维影像矢状位

三维重建正面观　　　三维重建侧面观　　　三维重建后面观

图 3.4.7　术前三维重建

肺动脉切除

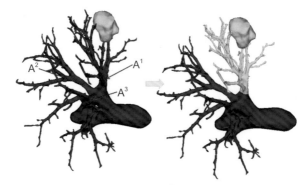

图 3.4.8　右上叶尖段（RS^1）动脉走行示意图

肺静脉

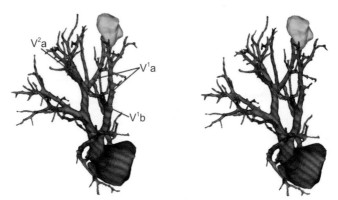

图 3.4.9　右上叶尖段（RS^1）静脉走行示意图

支气管切除

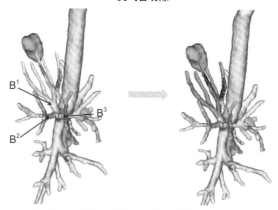

图 3.4.10　右上叶尖段（RS^1）支气管走行示意图

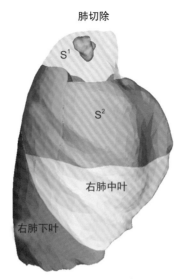

图 3.4.11　右上叶尖段（RS^1）示意图

2. 手术步骤

（1）自肺门前方切开纵隔胸膜，解剖暴露上肺静脉，然后向远端游离出上肺静脉上端的分支 V^{1}a、V^{1}b。（图 3.4.12）

（2）转向肺门上方，游离 A^{1+3}，然后游离出尖段方向分支 A^1，切断。然后返回处理 V^{1}a。（图 3.4.13）

（3）清扫第 2/4 组淋巴结。（图 3.4.14）

（4）将肺叶向下方翻起，切除第 11 组淋巴结，暴露出上肺支气管根部。然后向远端游离至段支气管开口，游离 B^1 后切断。（图 3.4.15）

（5）由于首先离断动脉，无持续血流吸收肺组织中的残余气体，所以在后续手术过程中，肺段间平面自然显现，无须纯氧膨肺后等待。使用能量器械，以段间静脉为标记，沿肺门部段间平面向远端游离，使靶段远端各结构充分暴露并远离肺段中央结构后，以切割闭合器处理段间平面。（图 3.4.16）

（6）移去标本，仔细检查各残端结构无误，嘱麻醉师膨肺，留置胸管，关胸。（图 3.4.17）

注意：RUL 为右上肺，right upper lobar；SPV 为右上肺静脉，superior pulmonary vein；stump 为残端；RLL 为右下肺，right lower lobar；RML 为右中肺，right middle lobar。

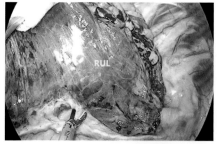

a. 在肺门前上方切开纵隔胸膜

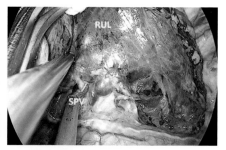

b. 解剖右上叶静脉

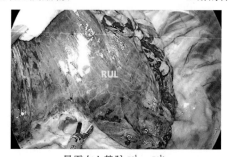

c. 暴露右上静脉 V^1a、V^1b

图 3.4.12　自肺门前方切开纵隔胸膜，解剖暴露上肺静脉，然后向远端游离出
　　　　　上肺静脉上端的分支 V^1a、V^1b

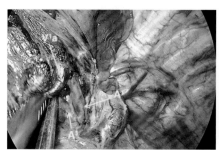

a. 解剖尖、前动脉主干

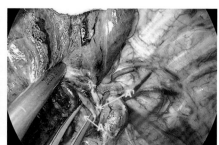

b. 游离 A^1 一定的长度

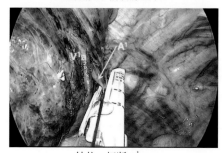

c. 结扎、切断 A^1

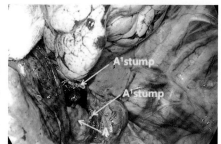

d. A^1 切断后肺门结构

图 3.4.13　转向肺门上方，游离 A^{1+3}，然后游离出尖段方向分支 A^1，切断。然后返回处理 V^1a

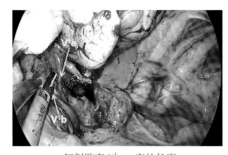

| e. 解剖游离 V^1a 一定的长度 | f. 结扎、切断 V^1a |

图 3.4.13（续）　转向肺门上方，游离 A^{1+3}，然后游离出尖段方向分支 A^1，切断。然后返回处理 V^1a

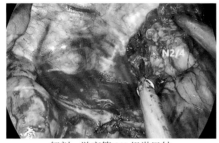 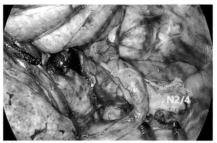

| a. 解剖、游离第 2/4 组淋巴结 | b. 切除第 2/4 组淋巴结 |

图 3.4.14　清扫第 2/4 组淋巴结

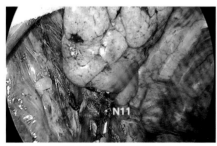 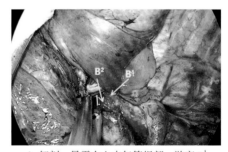

| a. 游离第 11 淋巴结并切除 | b. 解剖、暴露右上支气管根部、游离 B^1 |

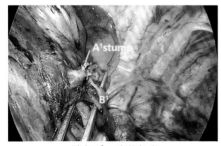 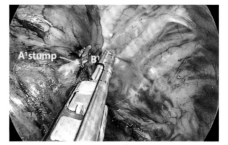

| c. 游离 B^1 一定的长度 | d. 切断 B^1 |

图 3.4.15　将肺叶向下方翻起，切除第 11 组淋巴结，暴露出上肺支气管根部。
然后向远端游离至段支气管开口，游离 B^1 后切断

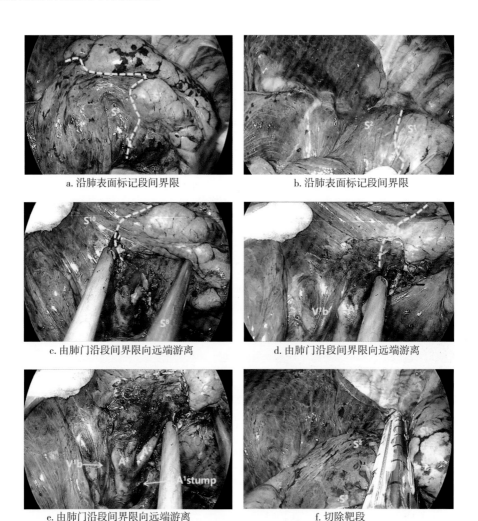

a. 沿肺表面标记段间界限　　　　　　　　b. 沿肺表面标记段间界限

c. 由肺门沿段间界限向远端游离　　　　　d. 由肺门沿段间界限向远端游离

e. 由肺门沿段间界限向远端游离　　　　　f. 切除靶段

图 3.4.16　由于首先离断动脉，无持续血流吸收肺组织中的残余气体，所以在后续手术过程中，肺段间平面自然显现，无须纯氧膨肺后等待。使用能量器械，以段间静脉为标记，沿肺门部段间平面向远端游离，使靶段远端各结构充分暴露并远离肺段中央结构后，以切割闭合器处理段间平面

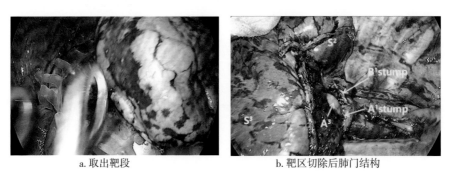

a. 取出靶段　　　　　　　　　　　　b. 靶区切除后肺门结构

图 3.4.17　移去标本，仔细检查各残端结构无误，嘱麻醉师膨肺，留置胸管，关胸

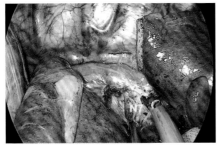
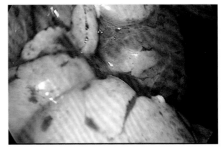

c.游离第7组淋巴结并取出　　　　　　d.清洗，鼓肺，确认是否渗血漏气

图 3.4.17（续）　移去标本，仔细检查各残端结构无误，嘱麻醉师膨肺，留置胸管，关胸

3.4.6　右上叶前段（RS^3）切除术

1. 解剖标记（图 3.4.18、图 3.4.19、图 3.4.20、图 3.4.21、图 3.4.22）

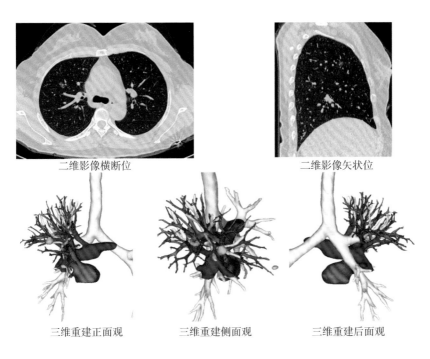

二维影像横断位　　　　　　　　　　二维影像矢状位

三维重建正面观　　　三维重建侧面观　　　三维重建后面观

图 3.4.18　术前三维重建

肺动脉切除

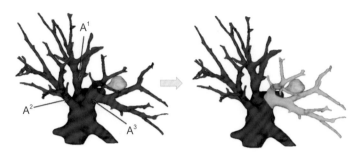

图 3.4.19 右上叶前段（RS³）动脉走行示意图

静动脉切除

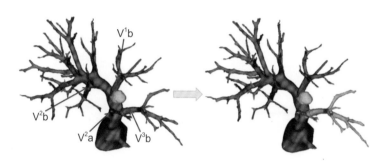

图 3.4.20 右上叶前段（RS³）静脉走行示意图

支气管切除

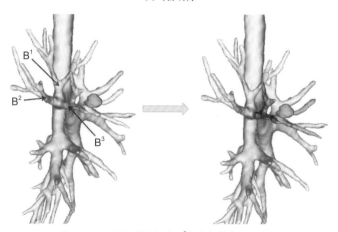

图 3.4.21 右上叶前段（RS³）支气管走行示意图

支气管切除

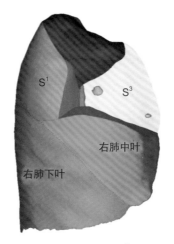

图 3.4.22 右上叶前段（RS³）示意图

2. 手术步骤

（1）自肺门前上方切开纵隔胸膜，然后向水平裂、斜裂方向游离，将上叶与中叶、下叶分离。过程中切除第 11 组淋巴结。然后游离上叶静脉，向远端游离暴露前端分支（V³a，V³b），分别结扎切断。（图 3.4.23）

（2）在尖段静脉（V¹）后方，游离暴露前段动脉（A³），充分游离后结扎切断。（图 3.4.24）

（3）在 A³ 残端深处，游离暴露出前段支气管（B³），结扎后切断。（图 3.4.25）

（4）使用膨胀 – 萎陷法，显露段间隙，然后使用切割闭合器处理段间平面。（图 3.4.26）

（5）移去标本，仔细检查各残端结构无误，嘱麻醉师膨肺，留置胸管，关胸。（图 3.4.27）

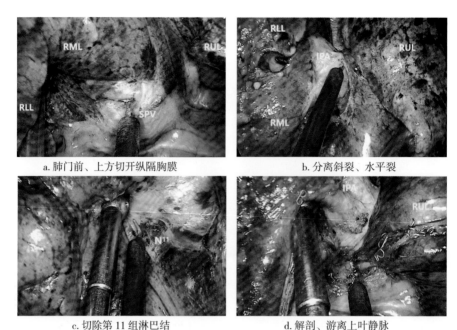

a. 肺门前、上方切开纵隔胸膜　　　　　　　b. 分离斜裂、水平裂

c. 切除第 11 组淋巴结　　　　　　　　　d. 解剖、游离上叶静脉

图 3.4.23　自肺门前上方切开纵隔胸膜，然后向水平裂、斜裂方向游离，将上叶与中叶、下叶分离。过程中切除 11 组淋巴结。然后游离上叶静脉，向远端游离暴露前端分支（V^3a、V^3b），分别结扎切断

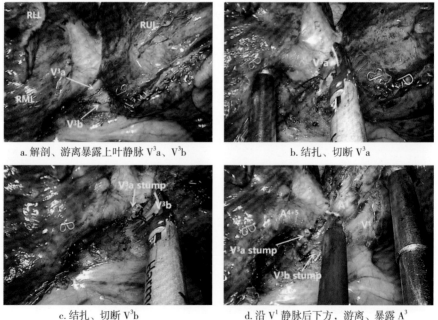

a. 解剖、游离暴露上叶静脉 V^3a、V^3b　　　　b. 结扎、切断 V^3a

c. 结扎、切断 V^3b　　　　　　　d. 沿 V^1 静脉后下方，游离、暴露 A^3

图 3.4.24　在尖段静脉（V^1）后方，游离暴露前段动脉（A^3），充分游离后结扎切断

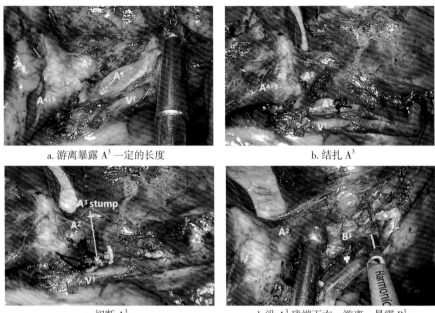

a. 游离暴露 A³ 一定的长度

b. 结扎 A³

c. 切断 A³

d. 沿 A³ 残端下方、游离、暴露 B³

图 3.4.25　在 A³ 残端深处，游离暴露出前段支气管（B³），结扎后切断

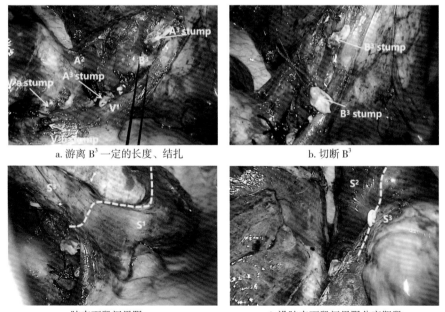

a. 游离 B³ 一定的长度、结扎

b. 切断 B³

c. 肺表面段间界限

d. 沿肺表面段间界限分享靶段

图 3.4.26　使用膨胀－萎陷法，显露段间隙，然后使用切割闭合器处理段间平面

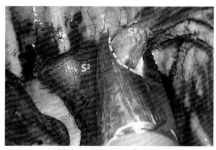 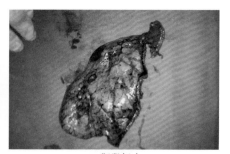

a. 沿肺表面段间界限分享靶段　　　　　　　　b. 靶段标本

图 3.4.27　移去标本，仔细检查各残端结构无误，嘱麻醉师膨肺，留置胸管，关胸

3.4.7　右中叶内侧段（RS⁵）切除术

1. 解剖标记（图 3.4.28、图 3.4.29、图 3.4.30、图 3.4.31、图 3.4.32）

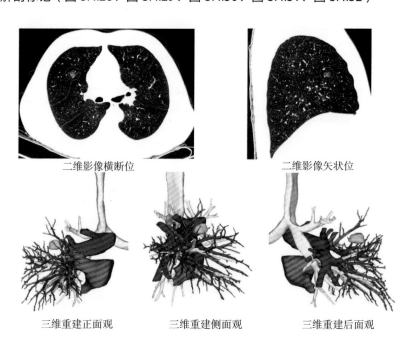

二维影像横断位　　　　　　　　　　　　二维影像矢状位

三维重建正面观　　　　三维重建侧面观　　　　三维重建后面观

图 3.4.28　术前三维重建

肺动脉切除

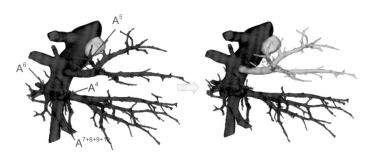

图 3.4.29　右中叶内侧段（RS⁵）动脉走行示意图

肺静脉切除

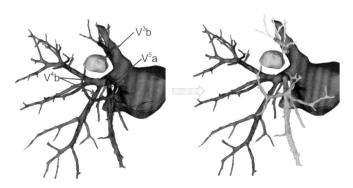

图 3.4.30　右中叶内侧段（RS⁵）静脉走行示意图

支气管切除

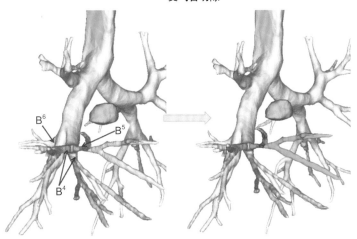

图 3.4.31　右中叶内侧段（RS⁵）支气管走行示意图

肺切除

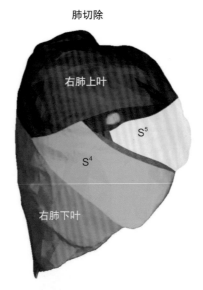

图 3.4.32　右中叶内侧段（RS^5）示意图

2. 手术步骤

（1）参考水平裂位置，自肺门前方游离暴露中叶静脉，向远端游离出中叶静脉各分支。向远端进一步游离，在静脉深面显露内侧段支气管（B^5）。（图 3.4.33）

（2）充分打开水平裂，显露前段静脉分支（V^{3}b）及内侧段动脉（A^5）。首先结扎处理 V^{3}b，然后游离切断 V^5。（图 3.4.34）

（3）在静脉残端后方游离 A^5，结扎切断。（图 3.4.35）

（4）游离 B^5，过程中切除第 12 组淋巴结。以切割闭合器处理 B^5。（图 3.4.36）

（5）使用膨胀 - 萎陷法，显露段间隙，然后使用切割闭合器处理段间平面。对段门附近结构，以能量器械处理。（图 3.4.37）

（6）移去标本，仔细检查各残端结构无误，嘱麻醉师膨肺，留置胸管，关胸。（图 3.4.38）

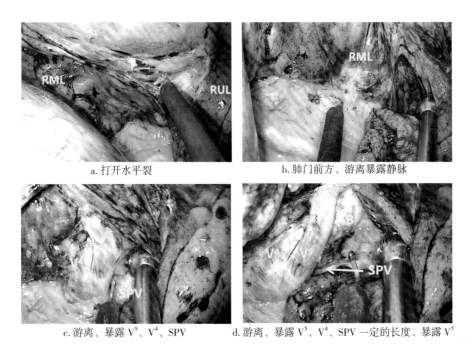

a. 打开水平裂

b. 肺门前方、游离暴露静脉

c. 游离、暴露 V^5、V^4、SPV

d. 游离、暴露 V^5、V^4、SPV 一定的长度、暴露 V^5

图 3.4.33　参考水平裂位置，自肺门前方游离暴露中叶静脉，向远端游离出中叶静脉各分支。向远端进一步游离，在静脉深面显露内侧段支气管（B^5）

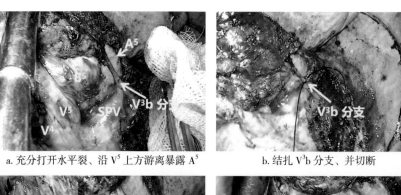

a. 充分打开水平裂、沿 V⁵ 上方游离暴露 A⁵

b. 结扎 V³b 分支、并切断

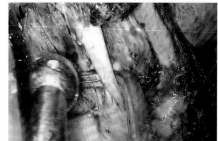

c. 充分游离 V⁵

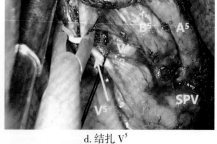

d. 结扎 V⁵

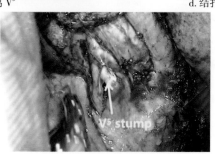

e. 切断 V⁵

图 3.4.34　充分打开水平裂，显露前段静脉分支（V³b）及内侧段动脉（A⁵）。
首先结扎处理 V³b，然后游离切断 V⁵

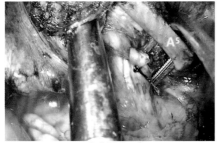

a. 充分游离 V⁵

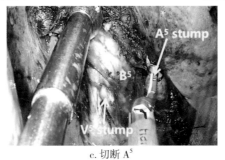

b. 结扎 A⁵

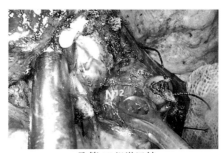

c. 切断 A⁵

图 3.4.35　在静脉残端后方游离 A⁵，结扎切断

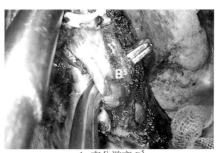

a. 取第 12 组淋巴结

b. 充分游离 B⁵

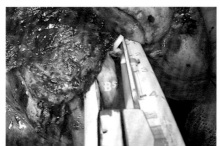

c. 切断 B⁵

图 3.4.36　游离 B⁵，过程中切除第 12 组淋巴结。以切割闭合器处理 B⁵

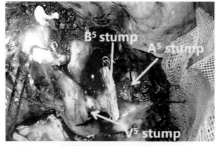

a. 脉管切除后肺门结构

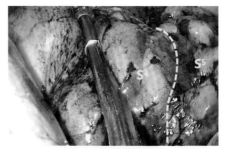

b. 肺表面段间界限

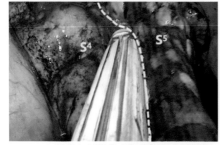

c. 沿段间界限分离靶段

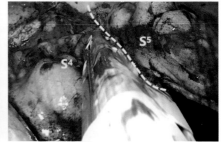

d. 沿段间界限分离靶段

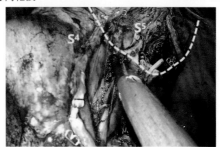

e. 沿段间界限分离靶段、游离远端肺门

图 3.4.37　使用膨胀－萎陷法，显露段间隙，然后使用切割闭合器处理段间平面。
对段门附近结构，以能量器械处理

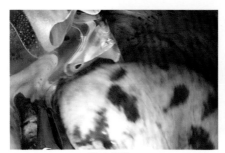

a. 取出靶段

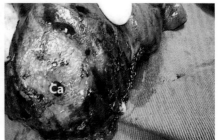

b. 靶段结节

图 3.4.38　移去标本，仔细检查各残端结构无误，嘱麻醉师膨肺，留置胸管，关胸

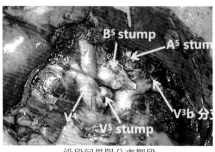
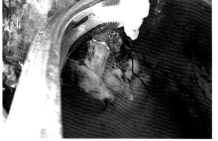

c.沿段间界限分离靶段　　　　　　d.冲洗、鼓肺确认是否渗血、漏气

图3.4.38（续）　移去标本，仔细检查各残端结构无误，嘱麻醉师膨肺，留置胸管，关胸

3.4.8　右下叶背段（RS^6）切除术

1. 解剖标记（图3.4.39、图3.4.40、图3.4.41、图3.4.42、图3.4.43）

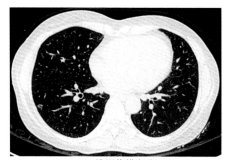
二维影像横断位

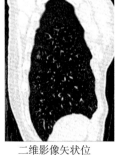
二维影像矢状位

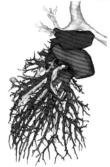
三维重建正面观

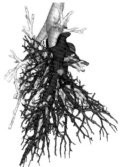
三维重建侧面观

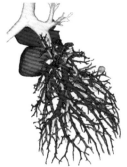
三维重建后面观

图3.4.39　术前三维重建

肺动脉切除

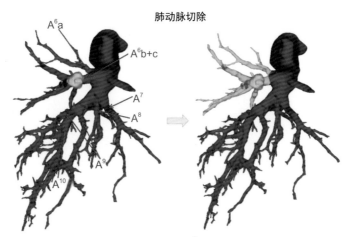

图 3.4.40 右下叶背段（RS⁶）动脉走行示意图

肺静脉切除

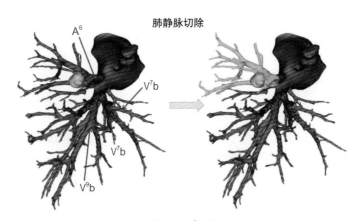

图 3.4.41 右下叶背段（RS⁶）静脉走行示意图

支气管切除

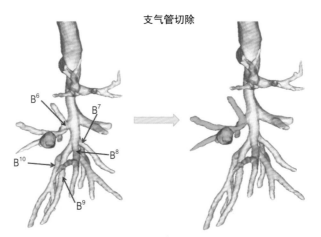

图 3.4.42 右下叶背段（RS⁶）支气管走行示意图

肺切除

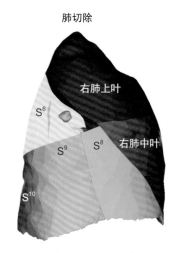

图 3.4.43　右下叶背段（RS⁶）示意图

2. 手术步骤

（1）自斜裂游离、显露肺动脉主干，分别显露背段动脉（A⁶）及基底段动脉（A⁷⁻¹⁰）。然后游离 A⁶ 的两个分支，分别结扎切断。切除游离过程中遇第 11 组淋巴结。（图 3.4.44）

（2）将动脉残端掀起，在其深面游离出下叶支气管，然后向远端游离出背段支气管（B⁶），以切割闭合器处理。（图 3.4.45）

（3）将肺叶向下翻，在 B⁶ 深面游离背段静脉（V⁶），游离切断。（图 3.4.46）

（4）使用膨胀 – 萎陷法，显露段间隙，然后使用切割闭合器处理段间平面。（图 3.4.47）

（5）移去标本，仔细检查各残端结构无误。嘱麻醉师膨肺，留置胸管，关胸。（图 3.4.48）

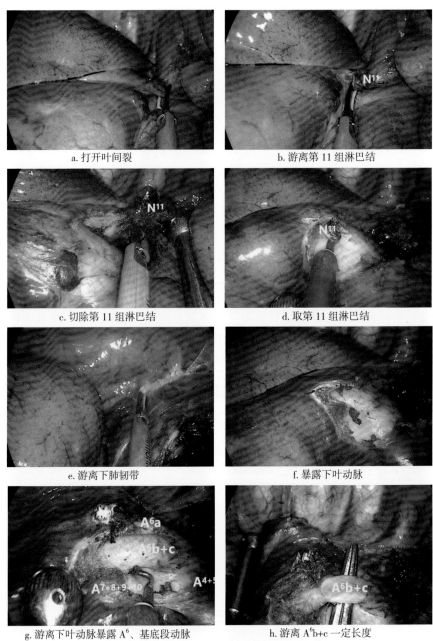

a. 打开叶间裂

b. 游离第 11 组淋巴结

c. 切除第 11 组淋巴结

d. 取第 11 组淋巴结

e. 游离下肺韧带

f. 暴露下叶动脉

g. 游离下叶动脉暴露 A^6、基底段动脉

h. 游离 A^6b+c 一定长度

图 3.4.44　自斜裂游离、显露肺动脉主干，分别显露背段动脉（A^6）及基底段动脉（$A^{7\sim10}$）。

然后游离 A^6 的两个分支，分别结扎切断。切除游离过程中遇第 11 组淋巴结

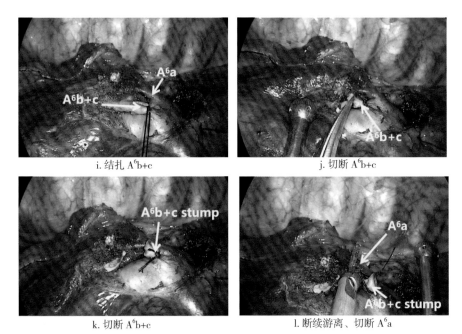

i. 结扎 A⁶b+c

j. 切断 A⁶b+c

k. 切断 A⁶b+c

l. 断续游离、切断 A⁶a

图 3.4.44（续）　自斜裂游离、显露肺动脉主干，分别显露背段动脉（A⁶）及基底段动脉（A⁷⁻¹⁰）。
然后游离 A⁶ 的两个分支，分别结扎切断。切除游离过程中遇第 11 组淋巴结

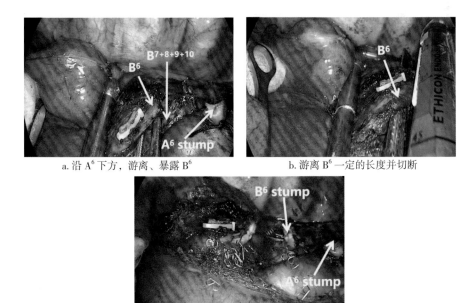

a. 沿 A⁶ 下方，游离、暴露 B⁶

b. 游离 B⁶ 一定的长度并切断

c. 切断 B⁶ 后肺门结构

图 3.4.45　将动脉残端掀起，在其深面游离出下叶支气管，然后向远端游离出
背段支气管（B⁶），以切割闭合器处理

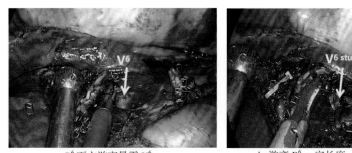

a. B⁶ 下方游离暴露 V⁶　　　　　b. 游离 B⁶ 一定长度，结扎并切断

图 3.4.46　将肺叶向下翻，在 B⁶ 深面游离背段静脉（V⁶），游离切断

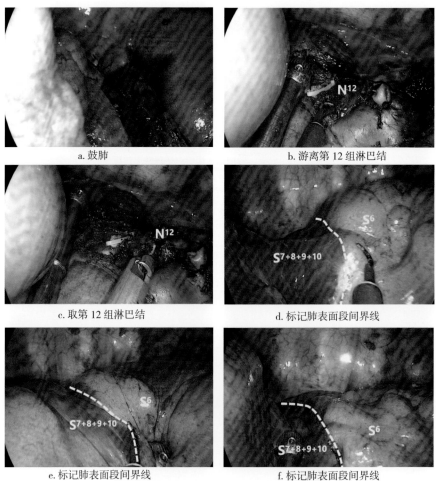

a. 鼓肺　　　　　　　　　　　b. 游离第 12 组淋巴结

c. 取第 12 组淋巴结　　　　　　d. 标记肺表面段间界线

e. 标记肺表面段间界线　　　　　f. 标记肺表面段间界线

图 3.4.47　使用膨胀 - 萎陷法，显露段间隙，然后使用切割闭合器处理段间平面

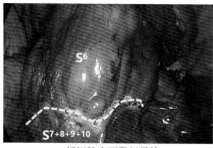

g. 标记肺表面段间界线

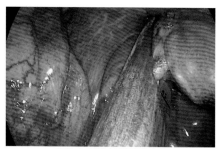

h. 沿肺表面段间界限分离靶区

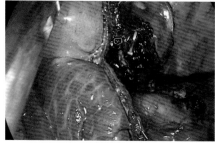

i. 沿肺表面段间界限分离靶区

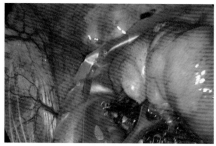

j. 取出靶段

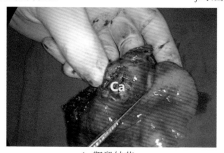

k. 靶段结节

图 3.4.47（续） 使用膨胀 - 萎陷法，显露段间隙，然后使用切割闭合器处理段间平面

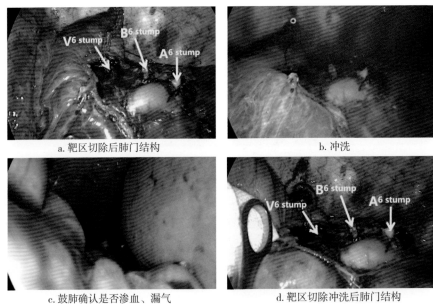

a. 靶区切除后肺门结构

b. 冲洗

c. 鼓肺确认是否渗血、漏气

d. 靶区切除冲洗后肺门结构

图 3.4.48　移去标本，仔细检查各残端结构无误。嘱麻醉师膨肺，留置胸管，关胸

3.4.9　右下叶前基底段亚段（RaS^{8}a）切除术

1. 解剖标记（图 3.4.49、图 3.4.50、图 3.4.51、图 3.4.52、图 3.4.53）

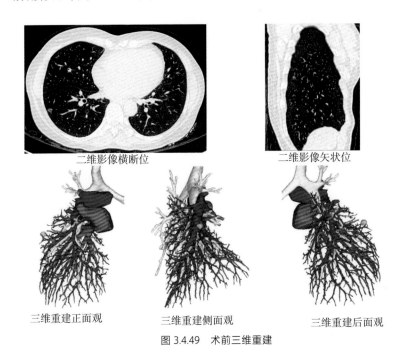

二维影像横断位

二维影像矢状位

三维重建正面观

三维重建侧面观

三维重建后面观

图 3.4.49　术前三维重建

肺动脉切除

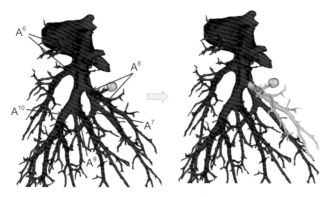

图 3.4.50　右下叶前基底段亚段（RaS^{8}a）动脉走行示意图

肺静脉切除

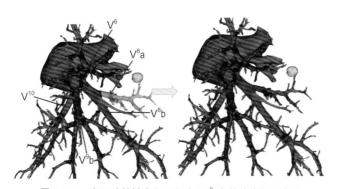

图 3.4.51　右下叶前基底段亚段（RaS^{8}a）静脉走行示意图

支气管切除

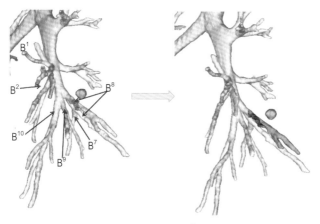

图 3.4.52　右下叶前基底段亚段（RaS^{8}a）支气管走行示意图

肺切除

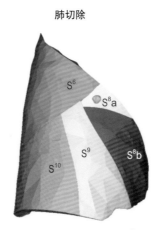

图 3.4.53　右下叶前基底段亚段（RaS^{8}a）示意图

2. 手术步骤

（1）游离斜裂，分离右中叶与右下叶，暴露肺动脉主干，然后沿基底段动脉向远端游离，暴露出各分支。向远端游离第一支前基底段动脉（A^{8}a），结扎切断。（图 3.4.54）

（2）将 A^{8}a 残端提起，在其深面游离，暴露前基底段亚段支气管（B^{8}a），结扎切断。（图 3.4.55）

（3）在 B^{8}a 深面进一步游离，显露静脉（V^{8}a），充分游离后结扎切断。（图 3.4.56）

（4）由于首先离断 A^{8}a，无持续血流吸收肺组织中的残余气体，所以在后续手术过程中，肺段间平面自然显现，无须纯氧膨肺后等待。使用能量器械，以段间静脉为标记，沿肺门部亚段间平面向远端游离，使靶段远端各结构充分暴露并远离亚段中央结构后，以切割闭合器处理段间平面。（图 3.4.57）

（5）移去标本，仔细检查各残端结构无误，嘱麻醉师膨肺，留置胸管，关胸。（图 3.4.58）

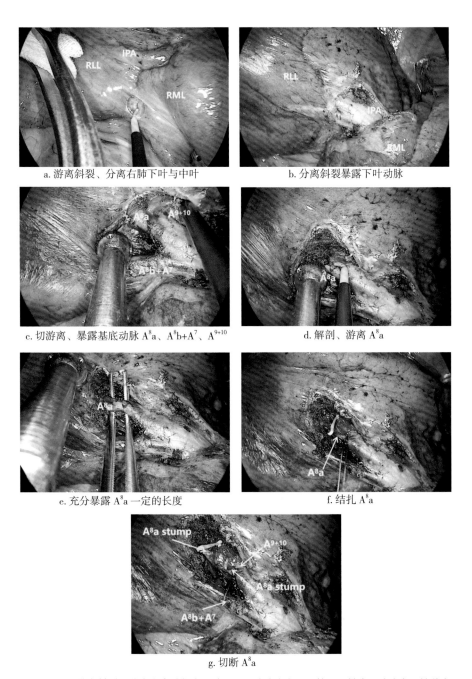

a. 游离斜裂、分离右肺下叶与中叶

b. 分离斜裂暴露下叶动脉

c. 切游离、暴露基底动脉 A^8a、A^8b+A^7、A^{9+10}

d. 解剖、游离 A^8a

e. 充分暴露 A^8a 一定的长度

f. 结扎 A^8a

g. 切断 A^8a

图 3.4.54　游离斜裂，分离右中叶与右下叶，暴露肺动脉主干，然后沿基底段动脉向远端游离，暴露出各分支。向远端游离第一支前基底段动脉（A^8a），结扎切断

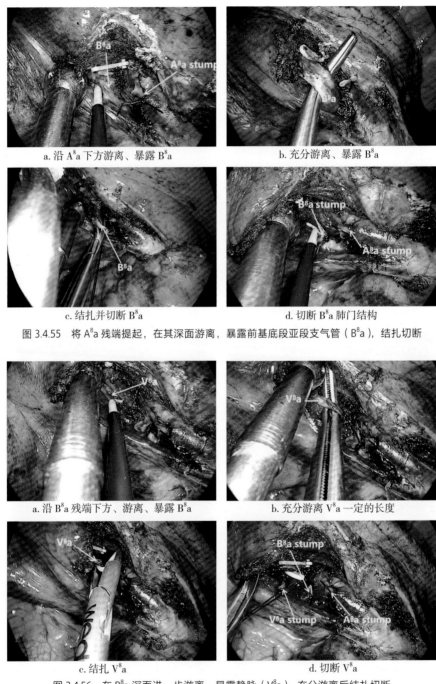

a. 沿 A^{8}a 下方游离、暴露 B^{8}a

b. 充分游离、暴露 B^{8}a

c. 结扎并切断 B^{8}a

d. 切断 B^{8}a 肺门结构

图 3.4.55　将 A^{8}a 残端提起，在其深面游离，暴露前基底段亚段支气管（B^{8}a），结扎切断

a. 沿 B^{8}a 残端下方、游离、暴露 B^8

b. 充分游离 V^{8}a 一定的长度

c. 结扎 V^{8}a

d. 切断 V^{8}a

图 3.4.56　在 B^{8}a 深面进一步游离，显露静脉（V^{8}a），充分游离后结扎切断

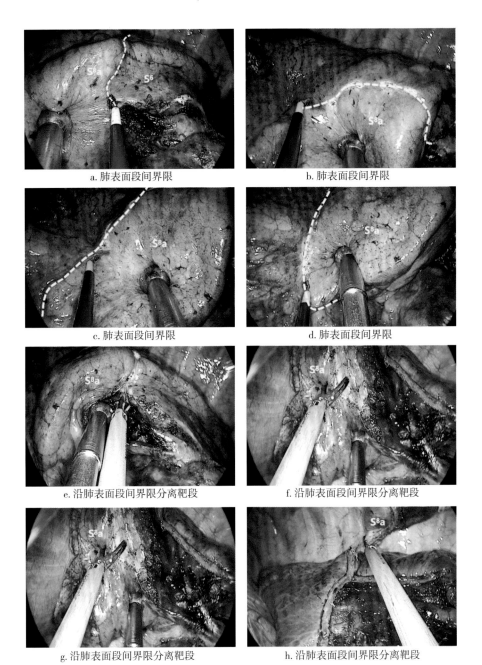

a. 肺表面段间界限

b. 肺表面段间界限

c. 肺表面段间界限

d. 肺表面段间界限

e. 沿肺表面段间界限分离靶段

f. 沿肺表面段间界限分离靶段

g. 沿肺表面段间界限分离靶段

h. 沿肺表面段间界限分离靶段

图 3.4.57　由于首先离断 A^{8}a，无持续血流吸收肺组织中的残余气体，所以在后续手术过程中，肺段间平面自然显现，无须纯氧膨肺后等待。使用能量器械，以段间静脉为标记，沿肺门部亚段间平面向远端游离，使靶段远端各结构充分暴露并远离亚段中央结构后，以切割闭合器处理段间平面

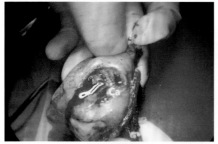
a. 靶段结节

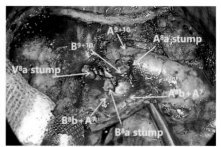
b. 残余段门结构

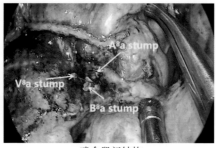
c. 残余段门结构

图 3.4.58　移去标本，仔细检查各残端结构无误，嘱麻醉师膨肺，留置胸管，关胸

3.4.10　左上叶尖后段（LS^{1+2}）切除术

1. 解剖标记（图 3.4.59、图 3.4.60、图 3.4.61、图 3.4.62、图 3.4.63）

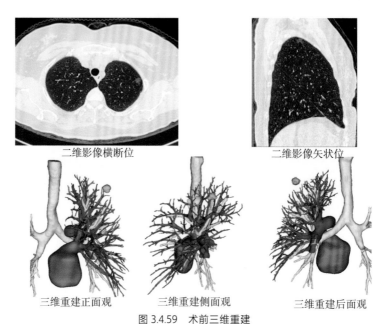

二维影像横断位　　　　二维影像矢状位

三维重建正面观　　　三维重建侧面观　　　三维重建后面观

图 3.4.59　术前三维重建

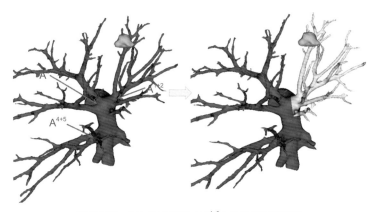

图 3.4.60 左上叶尖后段（LS^{1+2}）动脉走行示意图

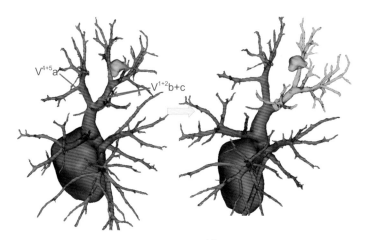

图 3.4.61 左上叶尖后段（LS^{1+2}）静脉走行示意图

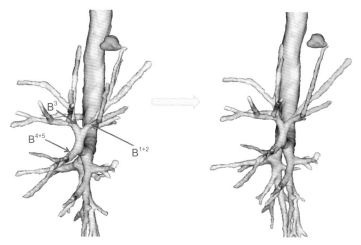

图 3.4.62 左上叶尖后段（LS^{1+2}）支气管走行示意图

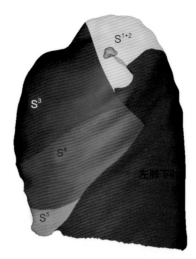

图 3.4.63　左上叶尖后段（LS^{1+2}）示意图

2. 手术步骤

（1）自肺门前上方切开纵隔胸膜，切除第 5 组淋巴结，然后暴露左肺动脉主干，以及下方左上肺静脉主干。（图 3.4.64）

（2）将肺叶挡向前方，充分暴露后纵隔，切开后纵隔胸膜，切除第 10 组淋巴结。然后游离暴露出肺动脉干表面，然后自尖后段动脉（A^{1+2}）根部将其分离出来，并向远心端充分游离后切断。（图 3.4.65）

（3）将 A^{1+2} 残端提起，往残端深部游离出尖后段支气管（B^{1+2}），充分游离后切断。（图 3.4.66）

（4）将肺叶挡向后方，自肺门前方游离上叶静脉，往远心端先游离出尖后段静脉（V^{1+2}），然后继续往远端游离出亚段分支 V^{1+2}a、V^{1+2}b+c。辨认出 V^{1+2}b+c 后，充分游离切断。（图 3.4.67）

（5）由于首先离断 A^{1+2}，无持续血流吸收肺组织中的残余气体，所以在后续手术过程中，肺段间平面自然显现，无须纯氧膨肺后等待。使用能量器械，以段间静脉为标记，沿肺门部段间平面向远端游离，使靶段远端各结构充分暴露并远离肺段中央结构后，以切割闭合器处理段间平面。（图 3.4.68）

（6）移去标本，仔细检查各残端结构无误，嘱麻醉师膨肺，留置胸管，关胸。（图 3.4.69）

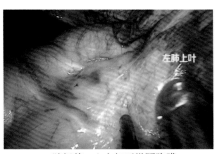

a. 肺门前、上方切开纵隔胸膜

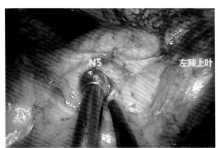

b. 分离第 5 组淋巴结

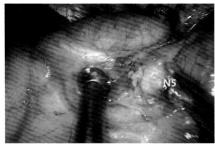

c. 切除第 5 组淋巴结

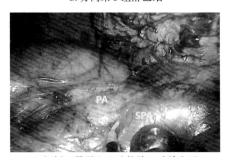

d. 解剖、暴露左上叶静脉、动脉主干

图 3.4.64 自肺门前上方切开纵隔胸膜，切除第 5 组淋巴结，然后暴露

左肺动脉主干，以及下方左上肺静脉主干

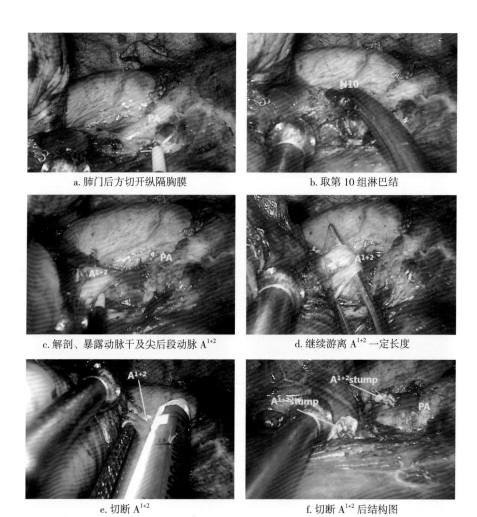

a. 肺门后方切开纵隔胸膜

b. 取第 10 组淋巴结

c. 解剖、暴露动脉干及尖后段动脉 A^{1+2}

d. 继续游离 A^{1+2} 一定长度

e. 切断 A^{1+2}

f. 切断 A^{1+2} 后结构图

图 3.4.65 将肺叶挡向前方，充分暴露后纵隔，切开后纵隔胸膜，切除第 10 组淋巴结。然后游离暴露出
肺动脉干表面，然后自尖后段动脉（A^{1+2}）根部将其分离出来，并向远心端充分游离后切断

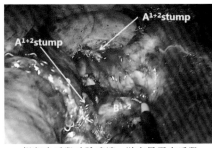

a. 提起尖后段动脉残端、游离暴露尖后段
支气管（B^{1+2}）

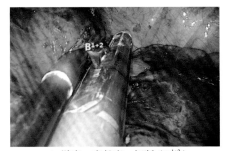

b. 游离一定长度、切断（B^{1+2}）

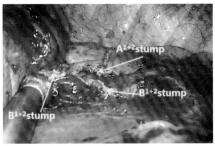

c. 切断 B^{1+2} 后结构图

图 3.4.66 将 A^{1+2} 残端提起，往残端深部游离出尖后段支气管 B^{1+2}，充分游离后切断

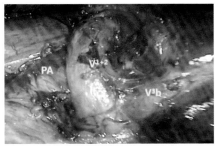

a. 肺门前游离暴露上叶静脉属支

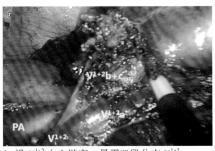

b. 沿 V^{1+2} 向上游离、暴露亚段分支 V^{1+2}a、
V^{1+2}b+c

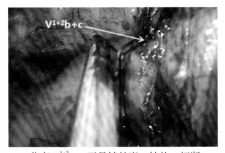

c. 分离 V^{1+2}b+c 至足够长度，结扎、切断

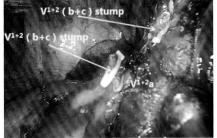

d. 完全切断 V^{1+2}b+c 后结构图

图 3.4.67 将肺叶挡向后方，自肺门前方游离上叶静脉，往远心端先游离出尖后段静脉 V^{1+2}，
然后继续往远端游离出亚段分支 V^{1+2}a、V^{1+2}b+c。辨认出 V^{1+2}b+c 后，充分游离切断

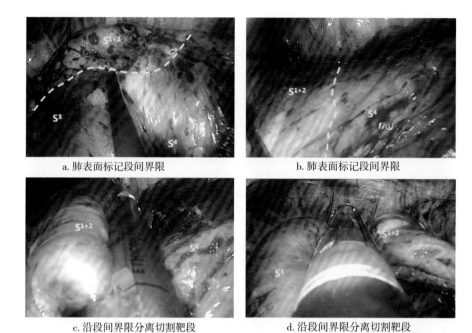

a. 肺表面标记段间界限

b. 肺表面标记段间界限

c. 沿段间界限分离切割靶段

d. 沿段间界限分离切割靶段

图 3.4.68　由于首先离断 A^{1+2}，无持续血流吸收肺组织中的残余气体，所以在后续手术过程中，肺段间平面
　　　　　自然显现，无须纯氧膨肺后等待。使用能量器械，以段间静脉为标记，沿肺门部段间平面向远
　　　　　端游离，使靶段远端各结构充分暴露并远离肺段中央结构后，以切割闭合器处理段间平面

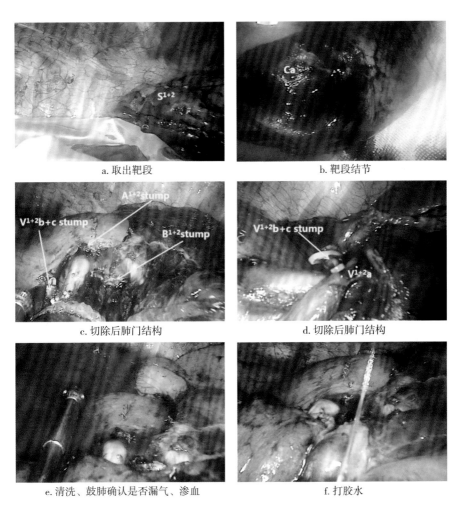

a. 取出靶段

b. 靶段结节

c. 切除后肺门结构

d. 切除后肺门结构

e. 清洗、鼓肺确认是否漏气、渗血

f. 打胶水

图 3.4.69　移去标本，仔细检查各残端结构无误，嘱麻醉师膨肺，留置胸管，关胸

3.4.11 左上叶前段（LS^3）切除术

1. 解剖标记（图 3.4.70、图 3.4.71、图 3.4.72、图 3.4.73、图 3.4.74）

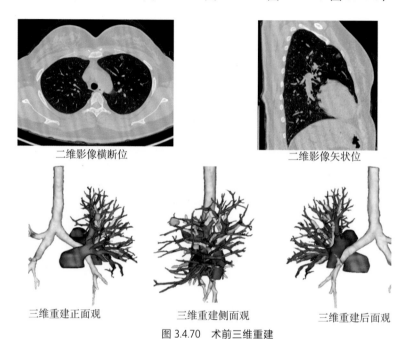

二维影像横断位　　　　　　　　　　　二维影像矢状位

三维重建正面观　　　　三维重建侧面观　　　　三维重建后面观

图 3.4.70　术前三维重建

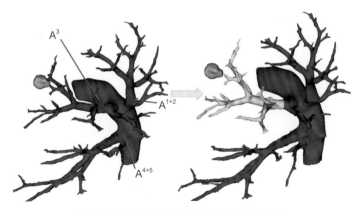

图 3.4.71　左上叶前段（LS^3）动脉走行示意图

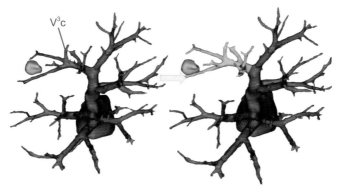

图 3.4.72 左上叶前段（LS³）静脉走行示意图

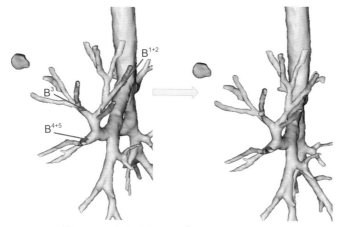

图 3.4.73 左上叶前段（LS³）支气管走行示意图

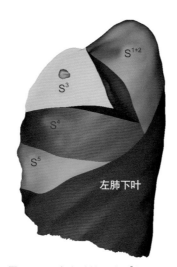

图 3.4.74 左上叶前段（LS³）示意图

2. 手术步骤

（1）自肺门前方切开纵隔胸膜，暴露左上肺静脉主干，然后向远心端游离，暴露出前端静脉分支（V³c），结扎后切断。（图3.4.75）

（2）将V³c残端提起，往残端深部游离出前段支气管（B³），充分游离后以切割闭合器处理。（图3.4.76）

（3）在B³残端深处暴露出前段动脉（A³），结扎后切断。（图3.4.77）

（4）使用膨胀–萎陷法，显露段间隙，然后使用能量器械，以段间静脉为标记，沿肺门部段间平面向远端游离，使靶段远端各结构充分暴露并远离肺段中央结构后，以切割闭合器处理段间平面。（图3.4.78）

（5）移去标本，仔细检查各残端结构无误，嘱麻醉师膨肺，留置胸管，关胸。（图3.4.79）

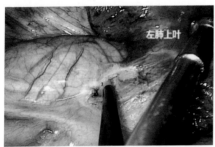
a. 肺门前方切开纵隔胸膜

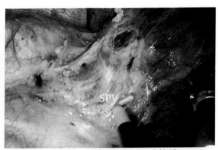
b. 解剖、游离暴露左上叶静脉

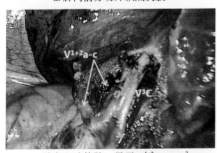
c. 游离上叶静脉、暴露 V¹⁺²a~c、V³c

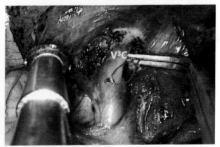
d. 游离 V³c 一定的长度、结扎、切断

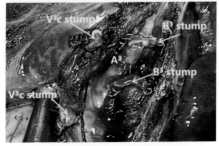
e. 切断 V³c 后结构图

图 3.4.75　自肺门前方切开纵隔胸膜，暴露左上肺静脉主干，然后向远心端游离，暴露出前端静脉分支（V³c），结扎后切断

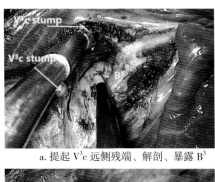

a. 提起 V³c 远侧残端、解剖、暴露 B³

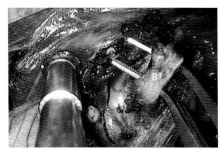

b. 游离 B³ 一定长度

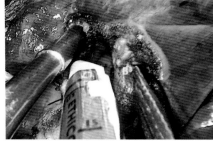

c. 结扎、切断 B³

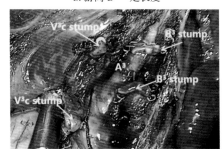

d. 切断 B³ 后结构图

图 3.4.76　将 V³c 残端提起，往残端深部游离出前段支气管（B³），充分游离后以切割闭合器处理

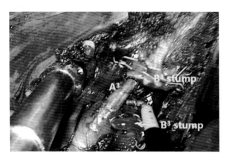

a. 游离 A³ 一定长度

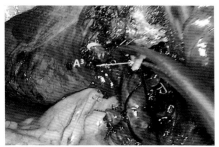

b. 结扎、切断 A³

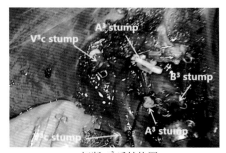

c. 切断 A³ 后结构图

图 3.4.77　在 B³ 残端深处暴露出前段动脉（A³），结扎后切断

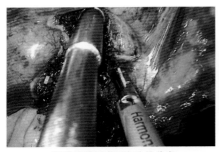

a. 沿肺门段间平面向选处分离

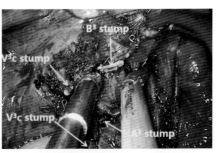

b. 提起靶段远端结构，沿肺门段
间平面向远处分离

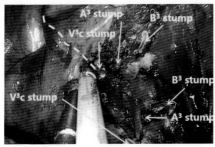

c. 提起靶段远端结构，沿肺门段
间平面向远处分离

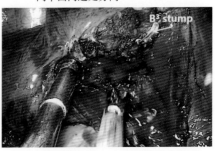

d. 提起靶段远端结构，沿肺门段
间平面向远处分离

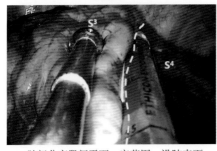

e. 肺门分离段间平面一定范围、沿肺表面
段间界限切割分离靶段

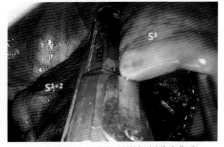

f. 沿肺表面段间界限切割分离靶段

图 3.4.78　使用膨胀 - 萎陷法，显露段间隙，然后使用能量器械，以段间静脉为标记，沿肺门部段间平面
　　　　　向远端游离，使靶段远端各结构充分暴露并远离肺段中央结构后，以切割闭合器处理段间平面

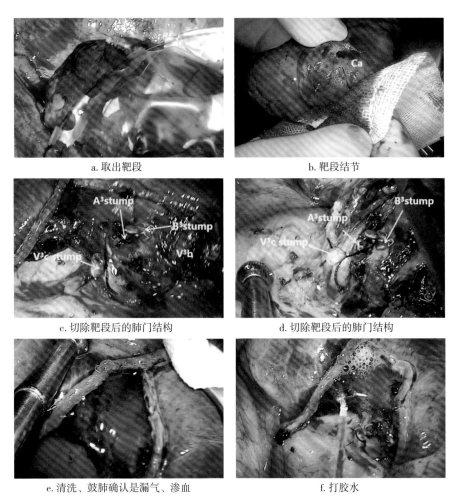

a. 取出靶段　　　　　　　　　　　　　　b. 靶段结节

c. 切除靶段后的肺门结构　　　　　　　　d. 切除靶段后的肺门结构

e. 清洗、鼓肺确认是漏气、渗血　　　　　f. 打胶水

图 3.4.79　移去标本，仔细检查各残端结构无误，嘱麻醉师膨肺，留置胸管，关胸

3.4.12　左上叶舌段（LS^{4+5}）切除术

1. 解剖标记（图 3.4.80、图 3.4.81、图 3.4.82、图 3.4.83、图 3.4.84）

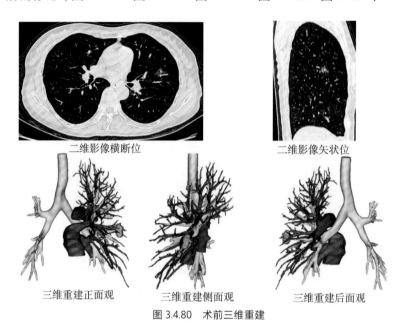

二维影像横断位　　　　　　　　　　二维影像矢状位

三维重建正面观　　　三维重建侧面观　　　三维重建后面观

图 3.4.80　术前三维重建

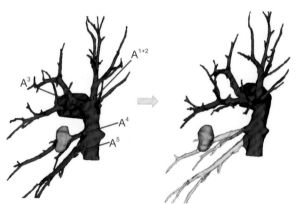

图 3.4.81　左上叶舌段（LS^{4+5}）动脉走行示意图

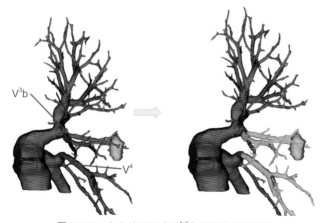

图 3.4.82 左上叶舌段（LS^{4+5}）静脉走行示意图

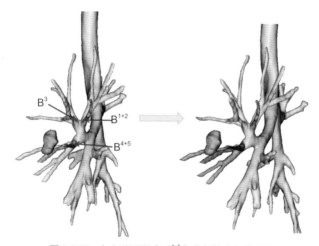

图 3.4.83 左上叶舌段（LS^{4+5}）支气管走行示意图

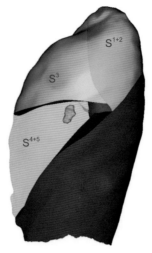

图 3.4.84　左上肺舌段（LS4^{+5}）示意图

2. 手术步骤

（1）自肺门前方切开纵隔胸膜，然后沿斜裂游离、暴露肺动脉干。首先游离出 A^5 起始部，再向近端游离出 A^4 起始部。两分支分别向远心端充分游离后切断。（图3.4.85）

（2）自肺门前方，沿上肺静脉向远端游离，暴露出舌段静脉并充分游离。接着往远心端游离固有段静脉，直至 V^{3}b 充分暴露，然后切断。（图 3.4.86）

（3）从舌段动脉下方暴露舌段支气管，充分游离后切断。（图 3.4.87）

（4）由于首先离断 A^4 及 A^5，无持续血流吸收肺组织中的残余气体，所以在后续手术过程中，肺段间平面自然显现，无须纯氧膨肺后等待。（图 3.4.88）

（5）移去标本，仔细检查各残端结构无误，嘱麻醉师膨肺，留置胸管，关胸。（图 3.4.89）

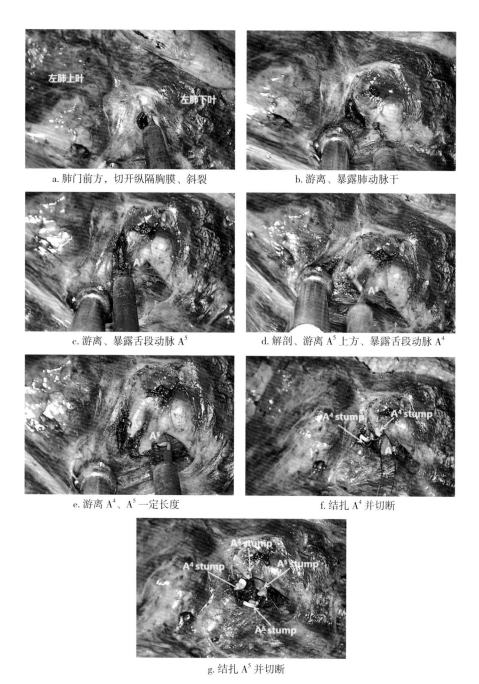

a.肺门前方，切开纵隔胸膜、斜裂

b.游离、暴露肺动脉干

c.游离、暴露舌段动脉 A^5

d.解剖、游离 A^5 上方、暴露舌段动脉 A^4

e.游离 A^4、A^5 一定长度

f.结扎 A^4 并切断

g.结扎 A^5 并切断

图 3.4.85　自肺门前方切开纵隔胸膜，然后沿斜裂游离、暴露肺动脉干。首先游离出 A^5 起始部，再向近端游离出 A^4 起始部。两分支分别向远心端充分游离后切断

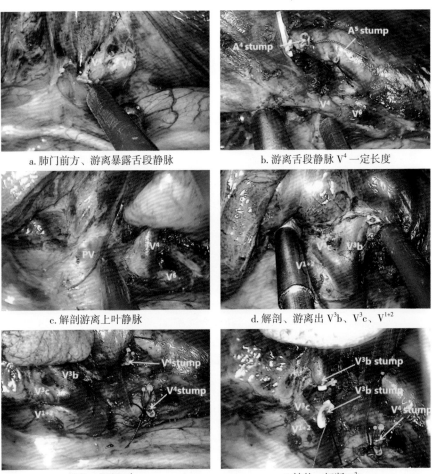

a. 肺门前方、游离暴露舌段静脉

b. 游离舌段静脉 V⁴ 一定长度

c. 解剖游离上叶静脉

d. 解剖、游离出 V³b、V³c、V¹⁺²

e. 结扎、切断 V⁴

f. 结扎、切断 V³b

图 3.4.86　自肺门前方，沿上肺静脉向远端游离，暴露出舌段静脉并充分游离。
接着往远心端游离固有段静脉，直至 V³b 充分暴露，然后切断

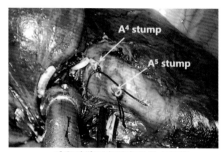

a. 舌段动脉下方游离舌段支气管

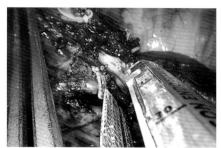

b. 游离、暴露舌段支气管

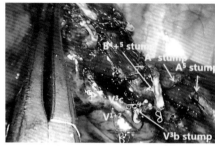

c. 分离、切断舌段支气管 B⁴⁺⁵

图 3.4.87 从舌段动脉下方暴露舌段支气管，充分游离后切断

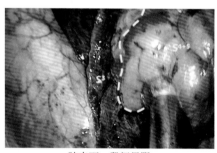

a. 肺表面、段间界限

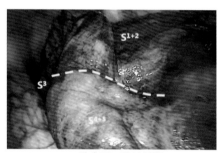

b. 肺表面、段间界限

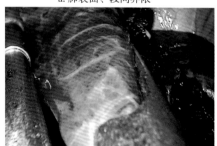

c. 沿段间界限分离切割靶段

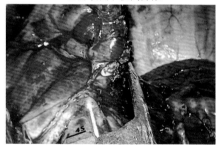

d. 沿段间界限分离切割靶段

图 3.4.88 由于首先离断 A⁴ 及 A⁵，无持续血流吸收肺组织中的残余气体，所以在
后续手术过程中，肺段间平面自然显现，无须纯氧膨肺后等待

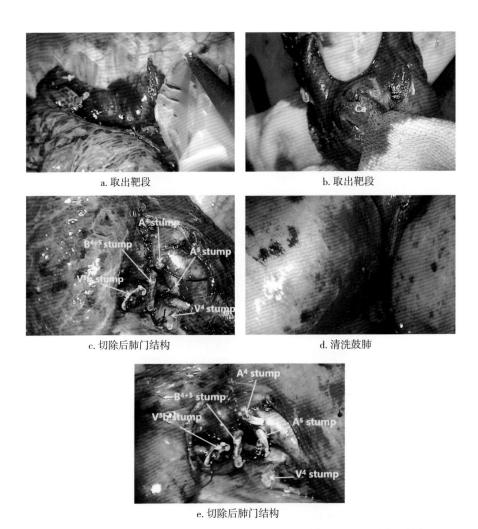

a. 取出靶段

b. 取出靶段

c. 切除后肺门结构

d. 清洗鼓肺

e. 切除后肺门结构

图 3.4.89　移去标本，仔细检查各残端结构无误，嘱麻醉师膨肺，留置胸管，关胸

3.4.13　左下叶背段（LS^6）切除术

1. 解剖标记（图 3.4.90、图 3.4.91、图 3.4.92、图 3.4.93、图 3.4.94）

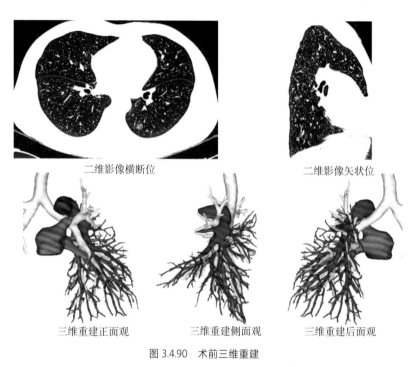

二维影像横断位　　　　　　　　　　二维影像矢状位

三维重建正面观　　　　三维重建侧面观　　　　三维重建后面观

图 3.4.90　术前三维重建

肺动脉切除

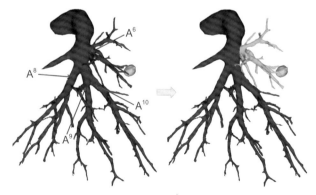

图 3.4.91　左下叶背段（LS^6）动脉走行示意图

肺静脉切除

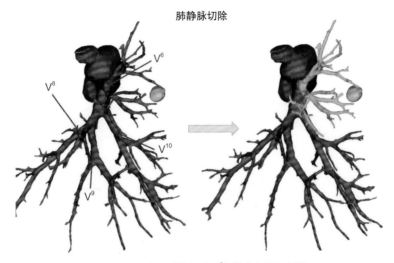

图 3.4.92　左下叶背段（LS^6）静脉走行示意图

支气管切除

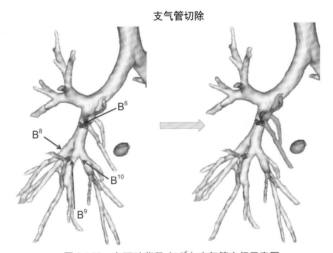

图 3.4.93　左下叶背段（LS^6）支气管走行示意图

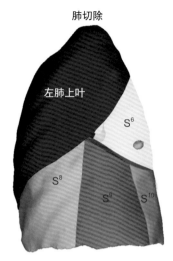

图 3.4.94　左下叶背段（LS^6）示意图

2. 手术步骤

（1）自斜裂游离、显露肺动脉主干，分别显露背段动脉（A^6）及基底段动脉（A$^{7\sim10}$）。然后游离 A^6，结扎切断。切除游离过程中所遇的第 12 组淋巴结。（图 3.4.95）

（2）将动脉残端掀起，在其深面游离出下叶支气管，然后向远端游离出背段支气管（B^6），以切割闭合器处理。（图 3.4.96）

（3）将肺叶提起，沿 B^6 后方游离背段静脉（V^6），游离切断。（图 3.4.97）

（4）由于首先离断 A^6，无持续血流吸收肺组织中残余气体，所以在后续手术过程中，肺段间平面自然显现，无须纯氧膨肺后等待。使用能量器械，以段间静脉为标记，沿肺门部段间平面向远端游离，使靶段远端各结构充分暴露并远离肺段中央结构后，以切割闭合器处理段间平面。

（5）移去标本，仔细检查各残端结构无误，对 S^9 和 S^{10} 分离部分行缝合。嘱麻醉师膨肺，留置胸管，关胸。（图 3.4.98）

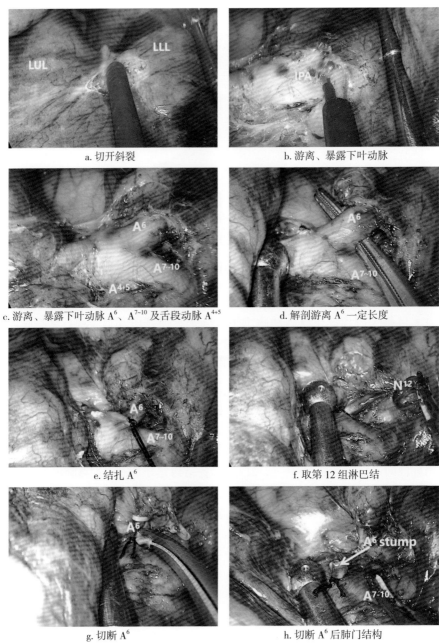

a. 切开斜裂

b. 游离、暴露下叶动脉

c. 游离、暴露下叶动脉 A^6、A^{7-10} 及舌段动脉 A^{4+5}

d. 解剖游离 A^6 一定长度

e. 结扎 A^6

f. 取第 12 组淋巴结

g. 切断 A^6

h. 切断 A^6 后肺门结构

图 3.4.95　自斜裂游离、显露肺动脉主干，分别显露背段动脉（A^6）及基底段动脉（A^{7-10}）。

然后游离 A^6，结扎切断。切除游离过程中所遇的第 12 组淋巴结

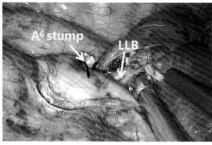

a. 沿下叶动脉后方游离暴露下叶支气管 LLB

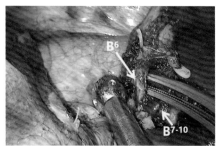

b. 沿下叶支气管，游离暴露 B^6、B$^{7\sim10}$

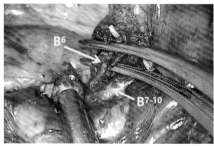

c. 游离 B^6 一定长度

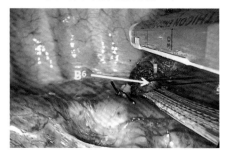

d. 切断 B^6

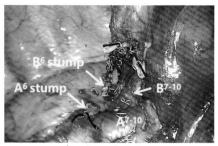

e.B^6 切除后肺门结构

图 3.4.96　将动脉残端掀起，在其深面游离出下叶支气管，然后向远端
　　　　　游离出背段支气管（B^6），以切割闭合器处理

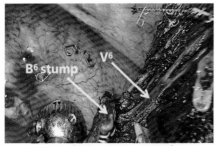
a. 沿 B^6 后下方游离、暴露 V^6

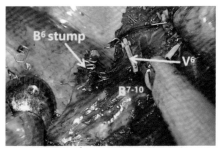
b. 游离 B^6 一定长度、并结扎切断

图 3.4.97　将肺叶提起，沿 B^6 后方游离背段静脉（V^6），游离切断

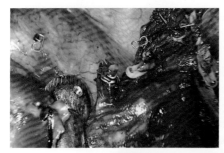
a. 靶段切除后肺门结构

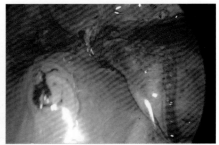
b. 冲洗、鼓肺、确认是否渗血漏气

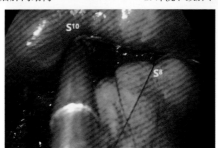
c. 缝合 S^{10} 与 S^9

图 3.4.98　移去标本，仔细检查各残端结构无误，对 S^9 和 S^{10} 分离部分行缝合。

嘱麻醉师膨肺，留置胸管，关胸

3.4.14 左下叶前基底段（LS^8）切除术

1. 解剖标记（图 3.4.99、图 3.4.100、图 3.4.101、图 3.4.102、图 3.4.103）

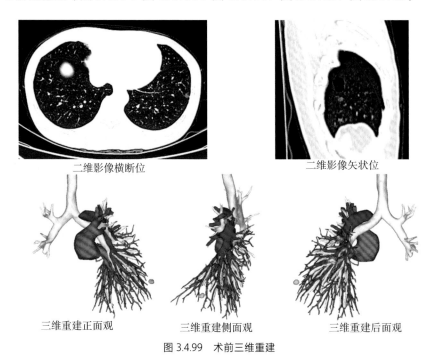

二维影像横断位　　　　　　　　　　二维影像矢状位

三维重建正面观　　　三维重建侧面观　　　三维重建后面观

图 3.4.99　术前三维重建

肺动脉切除

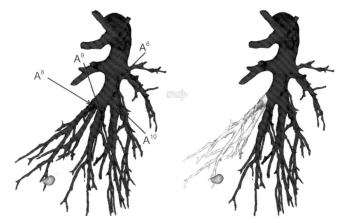

图 3.4.100　左下叶前基底段（LS^8）动脉走行示意图

肺静脉切除

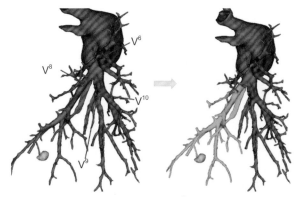

图 3.4.101　左下叶前基底段（LS^8）静脉走行示意图

支气管切除

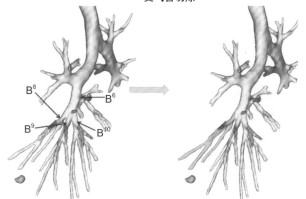

图 3.4.102　左下叶前基底段（LS^8）支气管走行示意图

肺切除

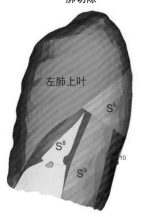

图 3.4.103　左下叶前基底段（LS^8）示意图

2. 手术步骤

（1）自肺门前方切开斜裂处纵隔胸膜，解剖暴露肺动脉主干，过程中切除第11组淋巴结。（图3.4.104）

（2）在肺动脉主干最远心端游离 A^8，结扎切断。（图3.4.105）

（3）在 A^8 残端深面先暴露出下叶支气管，然后游离出 B^8，结扎切断。过程中切除第12组淋巴结，为后续暴露 V^8 做准备。（图3.4.106）

（4）游离下肺韧带，暴露下肺静脉主干。在靠近 B^8 残端处游离 V^8，结扎切断。（图3.4.107）

（5）由于首先离断动脉，无持续血流吸收肺组织中残余气体，所以在后续手术过程中，肺段间平面自然显现，无须纯氧膨肺后等待。使用能量器械，以段间静脉为标记，沿肺门部段间平面向远端游离，使靶段远端各结构充分暴露并远离肺段中央结构后，以切割闭合器处理段间平面。（图3.4.108）

（6）移去标本，仔细检查各残端结构无误，嘱麻醉师膨肺，留置胸管，关胸。（图3.4.109）

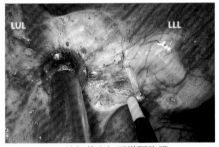

a. 肺门前方切开纵隔胸膜

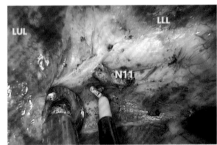

b. 分离第11组淋巴结

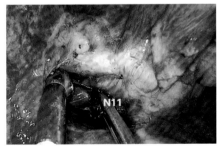

c. 切除第11组淋巴结

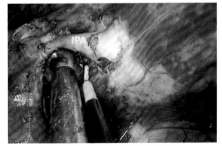

d. 解剖、暴露下叶动脉主干

图 3.4.104 自肺门前方切开斜裂处纵隔胸膜，解剖暴露肺动脉主干，过程中切除第11组淋巴结

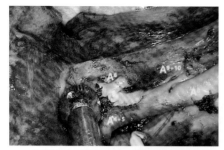

a. 分离下叶各段肺动脉、游离完全暴露 A⁸

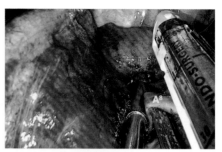

b. 切断 A⁸

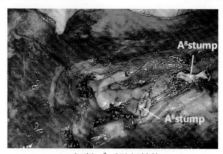

c. 切断 A⁸ 后肺门结构

图 3.4.105　在肺动脉主干最远心端游离 A⁸，结扎切断

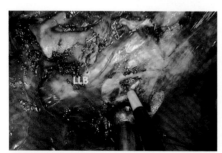

a. A⁸ 动脉下方游离、暴露下叶支气管

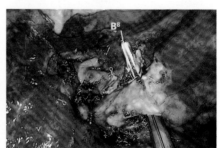

b. 游离、暴露 B⁸ 一定长度

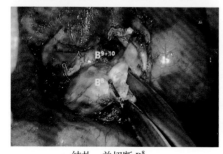

c. 结扎、并切断 B⁸

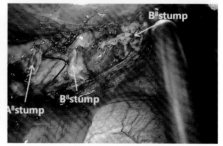

d. 切除 B⁸ 后肺门结构

图 3.4.106　由于首先离断动脉，无持续血流吸收肺组织中残余气体，所以在后续手术过程中，肺段间平面
　　　　　　自然显现，无须纯氧膨肺后等待。使用能量器械，以段间静脉为标记，沿肺门部段间平面向远
　　　　　　端游离，使靶段远端各结构充分暴露并远离肺段中央结构后，以切割闭合器处理段间平面

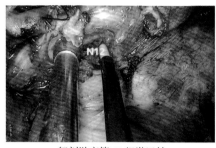

e. 解剖游离第 12 组淋巴结

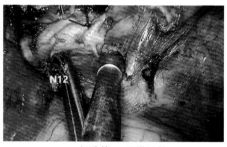

f. 切除第 12 组淋巴结

图 3.4.106（续）　由于首先离断动脉，无持续血流吸收肺组织中残余气体，所以在后续手术过程中，肺段间
平面自然显现，无须纯氧膨肺后等待。使用能量器械，以段间静脉为标记，沿肺门部段间
平面向远端游离，使靶段远端各结构充分暴露并远离肺段中央结构后，以切割闭合器处理
段间平面

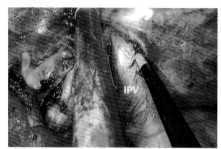

a. 切断下肺韧带、解剖暴露下叶静脉

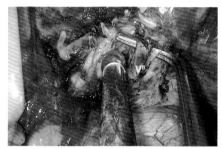

b. 游离、解剖暴露 V8 一定的长度

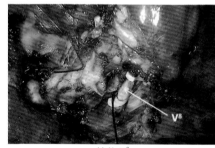

c. 结扎 V8

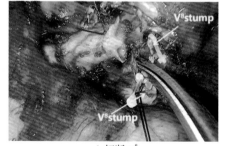

d. 切断 V8

图 3.4.107　游离下肺韧带，暴露下肺静脉主干。在靠近 B8 残端处游离 V8，结扎切断

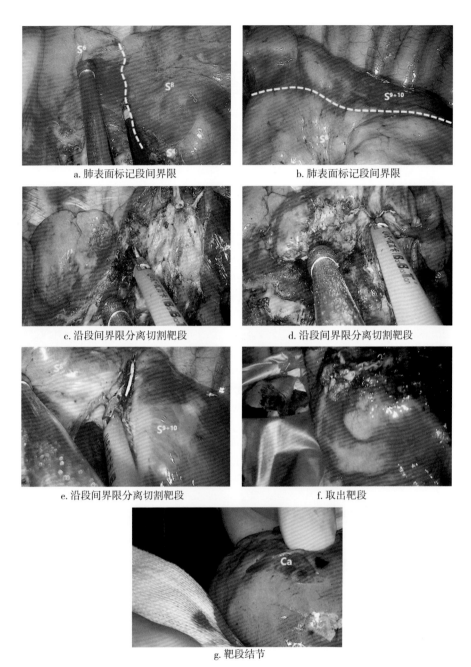

a. 肺表面标记段间界限　　　　　　　　b. 肺表面标记段间界限

c. 沿段间界限分离切割靶段　　　　　　d. 沿段间界限分离切割靶段

e. 沿段间界限分离切割靶段　　　　　　f. 取出靶段

g. 靶段结节

图 3.4.108　由于首先离断动脉，无持续血流吸收肺组织中残余气体，所以在后续手术过程中，肺段间平面自然显现，无须纯氧膨肺后等待。使用能量器械，以段间静脉为标记，沿肺门部段间平面向远端游离，使靶段远端各结构充分暴露并远离肺段中央结构后，以切割闭合器处理段间平面

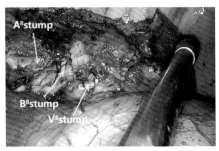 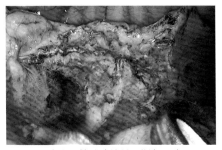

a. 切除后肺门结构　　　　　　　　b. 清洗、鼓肺确认是否漏气、渗血

图 3.4.109　移去标本，仔细检查各残端结构无误，嘱麻醉师膨肺，留置胸管，关胸

3.4.15　左下叶外基底段（LS^9）切除术

1. 解剖标记（图 3.4.110、图 3.4.111、图 3.4.112、图 3.4.113、图 3.4.114）

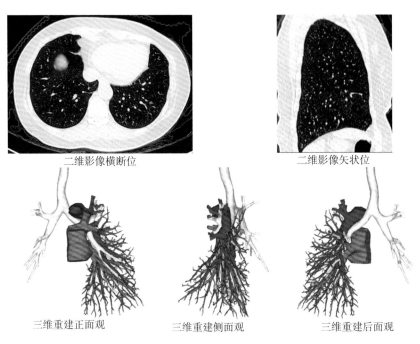

二维影像横断位　　　　　　　　　　二维影像矢状位

三维重建正面观　　　　三维重建侧面观　　　　三维重建后面观

图 3.4.110　术前三维重建

肺动脉切除

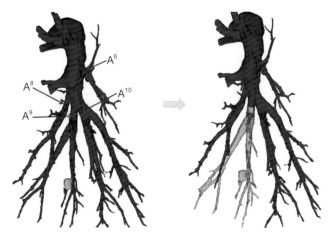

图 3.4.111　左下叶外基底段（LS^9）动脉走行示意图

肺静脉

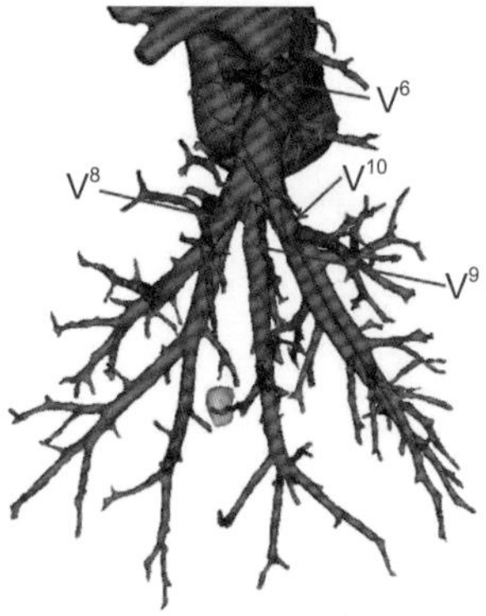

图 3.4.112　左下叶外基底段（LS^9）静脉走行示意图

支气管切除

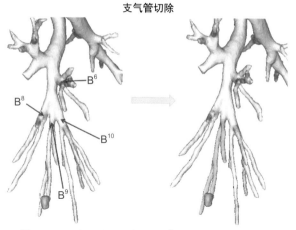

图 3.4.113　左下叶外基底段（LS⁹）支气管走行示意图

肺切除

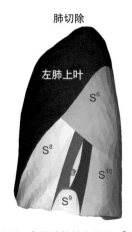

图 3.4.114　左下叶外基底段（LS⁹）示意图

2. 手术步骤

（1）解剖斜裂，游离出左侧肺动脉主干。沿肺动脉向远端游离，在背段动脉（A^6）远端先后分离出外后基底段动脉（A^{9+10}）和前基底段动脉（A^8），然后向远端游离A^{9+10}，分离出 A^9，切断。（图 3.4.115）

（2）在 A^9 残端下方，解剖游离下肺支气管 B^8、B^9、B^{10} 等各分支，然后结扎切断 B^9。（图 3.4.116）

（3）V^8 和 V^9 作为段间静脉，故可不处理。

（4）由于首先离断动脉，无持续血流吸收肺组织中的残余气体，所以在后续手术过程中，肺段间平面自然显现，无须纯氧膨肺后等待。使用能量器械，以段间静脉为标记，沿肺门部段间平面向远端游离，使靶段远端各结构充分暴露并远离肺段中央结构后，以切割闭合器处理段间平面。（图 3.4.117）

（5）移去标本，仔细检查各残端结构无误，缝合 S^8 与 S^{10}。嘱麻醉师膨肺，留置胸管，关胸。（图 3.4.118）

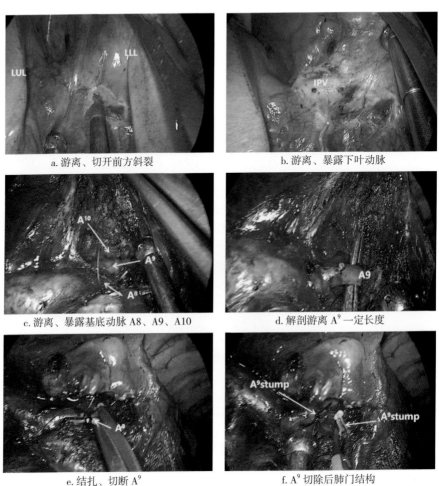

a. 游离、切开前方斜裂

b. 游离、暴露下叶动脉

c. 游离、暴露基底动脉 A8、A9、A10

d. 解剖游离 A^9 一定长度

e. 结扎、切断 A^9

f. A^9 切除后肺门结构

图 3.4.115　解剖斜裂，游离出左侧肺动脉主干。沿肺动脉向远端游离，在背段动脉（A^6）远端先后分离出外后基底段动脉（A^{9+10}）和前基底段动脉（A^8），然后向远端游离 A^{9+10}，分离出 A^9，切断

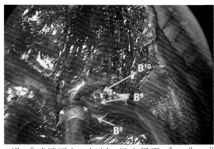
a. 沿 A^9 残端下方，解剖、游离暴露 B^8、B^9、B^{10}

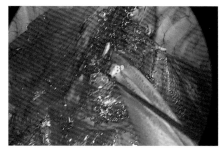
b. 游离 B^9 一定长度，结扎、切断

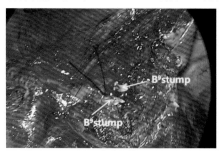
c. 切断 B^9

图 3.4.116　在 A^9 残端下方，解剖游离下肺支气管 B^8、B^9、B^{10} 等各分支，然后结扎切断 B^9

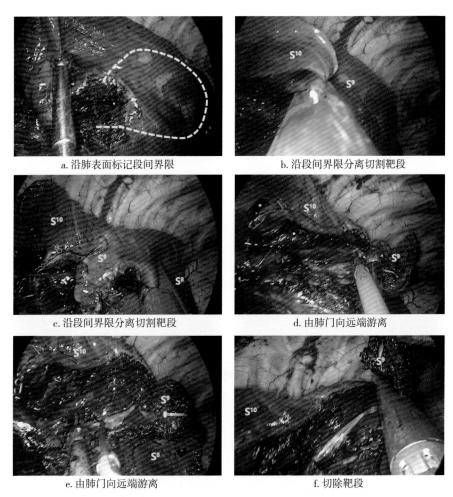

a. 沿肺表面标记段间界限

b. 沿段间界限分离切割靶段

c. 沿段间界限分离切割靶段

d. 由肺门向远端游离

e. 由肺门向远端游离

f. 切除靶段

图 3.4.117 由于首先离断动脉，无持续血流吸收肺组织中的残余气体，所以在后续手术过程中，肺段间平面自然显现，无须纯氧膨肺后等待。使用能量器械，以段间静脉为标记，沿肺门部段间平面向远端游离，使靶段远端各结构充分暴露并远离肺段中央结构后，以切割闭合器处理段间平面

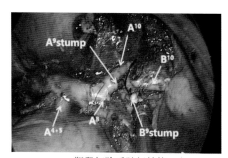

a. 靶段切除后肺门结构

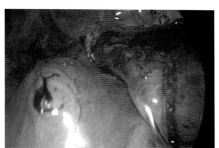

b. 清洗、鼓肺，确认是否渗血、漏气

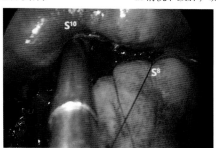

c. 缝合 S^{10} 与 S^9

图 3.4.118　移去标本，仔细检查各残端结构无误，缝合 S^8 与 S^{10}。嘱麻醉师膨肺，留置胸管，关胸

3.4.16 左下叶外后基底段（LS⁹⁺¹⁰）切除术

1. 解剖标记（图 3.4.119、图 3.4.120、图 3.4.121、图 3.4.122、图 3.4.123）

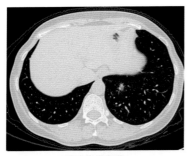

二维影像横断位

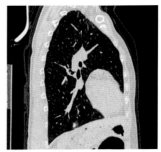

二维影像矢状位

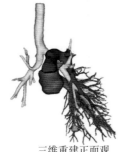

三维重建正面观

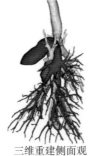

三维重建侧面观

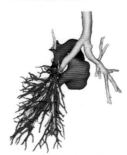

三维重建后面观

图 3.4.119 术前三维重建

肺动脉切除

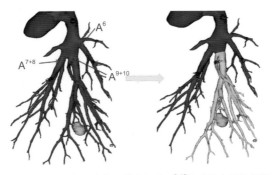

图 3.4.120 左下叶外后基底段（LS⁹⁺¹⁰）动脉走行示意图

肺静脉切除

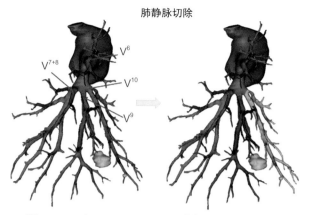

图 3.4.121 左下叶外后基底段（LS^{9+10}）静脉走行示意图

支气管切除

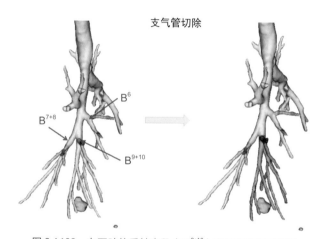

图 3.4.122 左下叶外后基底段（LS^{9+10}）支气管走行示意图

肺切除

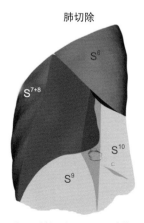

图 3.4.123 左下叶外后基底段（LS^{9+10}）示意图

2. 手术步骤

（1）解剖斜裂，游离出左肺动脉。沿肺动脉向远端游离，在背段动脉（A^6）远端分离出外后基底段动脉（A^{9+10}），使该分支起始部充分暴露。结扎切断 A^{9+10}，然后在动脉残端深面切除第 12 组淋巴结。（图 3.4.124）

（2）游离下肺韧带，然后将下肺叶挡向前方，充分暴露后纵隔。打开后纵隔胸膜，并切除第 10 组淋巴结。（图 3.4.125）

（3）自上方游离下肺静脉，先后暴露背段静脉（V^6）和基底段静脉（$V^{7\sim10}$）。充分游离 V^6 和 $V^{7\sim10}$ 之间的间隙，然后根据这一间隙及背段（S^6）空间位置，以切割闭合器分离 S^6 与基底段（$S^{7\sim10}$）。（图 3.4.126）

（4）提起 A^{9+10} 残端，在其后方游离暴露出基底段支气管（$B^{7\sim10}$），然后向远端游离。切除第 12 组淋巴结后，内前基底段支气管（B^{7+8}）和外后基底段支气管（B^{9+10}）即可显露。充分游离 B^{9+10} 后，以切割闭合器切断。（图 3.4.127）

（5）将肺叶向上提起，自肺门后下方辨认游离后基底段静脉（V^{10}），结扎后切断。然后继续向上方游离，游离出外基底段静脉（V^9），结扎后切断。（图 3.4.128）

（6）由于首先离断 A^{9+10}，无持续血流吸收肺组织中残余气体，所以在后续手术过程中，肺段间平面自然显现，无须纯氧膨肺后等待。使用能量器械，以段间静脉为标记，沿肺门部段间平面向远端游离，使靶段远端各结构充分暴露并远离肺段中央结构后，以切割闭合器处理段间平面。（图 3.4.129）

（7）移去标本，仔细检查各残端结构无误，嘱麻醉师膨肺，留置胸管，关胸。（图 3.4.130）

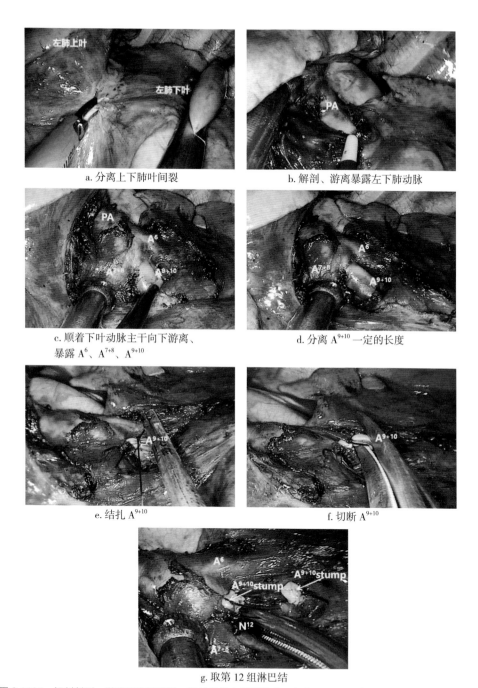

a. 分离上下肺叶间裂

b. 解剖、游离暴露左下肺动脉

c. 顺着下叶动脉主干向下游离、暴露 A^6、A^{7+8}、A^{9+10}

d. 分离 A^{9+10} 一定的长度

e. 结扎 A^{9+10}

f. 切断 A^{9+10}

g. 取第 12 组淋巴结

图 3.4.124　解剖斜裂，游离出左肺动脉。沿肺动脉向远端游离，在背段动脉（A^6）远端分离出外后基底段动脉（A^{9+10}），使该分支起始部充分暴露。结扎切断 A^{9+10}，然后在动脉残端深面切除第 12 组淋巴结

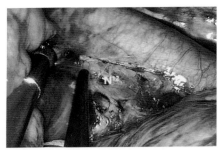

图 3.4.125　游离下肺韧带，然后将下肺叶挡向前方，充分暴露后纵隔。打开后纵隔胸膜，并切除第 10 组淋巴结

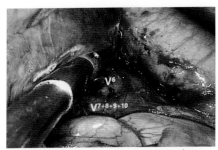

a. 游离下叶静脉、暴露背段静脉 V^6 与基底段静脉

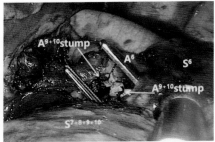

b. 在背段静脉 V^6 与基底段静脉之间分离间隙

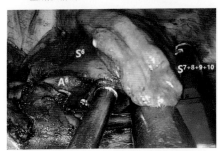

c. 根据背段静脉 V^6、与基底段静脉间隙切割、分离背段 S^6 与基底段 $S^{7+8+9+10}$

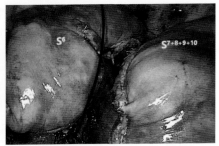

d. 完全分离背段 S^6 与基底段 $S^{7+8+9+10}$

图 3.4.126　自上方游离下肺静脉，先后暴露背段静脉（V^6）和基底段静脉（$V^{7\sim10}$）。充分游离 V^6 和 $V^{7\sim10}$ 之间的间隙，然后根据这一间隙及背段（S^6）空间位置，以切割闭合器分离 S^6 与基底段（$S^{7\sim10}$）

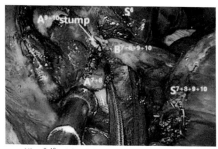

a. 沿 A^{9+10} stump 下方游离暴露基底支气管 $B^{7+8+9+10}$

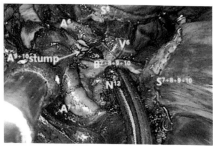

b. 取第 12 组淋巴结

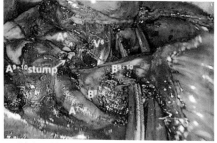

c. 游离、暴露内前基底段支气管 B^{7+8} 与外、后基底段支气管 B^{9+10}

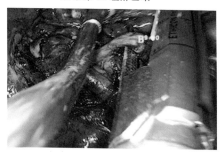

d. 切断外、后基底段支气管 B^{9+10}

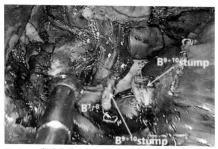

e. 完全切断外，后基底段支气管 B^{9+10}

图 3.4.127　提起 A^{9+10} 残端，在其后方游离暴露出基底段支气管（$B^{7\sim10}$），然后向远端游离。切除第 12 组淋巴结后，内前基底段支气管（B^{7+8}）和外后基底段支气管（B^{9+10}）即可显露。充分游离 B^{9+10} 后，以切割闭合器切断

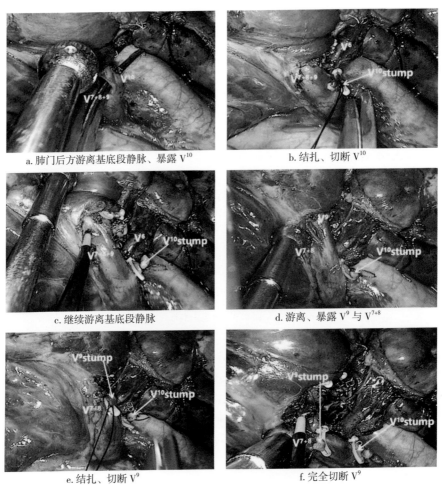

a. 肺门后方游离基底段静脉、暴露 V^{10}

b. 结扎、切断 V^{10}

c. 继续游离基底段静脉

d. 游离、暴露 V^9 与 V^{7+8}

e. 结扎、切断 V^9

f. 完全切断 V^9

图 3.4.128　将肺叶向上提起，自肺门后下方辨认游离后基底段静脉（V^{10}），结扎后切断。
然后继续向上方游离，游离出外基底段静脉（V^9），结扎后切断

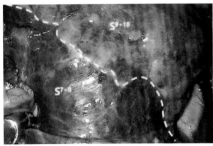
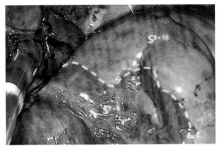

a. 所有脉管切除后显露的段间平面　　　　　　b. 段间平面

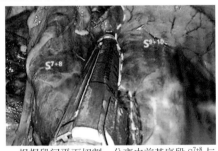

c. 根据段间平面切割、分离内前基底段 S^{7+8} 与
外后基底段 S^{9+10}

图 3.4.129　由于首先离断 A^{9+10}，无持续血流吸收肺组织中残余气体，所以在后续手术过程中，肺段间平面
自然显现，无须纯氧膨肺后等待。使用能量器械，以段间静脉为标记，沿肺门部段间平面向远
端游离，使靶段远端各结构充分暴露并远离肺段中央结构后，以切割闭合器处理段间平面

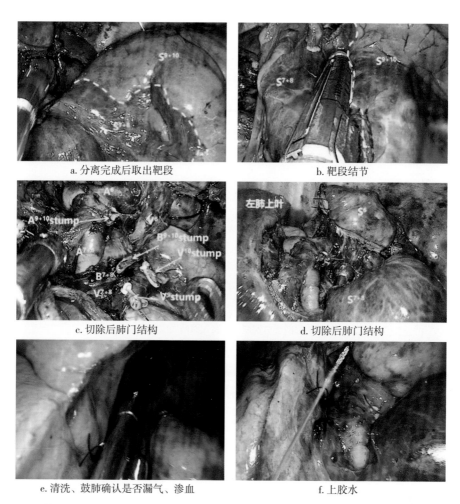

a. 分离完成后取出靶段

b. 靶段结节

c. 切除后肺门结构

d. 切除后肺门结构

e. 清洗、鼓肺确认是否漏气、渗血

f. 上胶水

图 3.4.130　移去标本，仔细检查各残端结构无误，嘱麻醉师膨肺，留置胸管，关胸

曾　剑

3.5　三孔胸腔镜肺叶切除术

3.5.1　胸腔镜肺叶切除概述

外科手术仍是早期肺癌首选的治疗方法。解剖性肺叶切除术是治疗肺癌的标准手术方式。传统肺叶切除术是经胸后外侧切口完成。100 年前胸腔镜技术开始应用于胸外科，随着 1992 年第一例解剖性电视胸腔镜肺叶切除术的开展，以三孔胸腔镜肺叶切除术为代表的肺癌微创外科蓬勃发展。2006 年，美国 NCCN 肺癌诊疗指南将胸腔镜肺叶切除术正式列为非小细胞肺癌根治手术方式。2020 年，如患者无解剖和手术方面的禁忌证，只要不违背肿瘤治疗标准和胸科手术切除原则，强烈推荐考虑行电视辅助胸腔镜外科手术或微创手术（包括机器人辅助手术）。

全胸腔镜手术入路通常由 3 至 4 个 1~4cm 的切口组成，不撑开肋骨，腔镜是唯一的观察通道，操作完全通过观看电视显示器完成。术者的双手无法进入胸腔，需要通过加长的特殊器械完成操作。操作由直视转为屏视，三维转为二维。三孔是最常用的胸腔镜肺叶切除切口，是遵循"棒球场"或"三角形"原则设计的靶区针对性极强的切口。尽管近年来单孔胸腔镜肺手术发展迅猛，但单孔、两孔、三孔之间相比没有本质的区别，三孔胸腔镜技术因为有视野暴露好、操作空间大、器械不易"打架"的优势，仍然是主流的胸腔镜肺叶切除切口技术。

3.5.2　三孔胸腔镜手术的基本技术

1. 体位及站位

患者处健侧卧位，采用头侧及尾侧向下、腰部凸起的"折刀位"，将双上肢置于患者头枕前方，通过固定腰部来维持手术体位。主刀医师与扶镜手位于患者腹侧，扶镜手位于主刀医师的尾侧，一助位于患者背侧。

2. 切口的设计

经典的三孔胸腔镜切口设计原则，符合"棒球场"的整体布局方式，位置相对固定。常见的副操作孔通常较大，一般可以置入腔镜切割缝合器及卵圆钳以方便操作。我们认为该切口对于肋间神经的损伤较大，因此采用 5mm 的 Trocar 取代。主要操作完全通过主操作孔实现，类似单孔腔镜的操作，副操作孔仅用来吸引、牵拉和显露，既保留了良好的视野，又避免了器械"打架"。

（1）胸腔镜观察孔

胸腔镜观察孔位于术侧第 7 或 8 肋间约 10mm，植入 10mm 的 Trocar。右侧手术时，切口选择腋中线与腋前线之间，靠近腋前线。左侧手术时，由于心脏的位置关系，通常切口会偏后靠近腋中线。对于肥胖患者，建议镜孔位置稍高，以避免由于膈肌抬高而误入腹腔。

（2）主操作孔

主操作孔位于腋前线第4肋间（上叶或中叶切除）或第5肋间（下叶切除），切口长约2~3cm，沿下肋上缘切开全层胸壁，通常置入切口保护套，将切口及周围肌肉组织撑开，便于器械进出。主刀医师左手持卵圆钳或"棕子"牵拉推挡，右手持电凝钩或超声刀解剖分离。

（3）副操作孔

副操作孔位于术侧腋后线与肩胛下角线之间的第8或9肋间，切口长约5mm，置入5mm的Trocar。助手主要持吸引器和腔镜抓钳，协助进行吸引、牵拉、暴露。

3. 手术路径

手术路径包括经肺裂操作模式和经肺根解剖（单向式）操作模式。在经肺裂操作模式中首先处理肺裂，通过"隧道式"的肺裂分离方法显露肺门结构，与传统的开胸手术方式类似，为多数胸外科医师所熟悉。该方法容易掌握操作习惯，安全性相对高，适合肺裂发育或部分发育的患者，容易为初学者所掌握。经肺根解剖（单向式）操作模式有别于传统的经肺裂操作模式，其核心思路为"单点、单向、层次推进"。该方法始终在肺根部解剖，不需要事先处理肺裂，不进入肺实质；始终在一个方向上推进，由表及里，层次推进，术中翻动少；上叶和中叶切除采用由前向后推进，下叶切除采用由下向上推进。该方法的操作步骤流程化，比较易于学习和掌握，学习曲线短，适合肺裂发育不全或无肺裂患者。

不同手术路径的选择往往根据不同患者的具体情况和外科医师的操作习惯来选择。我们推荐对于肺裂发育良好或部分发育的患者可以采用经肺裂操作模式；肺裂发育不全时可以采用经肺根解剖（单向式）操作模式。对于胸外科初学者，我们更推荐采用经肺裂操作模式，该模式可以更好地熟悉和掌握相关解剖，为复杂困难手术打好解剖基础。在熟练掌握经典手术流程基础上再开展单向式手术，更能体现单向式操作的简便性和流畅性。

4. "隧道式"的肺裂分离技术

分化不全肺裂的处理是胸腔镜肺叶手术的难点之一。遇到肺裂发育不全时，用血管钳利用正常解剖标志在肺动脉鞘外建立人工隧道，使用内镜切割缝合器穿过建立的人工隧道切开发育不全的肺裂。技术要点包括：①前后肺门分离；②肺裂层面解剖出肺动脉；③打开动脉鞘，向前或后分离，建立动脉浅面的"隧道"。

各个肺裂隧道的建立方法如下：

（1）右侧后方斜裂

- 将右肺向前方牵拉，打开肺门后方纵隔胸膜，显露右上、下叶支气管分叉。
- 从斜裂中游离显露肺动脉鞘，沿鞘内显露右肺下叶背段及上叶后升支动脉。

- 血管钳从右肺下叶背段及上叶后升支动脉的浅面向后至右上、下叶支气管分叉，可以建立隧道。

（2）右侧水平裂
- 将右肺上叶向上方牵拉，打开斜裂，显露下叶基底段动脉。
- 将肺向后方牵拉，游离肺门前方纵隔胸膜，打开上中肺静脉间隙至显露肺动脉前缘。
- 血管钳从上中肺静脉间隙，沿肺动脉上缘浅面至斜裂基底段动脉之间建立隧道。

（3）右侧前方斜裂
- 将右肺下叶向下方牵拉，打开斜裂，显露下叶基底段动脉。
- 将右中肺向后上方牵拉，游离肺门前方纵隔胸膜，打开中下肺静脉间隙至显露下肺基底段动脉前缘。
- 直角钳从中下肺静脉间沿斜裂向上至下叶基底段动脉上缘浅面间建立隧道。

（4）左侧后方斜裂
- 将左肺向前方牵拉，打开后肺门后方纵隔胸膜。
- 游离左肺动脉主干后方，显露左肺上叶后段动脉与背段动脉之间的间隙。
- 将左下肺牵向下方，沿斜裂找到肺动脉，血管鞘内显露背段动脉前外侧缘。
- 血管钳从左肺下叶背段动脉前外侧缘至打开的肺门后方建立隧道。

（5）左侧前方斜裂
- 从斜裂打开肺动脉鞘，显露舌段动脉和下叶基底段动脉，游离两者之间的间隙，舌段动脉的下缘可见左下肺支气管侧壁。
- 将肺向后方牵拉，打开前纵隔胸膜，游离上下肺静脉间隙，显露深面的左下肺支气管侧壁。
- 直角钳从上下肺静脉间隙入手，在左下肺支气管前方，经舌段动脉和下叶基底段动脉间隙分离出隧道。

3.5.3　左上肺叶切除术

1. 斜裂发育较好或部分发育时

左上肺叶切除术的基本顺序是叶间裂、动脉、静脉、支气管。

- 将上肺向上方牵拉，使用电凝钩或超声刀从斜裂中部找到肺动脉的主干，打开动脉外鞘，沿血管鞘内层次分别向前后游离。向后游离经左肺下叶背段动脉上方、左肺下叶支气管上缘至肺门后方，从主操作孔用长弯钳分离出隧道，用内镜切割缝合器切开后方斜裂。向前游离至左肺上叶舌段动脉分支与左肺下叶基底段动脉分支间区域，从肺门前方上下肺静脉之间用直角钳经舌段与基底段分支间分离出隧道，用内镜切割缝合器切开前方斜裂。

- 沿着打开的斜裂从前往后可以暴露左肺上叶舌段 1~2 动脉、尖后段 1~3 支动脉，充分游离暴露后，分别予以结扎后离断或用 staple 离断。
- 将肺向后下牵拉，游离前纵隔胸膜，暴露前段动脉、左上肺静脉，离断后充分显露左上叶支气管并离断。

2. 斜裂未发育时

肺向后卷起，显露左肺门前方，从前向后依次游离并离断左上肺静脉、左上叶支气管，显露左上叶支气管上后方的整个左肺动脉走行，依次结扎进入上叶的各支动脉，最后处理斜裂组织。

3.5.4　左下肺叶切除术

1. 斜裂发育较好或部分发育时

- 处理斜裂方法同左上叶切除。
- 沿着打开的斜裂从前往后可以暴露左肺下叶背段动脉及基底段动脉，充分游离暴露后，予以结扎后离断或用 staple 离断。
- 游离下肺韧带，显露左下肺静脉，用 staple 离断。
- 游离显露左下叶支气管，用 staple 离断。

2. 斜裂未发育时

- 将下肺向上牵拉，暴露下肺韧带，游离解剖下肺静脉，用 staple 离断。
- 解剖下肺静脉深面的组织，暴露左下肺支气管，显露上叶支气管及下叶支气管的分叉，充分解剖、游离下叶支气管，用 staple 离断。
- 解剖下肺动脉，注意保护舌段动脉，解剖至显露下叶背段动脉。用 staple 离断下肺动脉。
- 用切割缝合器切开发育不全的斜裂，完成左下肺叶切除。

3.5.5　右上肺叶切除术

1. 斜裂或水平裂发育或部分发育时

- 于发育的斜裂或水平裂处游离，打开肺动脉鞘膜，找到后升支动脉，充分游离后离断。
- 肺门后方切开后纵隔胸膜，显露上下叶支气管分叉，游离上叶支气管，用切割缝合器离断。
- 将上肺向前方牵拉，沿肺动脉向上游离，显露尖前干动脉，离断。
- 将右上肺向后方牵拉，暴露右肺门前方，沿膈神经后缘切开纵隔胸膜，解剖右上肺静脉，注意区分上叶静脉与中叶静脉。充分游离上肺静脉，带线引导后用切割缝合器离断。

- 对剩余的发育欠佳的叶间裂，用切割缝合器切开，完成右上肺叶切除。

2. 斜裂或水平裂未发育时

- 将右上肺向后方牵拉，暴露右肺门前方，沿膈神经后缘切开纵隔胸膜，解剖右上肺静脉，注意区分上叶静脉与中叶静脉。充分游离上肺静脉，带线引导后用切割缝合器离断。

- 解剖上叶静脉后方的结缔组织，显露后方的右肺动脉，显露右上肺动脉尖前干，予以充分游离，带线引导后用切割缝合器离断。

- 沿肺动脉向后下方解剖，显露后升支动脉，予以结扎后离断。

- 将上肺向前方牵拉，于肺门后方游离显露上叶支气管，游离后用切割缝合器离断。

- 中肺静脉上方用切割缝合器沿水平裂方向从前向后切开发育不全的水平裂及斜裂，完成右上肺叶切除。

3.5.6　右肺下叶切除术

1. 斜裂发育较好或部分发育时

- 沿发育好的斜裂打开动脉鞘膜，显露右下肺背段动脉、基底段动脉及右中肺动脉。

- 充分游离右下肺背段动脉、基底段动脉后，予以结扎后离断或用 staple 离断。

- 游离下肺韧带，显露右下肺静脉，用 staple 离断。

- 游离显露右下叶支气管，同时显露右中叶支气管，将右下叶支气管用 staple 离断。

- 对剩余的发育欠佳的叶间裂，用切割缝合器切开，完成右下肺叶切除。

2. 斜裂未发育时

- 将下肺向上牵拉，暴露下肺韧带，游离解剖下肺静脉，用 staple 离断。

- 解剖下肺静脉深面的组织，暴露右下肺支气管，显露上叶支气管及中叶支气管的分叉，充分解剖、游离下叶支气管，用 staple 离断。

- 解剖下肺动脉，注意保护中叶动脉，解剖至显露下叶背段动脉。用 staple 离断下肺动脉。

- 用切割缝合器切开发育不全的斜裂，完成右下肺叶切除。

3.5.7 右肺中叶切除术

1. 斜裂、水平裂发育较好或部分发育时

- 沿发育好的斜裂打开动脉鞘膜，显露右中肺动脉。
- 充分游离右中肺，予以结扎后断或用 staple 离断。
- 将中叶向后方牵拉，游离前纵隔胸膜，显露右中肺静脉，用 staple 离断。
- 游离显露右中叶支气管，同时显露右下叶支气管，将右中叶支气管用 staple 离断。
- 对剩余的发育欠佳的叶间裂，用切割缝合器切开，完成右中肺叶切除。

2. 斜裂未发育时

- 将中肺向后方牵拉，沿膈神经后缘切开纵隔胸膜，暴露游离中叶静脉，用 staple 离断。
- 解剖中肺静脉深面的组织，暴露右中叶支气管，充分解剖、游离中叶支气管，套线牵拉后用 staple 离断。
- 解剖中叶支气管后方的 1~2 支中肺动脉，解剖至显露下叶基底段动脉。结扎后离断。
- 用切割缝合器切开发育不全的斜裂，完成右中肺叶切除。

3.5.8 右纵隔淋巴结清扫

1. 第 2R/4R 组淋巴结清扫

- 用电凝钩打开奇静脉弓下方胸膜，助手由副操作孔通过吸引器协助推挡吸引，暴露奇静脉弓与右肺动脉及右主支气管间区域。
- 沿奇静脉弓上方打开纵隔胸膜，沿上腔静脉后缘向上打开纵隔胸膜直至无名动脉下方。
- 沿右肺动脉上缘、气管前缘、上腔静脉后缘及奇静脉弓下缘，游离该区域内的组织结构包括淋巴结在内，并向上翻过奇静脉弓上缘直至无名动脉下方，在迷走神经前缘完整切除。

2. 第 7 组淋巴结清扫

- 于后纵隔中间支气管后缘向上打开纵隔胸膜直至奇静脉弓下方，助手由副操作孔通过吸引器协助推挡吸引。
- 沿食管前缘打开纵隔胸膜，向深面游离，离断第 7 组淋巴结与食管间的组织连接，直至暴露左主支气管。
- 紧贴心包表面，游离组织至隆突下方，小心处理隆突下的支气管动脉。

- 切除左主支气管、隆突、右主支气管、心包。食管间的组织包括第 7 组淋巴结。

3.5.9　左纵隔淋巴结清扫

1. 第 5、6 组淋巴结清扫

- 沿膈神经后方纵行打开纵隔胸膜，助手由副操作孔通过吸引器协助推挡吸引，暴露主肺动脉窗区域。
- 沿左肺动脉干表面打开纵隔胸膜。
- 沿迷走神经前方打开纵隔胸膜，向上达主动脉弓水平。
- 切除膈神经、左肺动脉干、迷走神经、主动脉弓区域间的组织包括第 5 组淋巴结，注意避免损伤左喉返神经。
- 膈神经前方打开纵隔胸膜向上至主动脉弓上方。
- 切除膈神经前方向上达主动脉弓上缘及左锁骨下静脉的组织包括第 6 组淋巴结。

2. 第 7 组淋巴结清扫

- 于后纵隔迷走神经前方打开左后肺门区域纵隔胸膜，上至左肺动脉干，下至左下肺静脉，助手由副操作孔通过吸引器协助推挡吸引。
- 沿食管前缘打开纵隔胸膜，向深面游离，离断第 7 组淋巴结与食管间的组织连接，直至暴露右主支气管，小心处理隆突下的支气管动脉。
- 切除左右主支气管、心包、食管、左下肺静脉间区域的第 7 组淋巴结。

3. 第 4L 组淋巴结

- 沿迷走神经前方打开纵隔胸膜，显露主动脉、动脉韧带、左肺动脉干、左主支气管间的区域。
- 沿主动脉弓下缘向深面游离，充分显露左喉返神经，避免损伤，直至显露气管左缘。
- 切除主动脉、动脉韧带、左肺动脉干、左主支气管间的组织包括第 4L 组淋巴结。

杨　迅

3.6 三孔胸腔镜肺段切除术

3.6.1 适应证

2017 版 NCCN 指南肺段切除的适应证：

（1）肺功能差或合并多种疾病而不能耐受肺叶切除。

（2）≤ 2cm 的周围型肺癌至少符合以下一项：① 组织学病理提示纯原位癌；② CT 提示磨玻璃成分≥ 50%；③肿瘤倍增时间≥ 400 天；在实际工作中，肿瘤倍增时间通常难以计算，术中组织学报告原位癌的病例极为少见。

在 JCOG0201 的研究中，实性成分直径比例 < 50% 的混合磨玻璃结节淋巴结转移的概率是 0，其生存与直径比例≥ 50% 的混合磨玻璃结节有显著差异。

所以，我们在实际工作中采用的适应证：

（1）肺功能差或合并多种疾病而不能耐受肺叶切除。

（2）经过至少 3 个月随访持续存在的纯磨玻璃结节（ground glass opacity，GGO），或至少 1 个月随访不消退的混合 GGO，而且磨玻璃成分直径比例≥ 50%。

（3）因解剖位置特殊，如病灶靠近血管或支气管根部，无法完成楔形切除的良性或转移性病灶。切除范围：①边缘距肿瘤至少 2cm 或大于肿瘤直径；②需对 N1 和 N2 淋巴结采样。

3.6.2 术前三维重建及结节定位

因为肺段解剖差异巨大，仅凭薄层 CT 图像很难直观形成三维结构印象，如果凭经验进行肺段切除，很容易在术中犯错误。如果术前做三维成像，不仅能知道支气管、血管的分支构成，还能知道段动脉、段静脉、段支气管的空间排列秩序。这样，在术中不需要过度解剖段门，就能够准确、有序地切断需要切断的血管和支气管。

术中能够触摸到结节，是最可靠的定位法。术前的各种定位方法，如 Hockwire、染料、胶水等，各有优缺点，都不是绝对可靠的。对于部位偏深的结节，术前三维重建有利于判断结节与血管支气管的空间相对位置。术者在术前就可以通过三维重建图像明白切断哪些血管，可使结节被包括在切除范围之内。并且，通过三维重建图像，在术前就有助于判断切缘是否足够，以及是否需要联合肺段切除。

3.6.3 段间平面的确定

段间平面的确定，是肺段切除术成功的关键。段间平面的确定方法众多，概括起来有两大类，其一是经支气管途径，包括经支气管充气和经支气管注射染料；其二是经肺段动脉途径，包括经靶段动脉注射染料和经外周静脉注射染料。在中国使用的最广泛的是膨肺－萎陷法。经典膨肺－萎陷法：切断靶段动静脉，纯氧膨肺，然后立即用 staple 切断靶段支气管。改良膨肺－萎陷法：断支气管动静脉，然后纯氧膨肺，自然萎陷 15 分钟。膨肺－萎陷法的三要素是肺段动脉、肺段支气管、氧气。笔者尝试了切断靶段支气管，动脉少断，结果是平面减半；不切断靶段支气管，动脉少断，结果还是平面减半；动脉断完整，不论是否切断靶段支气管，平面都能完整呈现。另外，靶段支气管远端不论是关闭还是开放，对段间平面的形成无影响。膨肺过程用纯氧与用空气，得到的平面是一样的。可见，在膨肺－萎陷法中，准确完整切断动脉才是关键，支气管在膨肺－萎陷法中所起的作用几乎没有。所以，膨肺－萎陷法应该归类为经肺动脉途径呈现段间平面。其合理的解释可能是，纯氧膨肺后，肺泡氧气浓聚。保留段继续有气血交换而吸收氧气；靶段因失去了肺循环而使氧气保留在肺泡内。鉴于此，浙江省肿瘤医院在 2019 年开始实施"No waiting"肺段切除法，即根据三维重建，准确切断靶段肺动脉，膨肺，无须等待肺完全萎陷，解剖段门淋巴结，切断靶段支气管及静脉，在这个操作过程中，段间平面自然逐渐显现。最后用 staple 沿段间平面切割。

3.6.4 体位与切口

患者采用 90° 侧卧位，双手呈作揖样而置于下颌处，前胸及后背用垫圆枕固定，髋部用布带固定于手术床。这种体位摆法无须体位架，操作简单便捷。

镜孔位于腋中线第 7 肋间，用 10mm 金属 Trocar，主操作孔位于腋前线与腋中线之间的第 4 肋间，辅操作孔位于肩胛下角第 7 肋间，用 5mm 金属 Trocar，放置直吸引器。下肺手术可选择第 5 肋间，左肺手术的主操作孔可稍向后移以避开心脏的阻挡。

主刀站在患者腹侧，左手持"粽子"或卵圆钳，右手持电钩或超声刀；助手站在患者背侧，一手扶镜，一手持吸引器。（图 3.6.1）

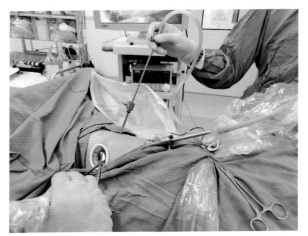

图 3.6.1　三孔腔镜操作孔位置

3.6.5　右上肺尖段（RS¹）切除

1. 术前三维重建（图 3.6.2）

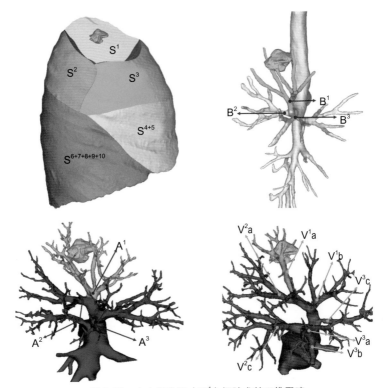

图 3.6.2　右上肺尖段（RS¹）切除术前三维重建

2. 手术步骤

（1）从腹侧显露右上肺门，V^1 位于肺门前面，通常有一分支绕行至覆盖 A^1，此支为 V^1a，与其共干的在肺浅部走行的是 V^1b。切断 V^1a。

（2）V^1a 切断后，A^1 及 A^3 自然显露，有时 A^1 与 A^3 共干，此时需要从肺门开始向远端游离，由腹侧到背侧依次显露 A^3、A^1、Rec.A^2。Rec.A^2 出现的概率是 84%，当无法辨认 Rec.A^2 时，A^1 远端背侧的分支先保留。在切断 B^1 后，Rec.A^2 远离 B^1 远侧残端，而 A^1 朝向它，这样可以避免误伤 Rec.A^2。

（3）切断 A^1 后，膨肺。然后解剖段门淋巴结，显露 B^1。用血管钳完整掏出 B^1，其后方是 V^2a，应避免损伤。用丝线结扎 B^1，其远端用剪刀切断。提起 B^1 的残端向远侧适当游离。此时，段间平面会显现出来。（图 3.6.3）

（4）V^1b 和 V^2a 系段间静脉，用超声刀沿这两支静脉适当向远端游离 2cm，用 Staple 切割段间平面。

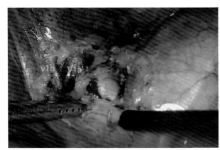
a. 显露 V^1a

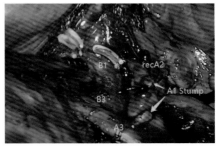
b. 显露段门

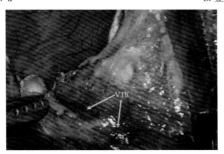
c. 显露超声刀沿 V^1b 切开

图 3.6.3 RS^1 段间平面

3.6.6　右上肺后段（RS^2）切除

1. 术前三维重建（图 3.6.4）

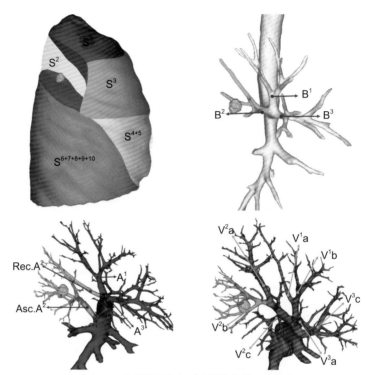

图 3.6.4　右上肺后段（RS^2）切除术前三维重建

2. 手术步骤

（1）游离斜裂，显露 V^2t（V^2 终末支），在这个角度，V^2t 通常骑跨在 A^2b（又名 Ascending A^2）之上。结扎切断 V^2t，游离 A^2b 并结扎切断。

（2）下叶背段与上叶后段的斜裂多数发育不完全，在切断上述两支血管后，可将肺向前推挡，显露后纵隔。用电钩解剖出中间支气管及上叶支气管，用 Stapler 切割此处斜裂。将上叶支气管向远端游离，显露 B^1 及 B^2。

（3）用吸引器辅助显露肺门上方，解剖游离尖段动脉，辨认最靠近支气管的一分支即 A^2a 支（又名 Recurrent A^2），结扎并切断。膨肺。

（4）游离 B^2，用 Stapler 切断或近端结扎后剪断。提起 B^2 远端，可显露 V^2a+b，V^2a 走向肺尖，是 S^1 与 S^2 的段间静脉，需保留；V^2b 走向 B^2 远端，可切断；在 V^2b 的近端是 V^2c，这是 S^2 与 S^3 的段间静脉，需保留。如果静脉属支不典型，可提起 B^2 远端，切断走向 B^2 的静脉即可。

（5）清扫第 12 组淋巴结，并用超声刀沿段间静脉向远端游离 2~3cm。用 Stapler 沿段间界限切割。

图 3.6.5 为 RS^2 段门结构。

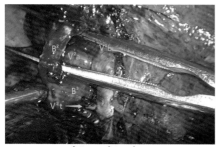
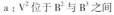
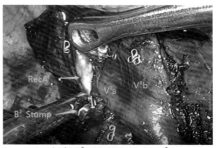

a：V^2 位于 B^2 与 B^3 之间　　　　　　　　b：切断 B^2 后即可显露 RecA^2

图 3.6.5　RS^2 段门结构

3.6.7　右上肺前段（RS^3）切除

1. 术前三维重建（图 3.6.6）

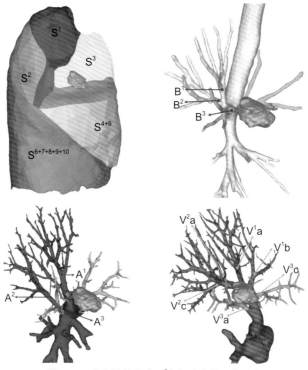

图 3.6.6　右上肺前段（RS^3）切除术前三维重建

2. 手术步骤

（1）游离斜裂，显露中叶动脉及中央静脉；用吸引器将肺向后方挡开，用电钩游离上肺静脉，显露 V^1、中央静脉及中叶静脉，并将中央静脉尽量向远端游离并显露肺动脉主干。用直角钳沿中央静脉及肺动脉主干之间向斜裂方向贯通，用 Stapler 切开水平裂。

（2）V^3 的属支变化较多，一种情况是在 V^1 下方游离 V^3 并切断，自然显露 A^3 并切断；另一种情况，是在 V^1 的腹侧游离 A^3 并切断。鼓肺。

（3）游离 B^3，通常会有 B^3a 和 B^3b。在 B^3 根部用 4 号丝线结扎，在结扎线的远侧 5mm 处剪断。

（4）在斜裂和水平裂处完整显露中央静脉，对于有 V^3a 和 V^3b 的，一并结扎切断，保留段间静脉 V^2c。

（5）清扫第 12 组淋巴结，并用超声刀沿段间静脉向远端游离 2~3cm。用 Stapler 沿段间界限切割。

图 3.6.7 为 RS^3 段门结构。

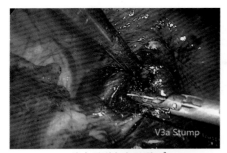
a：从水平裂方向显露 V^3a

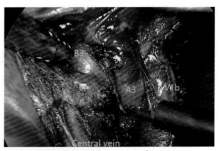
b：水平裂未切开，显露 RS^3 段门前方

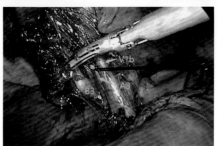
c：水平裂切开后，显露 RS^3 段门

图 3.6.7　RS^3 段门结构

3.6.8　右下肺背段（RS^6）切除

1. 术前三维重建（图 3.6.8）

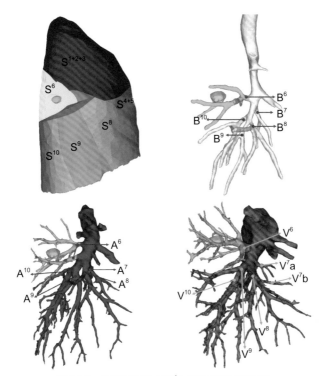

图 3.6.8　右下肺背段（RS^6）切除术前三维重建

2. 手术步骤

（1）若斜裂发育不够完善，可先从后方游离中间支气管至显露此处的第 11 组淋巴结，然后从三叶交汇处的叶裂开始，显露肺动脉干、AseA^2 及 A^6，在 AseA^2 及 A^6 之间用血管钳沿第 11 组淋巴结表面游离一隧道与后纵隔贯通，用 Stapler 切开背段与上叶后段之间的斜裂。如果斜裂发育良好，直接游离斜裂，显露 A^6 并切断。A^6 切断之后，立即膨肺。

（2）游离 B^6。B^6 通常在中叶支气管略下方，有时在中叶支气管上方。避免出错的方法是在完整切开背段的斜裂后，从上往下寻找，沿中间支气管后方或右侧方出现的第一支支气管即 B^6。如果斜裂没有切开，在切断 A^6 后直接往下方寻找 B^6，则容易犯错。结扎 B^6，在结扎线远端 5mm 处剪断 B^6，或者用 Stapler 切断 B^6，两种方法均可。清扫 B^6 根部周围淋巴结。

（3）提起 B^6 的残端，切断走向 B^6 的静脉，即 V^{6}a。

（4）此时段间平面会自然显现，S^6 呈现粉色，S^8 及 S^{10} 呈现紫色，沿此界限切割。

（5）可以先从后纵隔方向游离 V^6，其最上的属支是 V^6a，另外两支是 V^6b 及 V^6c，切断 V^6a。

图 3.6.9 为 RS^6 段门结构。

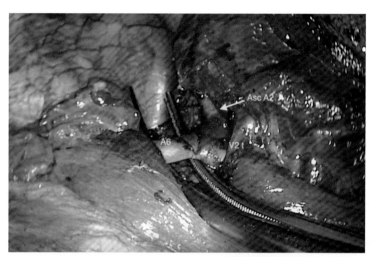

a：清扫第 11 组淋巴结后，显露 A^6、Asc.A^2 及 V^2t

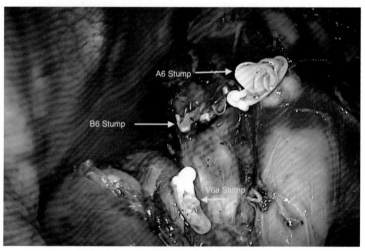

b：右 S^6 切除后，显露 B^6 残端，A^6 残端及 V^6a 残端

图 3.6.9 RS^6 段门结构

3.6.9　右下肺前基底段（RS^8）切除

1. 术前三维重建（图 3.6.10）

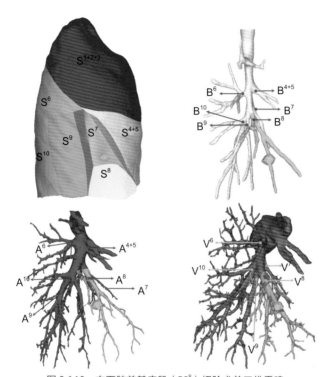

图 3.6.10　右下肺前基底段（RS^8）切除术前三维重建

2. 手术步骤

（1）游离斜裂，完整显露肺动脉干、A^6、A^7、A^8 及 A^{9+10}。A^6 通常较恒定，A^7 通常走向视野的最下方，少数患者缺如；当 A^8 及 A^{9+10} 共干时，向远端多游离一些，有助于 A^8 的辨认。切断 A^8，然后膨肺。

（2）在 A^8 深面，与 A^8 伴行支气管是 B^8，游离 B^8 并结扎，在结扎线远端 5mm 处剪断 B^8，也可以用 Stapler 切断 B^8。

（3）提起 B^8 的远侧残端，紧贴 B^8 深面的静脉是 V^{8}a，结扎切断。而 V^{8}b 是 S^8 与 S^9 的段间静脉，其远离 B^8 的残端，保留 V^{8}b。V^{7}b 不必苛求显露。清扫 B^8 根部周围淋巴结。

（4）此时段间平面会自然显现，S^8 呈现粉色，其余肺段呈现紫色。切割办法：第一种是用超声刀沿段间平面、段间静脉完整切割，或结合 Stapler 切割；第二种是用 Stapler 从段门插入肺实质远端，完成切割。后者更为简便快捷。

注：RS^8 段门解剖手术图略。

3.6.10 右下肺后外基底段（RS^{9+10}）切除

1. 术前三维重建（图 3.6.11）

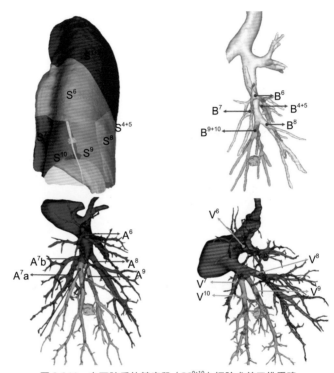

图 3.6.11 右下肺后外基底段（RS^{9+10}）切除术前三维重建

2. 手术步骤

（1）右侧 B^{9+10} 共干的概率为 86%。游离斜裂，完整显露肺动脉干、A^6、A^7、A^8 及 A^{9+10}。A^6 通常较恒定，A^7 通常走向视野的最下方，少数患者缺如；当 A^8 及 A^{9+10} 共干时，向远端多游离一些，有助于 A^{9+10} 的辨认。切断 A^{9+10}，然后膨肺。

（2）在 A^{9+10} 深面，伴行支气管是 B^{9+10}，游离 B^{9+10} 并结扎，在结扎线远端 5mm 处剪断 B^{9+10}，也可以用 Stapler 切断 B^{9+10}。

（3）提起 B^{9+10} 的远侧残端，紧贴 B^{9+10} 深面的静脉是 V^{9+10}，结扎切断。而 V^{8}b 是 S^8 与 S^9 的段间静脉，V^{6}b 及 V^{6}c 是 S^6 与 S^{10} 的段间静脉，显露并保留，也可不苛求显露。清扫 B^{9+10} 根部周围淋巴结。

（4）此时段间平面会自然显现，S^{9+10} 呈现粉色，其余肺段呈现紫色。切割办法：第一种是用超声刀沿段间平面、段间静脉完整切割，或结合 Stapler 切割；第二种是用 Stapler 从段门插入肺实质远端，完成切割。后者更为简便快捷。

（5）如果叶裂发育差，可选择经下肺韧带途径完成 S^{9+10} 切除。

注：RS^{9+10} 段门解剖手术图略。

3.6.11 左上肺尖后段（LS^{1+2}）切除

1. 术前三维重建（图 3.6.12）

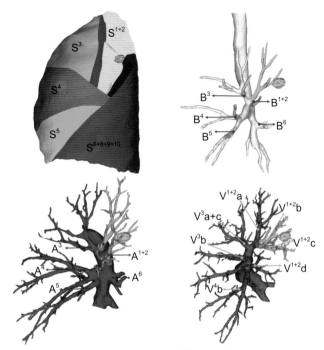

图 3.6.12 左上肺尖后段（LS^{1+2}）切除术前三维重建

2. 手术步骤

（1）左上肺 S^{1+2} 切除务必做前三维重建。因为 A^{1+2} 及 B^{1+2} 变化较多。若斜裂发育不够完善，可先从上纵隔方向显露 V^{1+2}，V^{1+2} 通常分为 V^{1+2}b+c 支和 V^{1+2}a 支，前者走向后方深面，需要切断；后者走向肺表面，系 S^{1+2} 与 S^3 的段间静脉，需要保留。切断 V^{1+2}b+c 之后，即可显露 A^{1+2}a+b 支游离后切断，继续向动脉远端游离，显露 A^{1+2}c 支，切断。然后膨肺。

（2）若斜裂发育良好，可从斜裂开始，显露 A^6，与 A^6 正对的略偏近端的动脉是 A^{1+2}c 支，结扎切断。继续向动脉近端游离，显露 A^{1+2}a+b 支，结扎切断。然后膨肺。V^{1+2}b+c 支可在之后的段间平面切割时切断。

（3）根据三维重建图像，仔细辨认 B^{1+2}，当无法确定时，将 B^3 游离出来，靠背侧

的两支支气管即 B^{1+2}，B^1 与 B^2 共干的距离通常很短。在 B^{1+2} 根部结扎，在结扎线远端 5mm 处剪断 B^{1+2}，也可用 Stapler 切断 B^{1+2}。

（4）提起 B^{1+2} 远端残端并适当游离 2cm，此时段间平面会自然显现，沿此界线切割。

图 3.6.13 为 LS^{1+2} 段门结构。

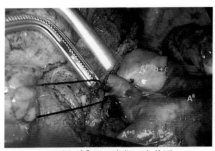

a：此例 A^{1+2} 的 b 支与 c 支共干，套线为 c 支

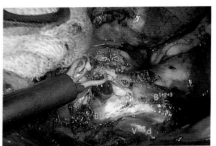

b：$V^{1+2}d$ 位于 B^3 与 B^{4+5} 之间，是解剖标志。紧邻此静脉后面的是 B^3，避免把 B^{1+2+3} 当作 B^{1+2} 切断

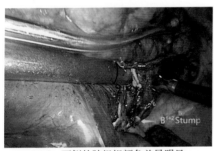

c：Stapler 两侧的肺组织颜色差异明显，切割时需要显露 B^{1+2} 的残端

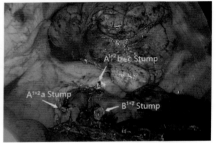

d：切除后，段门显示，此例动脉与大多数患者不同

图 3.6.13　LS^{1+2} 段门结构

3.6.12　左上肺前段（LS³）切除

1. 术前三维重建（图 3.6.14）

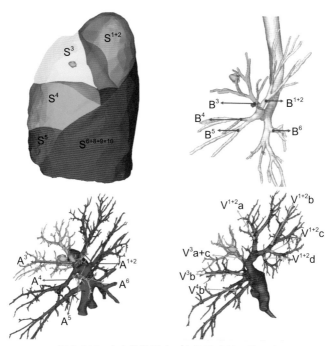

图 3.6.14　左上肺前段（LS³）切除术前三维重建

2. 手术步骤

（1）左上肺 S³ 切除务必做术前三维重建。因为 A⁴ 或 A⁴⁺⁵ 出现纵隔支的概率约为 30%，导致 A³ 不易辨认；B³ 经常在根部即分为 B³a 与 B³b 支，在没有重建时，容易将 B³a 当作 B³。左 S³ 的切除通常只有一个显露方向，在前纵隔游离显露左上肺静脉，从上往下第二支静脉通常是 V³。切断 V³ 朝向尖段的 V³c 支及走向 S³a 与 S³b 之间的 V³a 支，保留朝向舌段的 V³b 支。V³b 是 S³ 与 S⁴ 的段间静脉。

（2）切断 V³c 之后，向偏肺尖方向游离，即可显露 A³，结扎切断 A³，然后膨肺。

（3）紧贴 A³ 深面的是 B³，此时注意根据三维成像辨认 B³a 及 B³b+c，在其根部结扎切断 B³，避免遗漏其分支，并清扫段间及段内淋巴结。

（4）此时肺段平面可呈现，S³ 呈粉色，其余肺段呈紫色，提起 B³ 远端，用超声刀适当游离 2cm，剩余部分可用 Stapler 切割。

图 3.6.15 为 LS³ 段门结构。

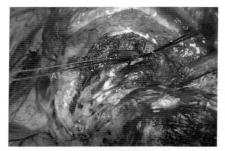

a：左上肺前段静脉

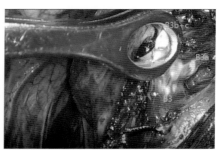

b：左上肺前段支气管

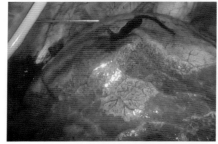

c：左上肺前段段间界线

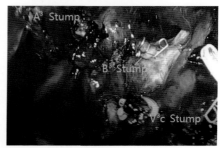

d：左上肺前段段门结构

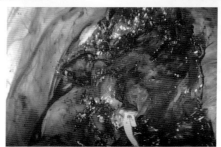

e：左上肺前段切除后段间平面

图 3.6.15　LS^3 段门结构

3.6.13　左上肺固有段（LS^{1+2+3}）切除

1. 术前三维重建（图 3.6.16）

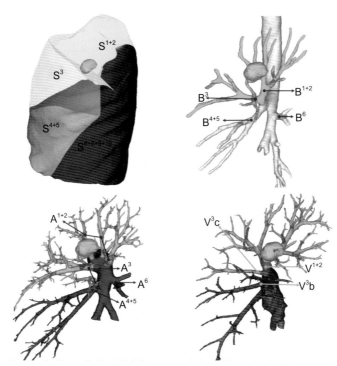

图 3.6.16　左上肺固有段（LS^{1+2+3}）切除术前三维重建

2. 手术步骤

（1）叶裂发育程度对左上固有段切除术的影响很小。需要注意的是判断是否有舌段纵隔支，如果有，注意保留。静脉需要保留 V^{4+5} 及 V^3b。

（2）与左上肺叶切除类似，依次切断 A^3、$A^{1+2}a+b$ 及 $A^{1+2}c$，并切断 V^{1+2}、V^3c。通常，先切断 V^{1+2}，会使 A^3、$A^{1+2}a+b$ 显露良好，这样会降低动脉出血的风险。

（3）沿 V^3b 适当游离段间平面，剩余部分可用 Stapler 切割。

图 3.6.17 为 LS^{1+2+3} 段门结构。

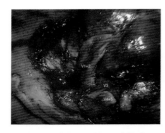

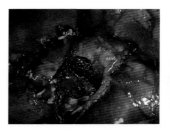

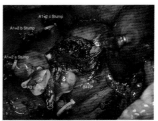

a：在肺门前方显露左上肺静脉，
V^3 优势较小

b：显露 A^{4+5} 保留完整

c：S^{1+2+3} 切除完成后，显露段门
结构

图 3.6.17　LS^{1+2+3} 段门结构

3.6.14　左上肺舌段（LS^{4+5}）切除

1. 术前三维重建（图 3.6.18）

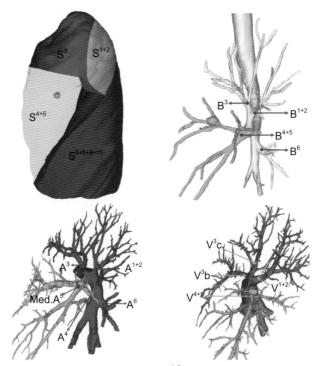

图 3.6.18　左上肺舌段（LS^{4+5}）切除术前三维重建

2. 手术步骤

（1）通常从叶裂开始游离，显露下肺基底段动脉及舌段动脉。因为 A^4 或 A^{4+5} 出现纵隔支的概率约为 30%，需要在叶间裂处仔细辨认 A^4 或 A^{4+5}，$A^{1+2}c$ 有时与 A^4 难以鉴别。当显露 A^6 及 A^8 之后，在这两支动脉之间的对侧动脉通常是舌段动脉。如果没有舌段纵隔支的，在叶间裂处切断 A^{4+5}，然后膨肺。如果有舌段纵隔支，在前纵隔方向切断 V^{4+5}，即可显露纵隔支舌段动脉，结扎切断，然后膨肺。

（2）从叶间裂方向切断舌段动脉后，清扫动脉残端周围淋巴结，即可显露 B^{4+5}。游离后切断，并清扫其残端淋巴结。此时肺段平面可呈现，S^{4+5} 呈现粉色，其余肺段呈紫色。

（3）显露 V^3 并完整保留，沿 V^3b 向远端游离，V^3b 是 S^3 与 S^4 的段间静脉。提起 B^{4+5} 的残端，并向远端游离 2cm。剩余部分可用 Stapler 切割。

图 3.6.19 为 LS^{4+5} 段门结构。

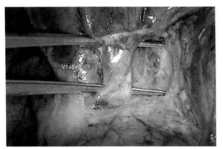 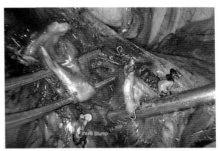

a：此例 S^{4+5} 体积较大且有 Med. A^5，切断 A^4 后，在肺门前方显露 V^{4+5}

b：切断 V^{4+5} 及 B^{4+5} 后显露 Med. A^5

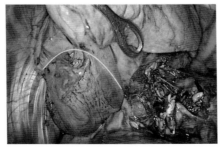

c：通过改良膨肺 - 萎陷法显露段间界限，此例 S^{4+5} 与 S^{1+2+3} 有天然段间裂，所显示段间界限与天然裂重合

图 3.6.19　LS^{4+5} 段门结构

3.6.15 左下肺背段（LS^6）切除

1. 术前三维重建（图 3.6.20）

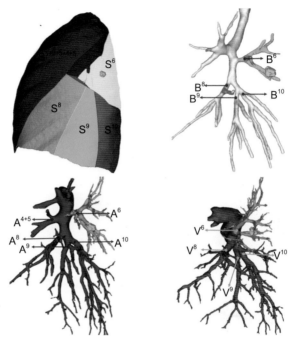

图 3.6.20 左下肺背段（LS^6）切除术前三维重建

2. 手术步骤

（1）若斜裂发育不够完善，可先从后方游离后纵隔至显露下肺动脉主干及左主支气管，然后从叶裂中间开始用超声刀逐次往深部游离，直至显露肺动脉干，沿其表面游离一隧道与后纵隔贯通，用 Stapler 切开背段与上叶尖后段之间的斜裂。如果斜裂发育良好，直接游离斜裂，显露 A^6 并切断。A^6 切断之后，立即膨肺。此处需要注意，大约有一半的患者的 A^6 在根部就出现分支，务必将 2 至 3 支分支完全游离后，再结扎切断。如果此处有淋巴结或组织不疏松，则逐一游离结扎，在不清楚是否还有 A^6 分支时推荐用剪刀剪断 A^6 分支。如果用超声刀，一定要看到刀头显露才能切割，否则，超声刀头可能会误伤 A^6 的其他分支而导致出血。

（2）游离 B^6。左肺 B^6 的游离通常较容易，在切断 A^6 后直接往下方寻找 B^6，结扎B^6，在结扎线远端 5mm 处剪段 B^6，或者用 Stapler 切断 B^6，两种方法均可。清扫 B^6 根部周围淋巴结。

（3）提起 B^6 的残端，切断走向 B^6 的静脉，即 V^{6}a。

（4）此时段间平面会自然显现，S^6 呈现粉色，S^8 及 S^{10} 呈现紫色，沿此界限切割。

（5）可以先从后纵隔方向游离 V^6，其最上的属支是 V^6a，另外两支是 V^6b 及 V^6c，切断 V^6a。

注：LS^6 段门解剖手术图略。

3.6.16 左下肺前内基底段（LS^8）切除

1. 术前三维重建（图 3.6.21）

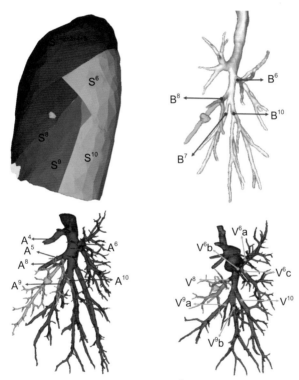

图 3.6.21   左下肺前内基底段（LS^8）切除术前三维重建

2. 手术步骤

（1）游离斜裂，完整显露肺动脉干、A^6、A^8 及 A^{9+10}。相较于右下肺，左侧 A^8 更恒定，容易辨认。切断 A^8，然后膨肺。

（2）在 A^8 深面，与 A^8 伴行支气管是 B^8，游离 B^8 并结扎，在结扎线远端 5mm 处剪断 B^8，也可以用 Stapler 切断 B^8。

（3）提起 B^8 的远侧残端，紧贴 B^8 深面的静脉是 V^8a（图 3.6.22，a），结扎切断。而 V^8b 是 S^8 与 S^9 的段间静脉，其远离 B^8 的残端，保留 V^8b（图 3.6.22，b）。清扫 B^8 根部周围淋巴结。

（4）此时段间平面会自然显现，S^8 呈现粉色，其余肺段呈现紫色。切割办法：第一种是用超声刀沿段间平面、段间静脉完整切割，或结合 Stapler 切割；第二种是用 Stapler 从段门插入肺实质远端，完成切割。后者更为简便快捷。

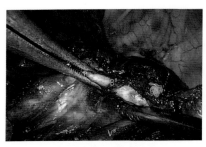

a：V^8 位于 B^8 与 B^9 之间　　　　　b：V^8a 走向 B^8 残端，需要切断

图 3.6.22　LS^8 段门解剖手术图片

3.6.17　左下肺后外基底段（LS^{9+10}）切除

1. 术前三维重建（图 3.6.23）

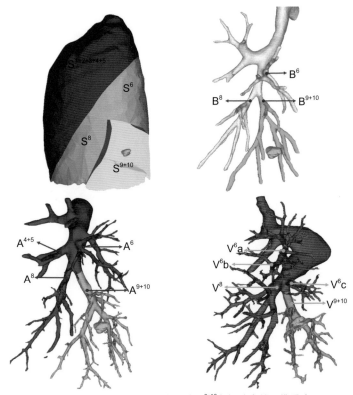

图 3.6.23　左下肺后外基底段（LS^{9+10}）切除术前三维重建

2. 手术步骤

（1）游离斜裂，完整显露肺动脉干、A^6、A^8 及 A^{9+10}。A^6 通常较恒定，当 A^8 及 A^{9+10} 共干时，向远端多游离一些，有助于 A^{9+10} 的辨认。切断 A^{9+10}，然后膨肺。

（2）在 A^{9+10} 深面，伴行支气管是 B^{9+10}，游离 B^{9+10} 并结扎，在结扎线远端 5mm 处剪断 B^{9+10}，也可以用 Stapler 切断 B^{9+10}。

（3）提起 B^{9+10} 的远侧残端，紧贴 B^{9+10} 深面的静脉是 V^{9+10}，结扎切断。而 V^8b 是 S^8 与 S^9 的段间静脉，V^6b 及 V^6c 是 S^6 与 S^{10} 的段间静脉，显露并保留，也可不苛求显露。清扫 B^{9+10} 根部周围淋巴结。

（4）此时段间平面会自然显现，S^{9+10} 呈现粉色，其余肺段呈现紫色。切割办法：第一种是用超声刀沿段间平面、段间静脉完整切割，或结合 Stapler 切割；第二种是用 Stapler 从段门插入肺实质远端，完成切割。后者更为简便快捷。

（5）如果叶裂发育差，可选择经下肺韧带途径来完成 S^{9+10} 切除。

注：LS^{9+10} 段门解剖手术图略。

王长春

（致谢：四川金科林医疗产业有限公司的程文完成此章节的三维重建）

3.7 三孔袖式肺叶切除术

支气管袖式切除术，也称为支气管成形术，是将病变支气管切除一小段，然后重新吻合，不切除肺组织。支气管袖式肺叶切除术是除了进行支气管袖状切除外，同时还将连接该段支气管的肺叶一并切除。本章只介绍三孔腔镜常见的支气管袖式肺叶切除，即三孔袖式肺叶切除术。在 Heidelberg 研究中，700 多例支气管袖式肺叶切除术中，45% 为右上肺叶切除，35% 是左上肺叶，8% 是左下肺叶，其他类型合计 12%。鉴于浙江省肿瘤医院常用的三孔手术操作孔特点，除吸引器外，其他所有的操作器械均经主操作孔进入，所以，操作手法和角度与单孔腔镜非常相似，但视觉角度不同。对于袖式切除，建议先清扫纵隔淋巴结，使接下来的支气管和血管游离会变得容易一些。

适应证：病变累及叶支气管开口的肺癌，以及支气管类癌。

3.7.1 左上肺袖式肺叶切除术

需要做左上肺袖式肺叶切除术的病例中，病变或淋巴结通常侵犯左上肺支气管管壁外，甚至侵犯左上肺动脉的分支，所以，推荐首先阻断左上肺动脉主干，这样可以避免术中意外出血。为防止血液倒流，可以视情况阻断左下肺静脉或左下肺动脉干。在腔镜下，上肺静脉尖支通常位于动脉起始部前方，甚至绕行至尖支动脉上方。所以，首先切断左上肺尖支静脉，可获得左上肺尖支动脉或左上肺动脉干的良好显露。

手术步骤如下。

（1）用吸引器或卵圆钳将左上肺推向后方，显露肺门前上部分。沿膈神经后侧切开纵隔胸膜，上达主动脉弓下，下达显露下肺静脉。清除上肺门前方淋巴结，直至完整显露左上肺静脉各属支。游离左上肺静脉尖支，用 4# 丝线在其起始部结扎，然后用两枚 Homelock 在结扎线远端夹闭此静脉，在两枚 Homelock 之间剪断尖支静脉（图 3.7.1、图 3.7.2）。此时，左上肺动脉尖支（有时包括舌段纵隔支）可完整显露。清扫第 4L 组、第 5 组淋巴结后，左肺动脉主干便可完整游离，以备在手术困难时预阻断用。（图 3.7.3）

（2）当动脉各分支游离没有困难时，常规游离左上肺动脉各分支并切断。然后游离并切断左上肺剩余静脉。用剪刀沿左上叶支气管开口剪开左主支气管及左下叶支气管，视切缘做全袖式或 V 形袖式。（图 3.7.3、图 3.7.4）

（3）当有些动脉分支受肿瘤或淋巴结侵犯时，先切断左上肺剩余静脉，然后剪开支气管，裸化左上肺动脉各个分支后，逐次结扎切断。

（4）完成淋巴结清扫。

（5）支气管吻合：推荐用 3-0 Prolene 缝线全层连续缝合。在我们的三孔腔镜中，副操作孔是吸引器，持针器从主操作孔进入（与单孔腔镜一致），此时支气管前壁进针方向最难。常用的有如下三个缝合顺序：①推荐从视野的下侧壁开始，往前侧壁连续缝合，到达超半周时，在缝线的两端另缝线打结，最后，连续缝合视野的上侧壁和后侧壁。②从视野的前下支气管壁开始，往后壁，再往上壁、前壁，依次连续缝合，最后抽紧缝线打结。③全程间断缝合，从视野的下壁开始，然后依次缝合后壁、前壁和上壁。

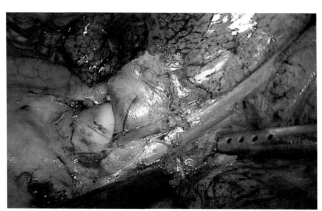

图 3.7.1　左上肺 V^{1+2} 阻挡了 A^{1+2} 的显露

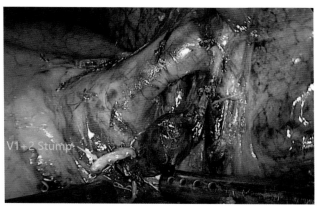

图 3.7.2　V^{1+2} 切断后，A^{1+2} 显露良好

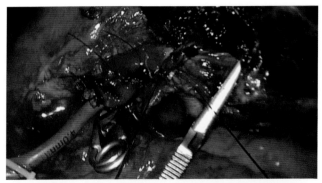

图 3.7.3 肺动脉受侵犯，两端阻断，左上支气管切开

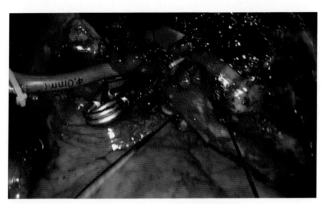

图 3.7.4 左上支气管缝合结束

3.7.2 右上肺袖式肺叶切除术

右上肺袖式肺叶切除术最为常见。相比于左上肺袖式切除，较容易操作一些。这种肺叶切除有两种顺序：其一，先常规游离及切断右上肺所有的血管，后切断右主支气管和右中间支气管，最后吻合。其二，当肺门淋巴结不易游离时，提前切断右主支气管或右中间支气管，然后完成右上肺叶切除，最后吻合。当右主支气管断端偏高不易显露时，可切断奇静脉弓，或者用橡皮条向上纵隔方向牵拉。本文介绍前一种做法。

手术步骤如下。

（1）纵隔清扫完成后，用吸引器将右上肺挡向后方，游离肺静脉、尖前支动脉，分别用 Stapler 切断。然后继续向斜裂方向显露后升支动脉，结扎切断。最后处理叶间裂。不论叶裂发育是否良好，这种方法都适用。

（2）沿右上支气管上下壁剪开右主支气管和右中间支气管，移去标本，切缘送冰冻切片检查。

（3）支气管吻合：①间断缝合法，从心包侧开始，由远及近，用可吸收强生缝线间断缝合，边距 3mm，针距 5mm，将结打在支气管外。然后缝支气管前侧壁，此处进针角度最难，支气管后壁与膜部最后缝合。②连续缝合法，推荐用 3–0 Prolene 缝线全层连续缝合。缝合顺序与间断缝合法相似：从心包侧开始，由远及近，支气管右侧壁缝合完成后，抽紧线打结，然后缝合支气管后侧壁及膜部。（图 3.7.5~ 图 3.7.9）

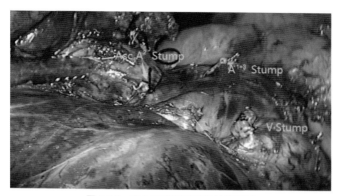

图 3.7.5　右上肺动脉及静脉处理完毕

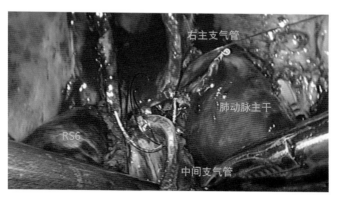

图 3.7.6　从后壁开始连续缝合

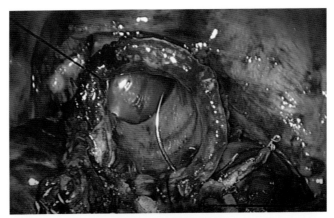

图 3.7.7　后壁缝合完毕

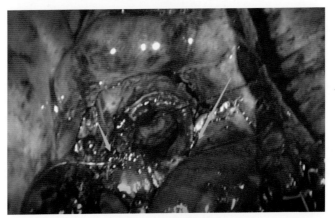

图 3.7.8　后壁先打结

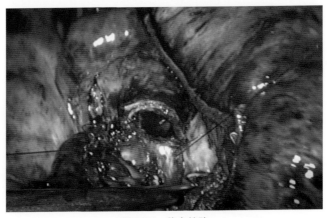

图 3.7.9　缝合前壁

王长春

达芬奇机器人手术系统的操作控制核心就是手术操作系统。该操作系统给主刀医师呈现 3D 视野，通过操纵手柄指环实现机械臂的控制与活动，同时，双脚可以通过脚踏板完成电凝、电切等一系列的操作。对主刀医师来说，达芬奇机器人手术系统显示的手术视野为 3D 图像，画面立体感强，图像能放大 10~15 倍，可以更加轻松地识别各种组织结构及空间位置，更好地进行精细手术操作，有利于神经、血管的保护。进行达芬奇机器人手术时，术者只需在手术操控系统处操作即可，操作时采取坐姿进行手术操作，减少了术者的疲劳，降低了手术医师因疲劳而犯错误的概率，保证了手术的安全性，尤其是有利于进行长时间复杂的手术。

床旁操作系统是由持镜臂、2~3 个工作臂和连接持镜臂与工作臂的腔镜及手术器械组成。操作臂可以完全模仿人手的动作，并且其活动度比人手关节更高。机器人手术器械的关节活动具有 7 个自由度，可旋转的角度也更大，在狭小的操作空间可以完成更加复杂的精细操作。手术操作系统能够自动过滤掉人手的颤抖动作，将主刀医师过大的操作幅度自动减小，操作更舒服，减少了胸腔镜手术中助手和术者协调不一致的弊端。

达芬奇机器人手术系统的 3D 成像技术能更好地显示出各组织结构的空间位置关系，而且可以根据不同的组织位置和主刀医师个人的视觉习惯，自由地放大或缩小手术视野，腔镜摄像头也是由主刀医师通过控制持镜臂来自由调整，保持提供清晰、稳定的三维立体图像，这样就实现了手眼协调性，使手术操作更加流畅与协调。

3.8.2　达芬奇机器人在肺部手术中的应用

达芬奇机器人系统于 2001 年由 Yoshino 等率先应用于胸外科手术行胸腺瘤切除术。2002 年，Melf 等率先报道了机器人辅助胸腔镜肺叶切除手术。国内最早在 2006 年，中国人民解放军 301 医院引入国内第一台达芬奇机器人手术系统，随后在国内各大医学中心广泛应用。截至 2017 年 8 月，中国地区达芬奇设备使用率实现 49% 的年手术增长率，其中胸外科手术例数共 6553 例，占总手术量的 12%。

随着达芬奇机器人手术经验的积累，目前绝大多数的肺部手术均可完成，包括肺叶切除、肺段切除、支气管袖状切除、支气管 - 肺动脉双袖成型、隆突重建等。相对于胸腔镜及开发手术，达芬奇机器人手术具有良好的 3D 视野、更加高清的显微结构暴露、更加灵活的机械臂，使得淋巴结清扫更加容易及清扫数目更多，血管的游离也更为方便。同时，达芬奇机器人手术的学习曲线更短，为复杂手术的完成也带来了一定程度的便利。

但其主要缺点也十分明显，手术费用的增加是目前达芬奇机器人手术进一步广泛应用的主要困难，同时目前的手术过程缺乏力觉回馈，手术前需要一定的装机时间。

主刀医师不在手术台，需要助手使用切割闭合器完成血管、支气管等重要结构的离断，这对助手有更高的要求。

3.8.3 手术准备

麻醉：一般采用全麻，双腔管气管插管，健侧肺单肺通气。对一些相对简单的肺部手术，如高选择性肺楔形切除，也可选择单腔管气管插管或喉罩，配合保留自主呼吸的无气管插管、无尿管、无胸管的"无管"手术，以期达到快速康复的目的。

体位：所有患者均采用健侧卧位，折刀位，双手前平举 90°，以圆枕垫在下胸部，髋部两侧固定。（见图 3.8.4 ）

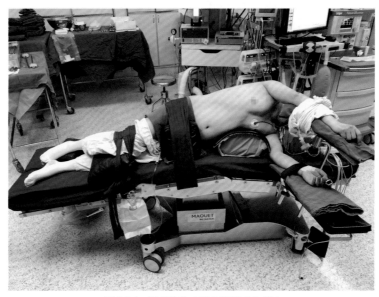

图 3.8.4　手术体位（以右肺手术为例）

切口选择：目前多采用 3 操作臂 + 小切口辅助孔，部分中心采用 4 操作臂 + 小切口辅助孔；本中心采用 3 操作臂 + 小切口辅助孔，对于腔镜孔位置，在腋中线第 7 肋间隙置入 12mm Trocar，在腋前线第 6 肋间隙及肩胛线第 8 肋间隙置入 8mm Trocar，3 个器械臂之间一般间隔 10cm，以避免器械臂之间在活动过程中相互碰撞。辅助孔根据不同肺叶的切除位置略有不同。对于中上肺叶，辅助孔选择在腋后线第 9 肋间隙；对于下肺叶手术，辅助孔选择腋前线第 4 肋间隙，切口长度一般为 3~4cm 即足够。（见图 3.8.5 ）

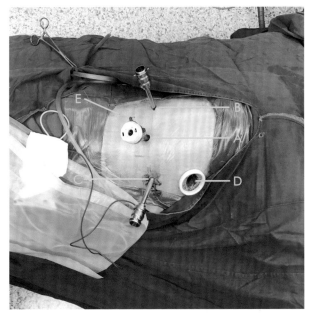

图 3.8.5 以右肺手术为例。A：腔镜孔；B：2 号臂，肩胛线第 8 肋间隙；C：1 号臂腋前线
第 6 肋间隙；D：腋前线第 4 肋间隙辅助孔；E：腋后线第 9 肋间隙辅助孔

　　器械：达芬奇机器人配套专用器械较多，肺部手术常用的器械包括单极电凝钩、双极电凝抓钳、超声刀、持针器等，患者背侧机械臂常规使用单极电凝钩，患者腹侧机械臂使用双极电凝抓钳，需要超声刀、持针器时在背侧机械臂上使用。双极电凝抓钳能很好地抓持、分离操作，在使用时比较灵活，360° 的活动角度使得抓钳能够相对轻松地分离出血管、气管等，同时在止血方面有时优于电钩。

3.8.4 手术步骤（以左下肺叶切除及右上肺前段切除为例）

1. 左下肺叶切除

　　助手在手术台上完成切口选择及器械安装，手术切口：腔镜孔腋中线第 7 肋间隙，1 号臂肩胛线第 8 肋间隙，2 号臂腋前线第 6 肋间隙，辅助孔腋前线第 4 肋间隙。（图 3.8.6）

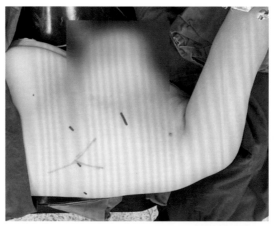

图 3.8.6　手术切口：腔镜孔腋中线第 7 肋间隙，1 号臂肩胛线第 8 肋间隙，

2 号臂腋前线第 6 肋间隙，辅助孔腋前线第 4 肋间隙

　　游离下肺韧带，清扫第 8/9 组淋巴结，逐渐打开后纵隔胸膜，往上游离至肺动脉主干，清扫第 7 组、第 10 组淋巴结。

　　打开斜裂，暴露基底段及背段各动脉分支，清扫第 11 组、第 12 组淋巴结，切割闭合器离断各动脉分支。（图 3.8.7）

　　暴露下肺静脉，予离断。（图 3.8.8）

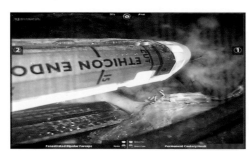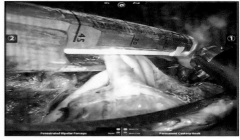

图 3.8.7　打开斜裂，暴露基底段及背段各动脉分支，清扫第 11 组、

第 12 组淋巴结，切割闭合器离断各动脉分支

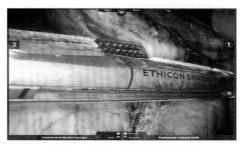

图 3.8.8　暴露下肺静脉，予离断

暴露下肺支气管，清扫气管旁淋巴结，夹闭下叶支气管，鼓肺见上肺膨胀，与离断下叶支气管。（图 3.8.9）

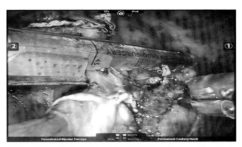

图 3.8.9　暴露下肺支气管，清扫气管旁淋巴结，夹闭下叶支气管，

鼓肺见上肺膨胀，与离断下叶支气管

2. 右上肺前段（S^3）切除

术前三维重建规划手术方式，计划保留 V^{3}b。

助手在手术台上完成切口选择及器械安装，手术切口：腔镜孔腋中线第 7 肋间隙，1 号臂腋前线第 6 肋间隙，2 号臂肩胛线第 8 肋间隙，辅助孔腋前线第 4 肋间隙。（图 3.8.10）

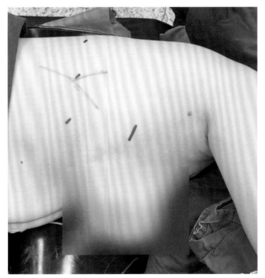

图 3.8.10　手术切口：腔镜孔腋中线第 7 肋间隙，1 号臂腋前线第 6 肋间隙，

2 号臂肩胛线第 8 肋间隙，辅助孔腋前线第 4 肋间隙

游离斜裂，暴露 V^3 血管，打开水平裂，注意保护 V^{3}b，用超声刀分别离断 V^{3}a、V^{3}c。（图 3.8.11）

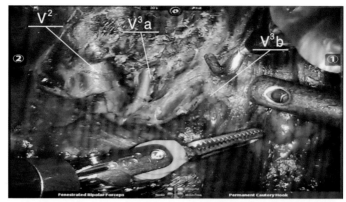

图 3.8.11　游离斜裂，暴露 V^3 血管，打开水平裂，注意保护 V^3b，用超声刀分别离断 V^3a、V^3c

游离保留 A^3 动脉各分支，用超声刀离断。（图 3.8.12）

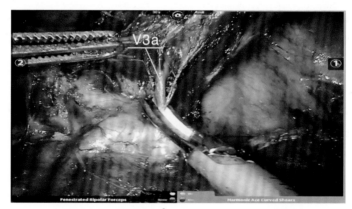

图 3.8.12　游离保留 A^3 动脉各分支，用超声刀离断

游离 B^3，切割闭合器离断。（图 3.8.13）

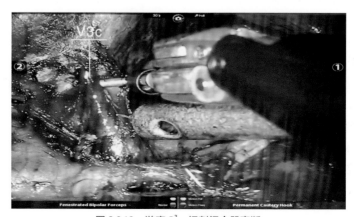

图 3.8.13　游离 B^3，切割闭合器离断

静脉注射吲哚菁绿，显露段间裂，电钩标记，以切割闭合器离断右上肺前段。（图3.8.14）

清扫纵隔淋巴结。

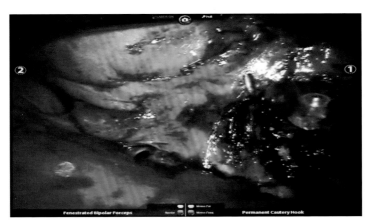

图3.8.14 静脉注射吲哚菁绿，显露段间裂，电钩标记，以切割闭合器离断右上肺前段

3.8.5 手术要点

助手：在达芬奇肺部手术中，由于主刀是在操作台进行操作，手术台上的助手需要承担更多的工作，对助手有着更高的要求。助手需独立完成手术切口、连接机械臂，术中辅助性牵拉以协助主刀暴露手术视野，在单孔下熟练使用吸引器，更换手术器械，使用切割闭合器完成血管、气管、肺部组织的离断。当胸腔探查出现粘连、术中出血或其他意外时，助手需具备一定的独立操作、快速开胸止血等能力，需要有一定的胸腔镜主刀经验才能胜任。

手术：达芬奇机器人系统给主刀提供的是3D视野，1、2号器械臂有着更高的灵活度，因此，手术路径与传统开胸手术方式相似，其手术步骤、操作手法更具有灵活性，根据不同主刀的手术习惯，单向式或传统的经肺裂操作等手术形式均可，学习曲线上也相对于胸腔镜更短。对于肺段切除，达芬奇机器人可通过荧光镜头，在肺段动静脉及支气管离断以后，通过静脉注射吲哚菁绿来显露段间裂，对比鼓肺-萎陷法，节省了等待肺塌陷的手术时间。

术中困难情况及处理如下：

- 粘连：建议先切辅助孔，如发现胸腔粘连，从辅助孔钝性分离，逐渐暴露出腋中线腔镜孔及邻近机器臂操作孔，并通过电钩逐渐分离，一般如无致密粘连，大多数胸腔粘连均可充分分开显露手术视野。

- 出血：机器人手术过程中抓钳作用非常多，对于一般情况下术中肺动脉分支出血，大多数情况下抓钳可以很及时地将出血点夹闭住，在助手使用吸引器充分暴露视野下，主刀可使用机器人持针器通过另一机械臂予以缝合。

胡　坚　　倪彭智

3.9　肺癌术后常见并发症的诊治

3.9.1　术后大出血

1. 原因

（1）肺动脉、静脉大出血。以上、下肺静脉、肺动脉干的结扎线或缝合线部分或完全脱落、滑脱这种情况尤为严重，非常紧急，但较为罕见。

（2）肋间血管破裂出血。

（3）胸壁出血、渗血。病灶与胸壁、纵隔、膈肌的粘连剥离范围广泛，或者在胸膜外剥离粘连，以及离断下肺韧带时止血不彻底所致。

（4）术中、术后凝血功能障碍或出血性疾病。某些病例可因输库存血过多，引起低钙血症及纤维蛋白原缺乏而导致凝血机制异常，血液不凝固；以及既往有血液病的患者等，皆有可能发生难以控制的大量渗血。

2. 诊断

术后胸内出血的诊断主要依靠患者的临床表现。肺部手术后的残腔，由于胸内负压的影响，常有一些血性渗液。一般来说，肺叶切除术后，24h 内平均失血量应少于 500mL。可以从闭式引流瓶中观察渗出液量与色泽。这种渗血一般多可逐渐自行停止，引流液减少、颜色变淡。对大量出血者，要根据出血量、出血速度和患者体质，做出正确诊断。首先，如果瞬间出现严重休克甚至心搏骤停，或引流瓶内突然涌出大量血液，应考虑有大血管破裂，必须迅速做出诊断，以便抢救。其次，若在一定时间内出血量较多，要积极排除患者是否有进行性出血。进行性出血的诊断依据：一是失血性休克逐渐加重，可表现为脸色苍白、冷汗、四肢皮肤湿凉、血压下降、脉搏细速、呼吸困难、尿少等。体格检查可有患侧肋间隙饱满，纵隔移位，气管移向健侧，胸部叩诊实着，呼吸音消失或减弱等。二是经输血、补液等积极治疗，血压不升或上升后又迅速下降。三是一般术后 24h 内胸腔闭式引流量可有 150~700mL。若 4h 内超过 1000mL，或每小时超过 200mL、持续 3h 以上，而且有休克倾向，提示胸内有活动性或进行性出血。引流量增多的现象发生在术后 10h 以后，则以胸内渗血的可能性大。若测定胸水中血红蛋白的含量超过 5g 或接近全血，亦提示有出血。四是重复检测血红蛋白、红细胞计数及血细胞比容等。若其动态变化有逐渐减低的趋向，提示活动性出血。有时需进行出血及凝血时间测定、血小板计数、凝血酶原时间与纤维蛋白原测定等检查，这些检查都有助于胸内出血的判断。五是肺和纵隔受压症状加重，严重影响呼吸循环功能。X 线检查胸内阴影继续增大。一般每增大 1 个肋间，胸内积血量可增加 150mL，此数可作为补充血容量的参考指标。

3. 处理

严密观察出血量及出血速度。保持胸腔引流管的通畅，使胸内积血得以完全排出。如果疑为肺部大血管破裂，应立即经原切口紧急进胸止血。要积极输血，迅速补充血容量。对术后渗血较多的病例，应给予适量输血，并静脉注射有效的止血药物（如氨甲苯酸、维生素 K$_1$、凝血质及葡萄糖酸钙等）。如果经过积极输血，血压仍不能维持在正常水平；单位时间内胸腔引流量不减少，并有休克的倾向，应积极考虑及时剖胸止血。如果胸内渗血已凝成大量血块，严重压迫心肺，影响心肺功能，应及早开胸清除胸内积血或血块，解除对心脏、大血管和肺的压迫，并可防止术后因血块诱发的胸腔感染。同时予以仔细止血，并观察一段时间直至确实无明显活动性出血后，放置胸腔闭式引流管，逐层关胸。术后仍应按估计的失血量补充全血，适当补钙（输2单位库存血，补 1g 钙剂）。维持尿量在每小时 40mL 以上。为防止胸内感染，应给予适量有效的抗生素。

3.9.2 术后心律失常

肺手术后心律失常较为常见，发生率为 3%~50%，平均发生率为 20% 左右。严重者容易导致心源性休克，增加死亡率。中国医学科学院肿瘤医院胸外科报道心脏并发症为 30 例次，占并发症总数的 1.1%（30/271）（第 2 位）。

1. 原因

（1）50 岁以上的患者常合并有冠状动脉供血不足，术后因心肌缺氧而导致传导系统功能障碍。据报道，70 岁以上者有 40% 术后发生心律失常。

（2）手术范围扩大，手术创伤严重。例如，解剖纵隔能增加迷走神经的张力；在心包内结扎肺血管，术后心律失常的发生率高。Mowry 报道肺手术 574 例，肺叶切除仅 3% 发生心律失常，而全肺切除则为 19%；其中，左全肺切除为 14%，右全肺切除为 23%。

（3）麻醉及手术中缺氧可提高血液循环中儿茶酚胺的浓度，增加心脏的应激性，容易诱发心律失常。

（4）水、电解质失衡，如低血钾、酸中毒等。

2. 诊断与处理

发生心律失常的患者的临床表现为突发的心慌、气短、胸闷、恐慌、烦躁不安。体检发现血压不稳、心律失常及脉率不整。根据心电图进行诊断并确定类型。一般的心律失常，多能自行纠正。有时，心律失常呈一过性或阵发性，应密切观察。顽固的心律失常降低心排血量，影响循环功能，可导致心室纤颤或心搏骤停等严重后果，要及时防治。①窦性心动过速，是最常见的。多因术后疼痛、低血容量、脱水、缺氧、发热或因使用各种药物所致。处理原则是治疗病因，使心率恢复正常。如由于心力衰竭伴有低血压，宜静脉注射速效洋地黄制剂，如毛花苷 C。②房性期前收缩，少数导致心房纤颤。若未影响心室率，一般可以不必处理。③心房纤颤，比较少见。快速心房颤动可引起心排血量降低，使心、脑、肾等生命器官缺血。宜充分供氧，静脉注射毛花苷 C，以控制心率，改善症状，维持正常血压。多数可自动恢复为窦性心律，少数需要电转复心律。④室性期前收缩，少见。容易导致心房纤颤、室性心动过速或心室纤颤。如果术前没有多发多源室性期前收缩，而只在术后发生，多为不祥之兆，应积极处理。治疗措施包括立即充分供氧，静脉推注利多卡因 100~200mg，必要时以 2~4mg/min 的速度静脉滴注维持（5% 葡萄糖溶液 500mL 加利多卡因 400mg）。必要时可电击转复心律，但宜请有经验的心血管内科医师协助处理。⑤室上性心动过速。室率快，可伴有心房纤颤。对未用洋地黄者，可给予洋地黄治疗，以降低心率。由于洋地黄治疗量与中毒量很接近，有人主张配合应用小剂量心肌抑制药，如普萘洛尔 0.5~2mg，静脉注射，以抑制窦房结到房室结的传导，减慢心率，改善心排血量，增加冠状动脉供血。但是，对房室传导阻滞、重症肺动脉高压及充血性心力衰竭者，禁忌应用普萘洛尔。遇有顽固性室上性心动过速时，药物治疗无效者，可采用电转复心律。⑥室性心动过速，是严重的心律失常。如不及时处理，可迅速导致心室纤颤或心搏骤停。宜立即给予利多卡因 200mg 静脉注射，应用心电图监护。必要时重复注射 50~100mg，直到恢复窦性心律，继续用利多卡因 2~4mg/min，静脉滴注维持。对于顽固性室性心律，药物治疗无效者可采用电转复心律。

3. 预防

术前准备。对伴有严重慢性支气管炎或慢性阻塞性肺疾病者，要做全面肺功能检查。停止吸烟 1~2 周。配合应用支气管扩张药雾化吸：①体位引流、鼓励深呼吸、吹气球及应用抗生素等，可减少痰量，避免因支气管痉挛引起缺氧而导致心律失常。②预防性应用抗心律失常药物，对原来有心脏病的患者，要做全面的心脏功能检查。肺手术前常规进行洋地黄化，适用于 60 岁以上伴心脏扩大、心力衰竭、高血压或冠心病的患者。但要注意补钾，因为低钾容易发生洋地黄中毒。

3.9.3 术后心肌梗死

术后心肌梗死是最严重的心脏并发症之一。国内一组 1721 例肺切除术后发生心肌梗死 6 例，占并发症总数的 2.2%（6/271）。

1. 原因

（1）高龄。根据文献报道统计，接受肺手术患者的年龄超过 35 岁者，心肌梗死的发生率为 1%~3%，心电图显示缺血图像者占 5%~10%。

（2）冠心病或心肌梗死病史。手术创伤可增加心脏负担，减少心排血量，导致冠状动脉缺血，严重影响冠状动脉血流血氧供需之间的关系。如果术前曾患高血压、冠心病等，术后发生心肌梗死的可能性将有不同程度的增加（约10%）。另有约40%的患者的心电图显示缺血图像。

（3）麻醉、手术、肺部疾病史等导致缺氧。术中、术后缺氧或心律失常、血容量降低所致的低血压，可以减少冠状动脉血流，导致冠状血管急性阻塞，引起心肌急性坏死。另外，由于原有的肺部疾病、麻醉药抑制呼吸，以及肺切除术后通气不足或肺不张等，可以导致仅有血流而无通气的肺内异常静脉－动脉分流，通气与血流比率失调，造成严重缺氧，间接引起心肌梗死。

2. 诊断与处理

对于手术后原因不明的低血压、休克等，应高度怀疑心肌梗死。因为这些是心肌梗死最早的临床表现。由于术后常规应用镇痛药物，极易掩盖心绞痛症状。因此，心肌梗死的诊断主要依靠心电图。治疗包括安静休息、充分供氧、维持血压、控制心律失常等。应加强心电监护。对于心绞痛，可给适量的哌替啶或吗啡镇痛。如有条件，从股静脉插入漂浮（Swan-Ganz）导管以监测肺毛细血管嵌楔压和左心室舒张末压，提供补液，应用洋地黄或抗心律失常药物的指标。正常左心室舒张末压应是12mmHg以下，心肌轻度损伤时左心室舒张末压是12~20mmHg，严重损伤时左心室舒张末压>20mmHg。以上治疗无效时，可安放主动脉内气囊反相搏动器。最后，根据左心功能及其他具体情况，酌情进行择期或急症冠状动脉旁路移植术。当心室喷射率（正常是0.6）下降到0.2时，提示左心功能严重损害，不宜手术。

3. 预防

（1）术前发现心功能差或心脏扩大者，要给予预防性洋地黄化治疗。

（2）术前应积极治疗贫血、维持水和电解质平衡以及纠正心律失常。

（3）围术期要尽量保持血压平稳，避免发生休克。要充分供氧，及时适量输血、补液，积极改善心脏功能。

3.9.4 术后心力衰竭

1. 原因

（1）既往心脏代偿功能差，输液过多或过快导致心功能急剧下降。

（2）心脏传导系统功能障碍导致心律失常。

（3）冠状动脉缺血、心肌梗死。

（4）麻醉或手术过程中因各种原因引起的心肌缺氧、电解质紊乱等降低心肌收缩力。

（5）手术后影响心脏负荷的其他并发症。

2. 诊断

肺癌外科手术后发生的心力衰竭多为急性左侧心力衰竭和（或）右侧心力衰竭两种。慢性右侧心力衰竭偶见。左侧心力衰竭主要表现为肺循环充血，如呼吸困难（包括活动后呼吸困难、端坐呼吸及阵发性夜间呼吸困难 3 种类型），急性肺水肿（咳粉红色泡沫样痰、咳嗽、咯血、两肺底可听到细湿啰音等）。右侧心力衰竭主要为体循环充血的表现，如腹胀、少尿、呕吐、颈静脉怒张、肝大、胸腔积液和腹水等静脉压增高的表现。

3. 处理

（1）有效应用强心药物。洋地黄类药物能增强心肌收缩力，使每搏量和心排血量增加，同时直接抑制房室结和房室束的传导，间接兴奋迷走神经使房室传导功能减低，减慢心室率，降低心腔内的舒张压，改善心室充盈，降低静脉压，提高心肌的工作效率。适用于 2 周内未用过洋地黄类药物，或虽曾用过但估计其作用已经消失的术后急性心力衰竭，以及术后发生心律失常的患者，如心房纤颤、心室率快或非洋地黄引起的室上性心动过速。使用时以 25%~50% 葡萄糖溶液 20mL 稀释，然后缓慢静脉注射，时间不得短于 5min。常用毛花苷 C（西地兰），每支含 0.4mg，静脉注射后 10min 开始有效，1~2h 作用达高峰。其效用减弱迅速，1~2d 毒性消失，3~6d 内作用完全消失。饱和量为 1.2mg。对于成年人，可先给 0.4mg，必要时，过 2~4h 再给 0.4mg，以后根据病情再给 0.2mg，直到出现满意疗效。

（2）利尿药的应用。利尿药通过增加肾小球的滤过或减少肾小管对钠盐的重吸收而增加尿量，减少血容量，减轻心脏负荷。对急性心力衰竭，如肺水肿，常用的快速利尿药有呋塞米或依他尼酸钠（利尿酸钠）。中度至重度心力衰竭，可合用氢氯噻嗪（双氢克尿塞）和氨苯蝶啶。在利尿的同时，要注意低钾、低钠和低氯性代谢性碱中毒。常用应用快速利尿药，主要作用于近曲小管和享利襻上升支，抑制钠的重吸收，增加排钾、排氯。用依他尼酸钠 25~50mg 或呋塞米 20mg，以高渗葡萄糖溶液稀释后静脉注射，15min 起作用，1~3h 达高峰，持续 6h。口服剂量同静脉注射，每天 1~2 次。口服容易吸收，利尿作用开始于 1h 内，2~4h 达高峰，持续 6h。每排尿 500mL 时要补充氯化钾 1g。

（3）血管扩张药物的应用。常用硝酸甘油类药物，如硝酸甘油加在生理盐水中持续静脉泵入，以控制动脉血压在正常范围内为前提。

4. 预防

为了增强心脏功能，手术前可适当给予能量合剂（葡萄糖、胰岛素、氯化钾、维生素 C、辅酶 A、肌苷等），保护心肌。如有水电解质紊乱、心律失常等应予以纠正。对于复杂的肺部手术，术中和术后要限制补液量。Hutchin 认为，肺切除特别是全肺切除后补液容易过量。Roth 也观察到，发生肺水肿主要是由于水钠过多。因此，必须高度重视补液的速度和容量。

3.9.5　术后肺水肿

1. 原因

（1）各种原因引起的缺氧，如术中低血容量性休克、呼吸道梗阻、术后肺不张或通气不良。

（2）输血、补液过多、过快，以全肺切除术后尤为多见。

（3）左侧心力衰竭。

（4）肺毛细血管静水压升高，常见于补液过量、冠心病引起的左心功能不全或二尖瓣狭窄导致的肺静脉高压。

（5）血浆胶体渗透压降低，见于营养缺乏、低蛋白血症或术后只补给非胶体液体。

（6）肺的组织间液静水压增高。组织间液静水压主要来自肺泡壁的反冲力。肺泡内衬有一层肺泡表面活性物质，通过减低肺泡表面张力，保持组织间液静水压稳定在 $-12\sim-10mmHg$。各种原因引起的缺氧能减少肺泡表面活性物质的合成和储存，肺泡的表面张力继而增高，周围组织的负压显著增加，组织间液明显增多。

（7）肺毛细血管壁渗透性增加。由于休克或缺氧，沿肺毛细血管内皮聚集的纤维素、白细胞和血小板释放血管活性物质与溶酶体酶。后者能增加肺毛细血管壁的渗透性，血浆蛋白透过毛细血管壁进入组织间，提高组织间液的胶渗压，使大量水分从毛细血管出来，形成急性肺水肿。

2. 诊断

（1）早期，有轻度呼吸困难。液体从肺毛细血管到组织间隙，经肺泡隔到达包绕在小气道和血管周围的疏松结缔组织。由于淋巴系统的引流，液体不会聚集在肺泡周围，所以仅轻度影响气体交换，但肺顺应性减低。

（2）后期，临床表现显著，有高度呼吸困难。发绀、咳粉红色泡沫样痰，肺野可听到湿啰音。肺泡内有液体把肺泡表面活性物质漂浮起来，增高肺泡表面张力，一方面，组织间液静水压增高，从肺毛细血管内大量吸出液体，形成严重的肺水肿，导致呼吸耗能增加，肺顺应性更低；另一方面，肺泡萎陷甚至不张，出现由右到左的分流，严重影响气体交换，导致组织细胞明显缺氧。但是，对于这两个方面，机体还有代偿机制来缓冲，如增加心排血量，设法更有效地从血红蛋白分子中摄取氧气等。如果这种代偿机制耗竭，就需要机械辅助呼吸。

3. 处理

（1）充分氧疗，改善 PaO_2。

（2）控制输血、补液量和速度，有条件时可采用漂浮导管，使输液量和速度比较恰当，防止肺静脉高压。

（3）对于成年人，肌内缓慢注射吗啡 5~10mg，必要时 10~15min 后可以再注射 5mg。

（4）快速利尿，可用呋塞米 20~40mg 静脉推注或肌内注射，或 20% 甘露醇 250mL 静脉快速滴入。

（5）应用洋地黄制剂。

（6）给予大剂量有效抗生素，以控制感染。

（7）呼吸机治疗：肺水肿时应用呼吸机的指标为呼吸频率高于 35/min；肺活量 <15mL/kg；PaO_2 低于 60mmHg；肺泡动脉压力阶差 >450mmHg。

（8）吸入纯氧显示严重肺内分流；$PaCO_2$>55mmHg，表示由于呼吸功率增高、肺顺应性降低，导致呼吸肌疲乏，引起肺泡通气不良。

3.9.6　术后肺栓塞

术后肺栓塞是严重并发症之一，临床罕见。中国医学科学院肿瘤医院胸外科 2004 例肺手术患者中共发生 4 例，全部死亡。栓子来自静脉栓塞。近来有人用碘纤维蛋白原标记 40 岁以上患者，显示 35% 有静脉栓塞，但形成肺栓塞者只有 0.57%。

1. 原因

约在 100 年以前，Virchow 就认识到血管内栓子是由于血流停滞、血管壁损伤及凝血机制改变 3 个因素形成。肺癌术后肺栓塞的主要因素包括以下。

（1）术后长期卧床，尤其是侧卧时，一侧肢体压迫另一侧肢体，阻碍正常的静脉回流。

（2）高凝状态。术前难以预计，机制不明。此外，也可能与老年、心脏病和癌症有关。通过尸检证明，肺栓塞 85% 以上来自下肢静脉，只有 5% 来自盆腔静脉或上肢浅静脉。栓子多从浅静脉延伸到深静脉，然后到肺动脉。

静脉栓塞的归转有三：一是自溶，约占 50% 以上。Flance 术前给患者做 ^{125}I 标记纤维蛋白原系统扫描，发现术后第 1 天 29 例有静脉血栓，第 2 天只有 16 例。Lipchik 通过给患者做深部静脉造影 23 例，发现 2 周内有 10 例栓塞阴影完全消失。二是形成肺栓塞。尸检证明，静脉栓塞形成肺栓塞者约占 1/3 以上。三是粘在静脉壁上，被静脉瓣截留，成为机化栓子。

2. 诊断

肺栓塞的临床表现主要与肺动脉的机械性梗阻密切有关，而与神经反射和体液机制的关系仅居次要位置。因此，栓子的直径大小和数目必须重视。肺动脉堵塞若超过肺动脉内径的 50%~70%，容易致死，50% 的病例死于 15min 以内。其猝死的原因是肺高压、右侧心力衰竭、心排血量锐减、脑及冠状动脉血流减少、缺氧及不可逆性休克。最常见的症状是呼吸困难。由于肺动脉梗阻、通气与血流比率明显增高（正常是 0.8），患者虽有通气，但气体交换差，等于扩大了无效腔，无异于增加了静脉 – 动脉分流，即右到左的分流，使肺静脉血和体循环的动脉血一直处于低氧状态。有人观察到，栓塞在右肺动脉内，则右肺动脉的血量减少，右肺静脉的血液可以得到充分的氧合，而左肺动脉的血量相对增多，左肺静脉的血液反而处于低氧状态，不能为右肺静脉血所代偿。小的栓子也可以引起呼吸困难，这是由于神经反射，或从血块或肺组织中释放 5-羟色胺或组胺，引起支气管痉挛所致。其次是胸痛。多数表现为正中部胸骨后疼痛。约有 1/3 的肺栓塞病例难与心绞痛相区别。在边缘部位的肺栓塞可以在呼吸或咳嗽时引起胸膜刺激性疼痛，但此时 X 线片上却看不到实变。

其他症状如咯血，提示肺毛细血管膜极度缺氧，造成坏死和出血。往往有刺激性咳嗽，也有痰中不带血者。梗死区域的肺组织继发感染，则形成肺脓肿。如果梗死部位比较表浅，可形成脓胸，常伴有支气管胸膜瘘。May 报道，感染性肺梗死的死亡率高达 62%。

肺栓塞的体征有发绀和休克。Sasahard 认为，由于有不同程度的肺动脉高压，所以肺动脉瓣区第二音可有亢强和分裂。当肺动脉压高于 30mmHg 时，右心室舒张压往往大于 6mmHg，临床上显示右心室衰竭，可以听到三尖瓣关闭不全所致的收缩期杂音。由于右心房压力高，可致颈静脉压上升，肝颈反流征阳性。

Coon 总结尸检肺栓塞 567 例，发现患者存活时确诊者只有 9.3%。呼吸困难伴有胸痛及咯血，常误诊为肺癌。正中胸骨后疼痛及低血压很像心肌梗死的症状。休克往往误诊为革兰阴性细菌引起的败血症。为了对这种严重并发症能够做到尽早诊断和治疗，现将辅助诊断方法分述如下：①X 线检查胸部平片显示肺纹理减少。在大块栓塞时，可见到肺动脉近端扩张。X 线片显示肺浸润、胸腔积液及膈肌抬高。②放射核素扫描。用碘标记大颗粒白蛋白静脉注射，进行阴性扫描，可见沿肺野侧缘有新月形缺损。假阳性可见于先天性肺动脉畸形、脓胸、炎症，或肿瘤压迫肺动脉引起肺高压或肺不张等。为了进一步进行鉴别诊断，可以分别做灌注扫描和通气扫描。通气扫描是吸入放射性核素，如氙，肺栓塞时显示异常的灌注扫描和正常的通气扫描。假阳性只见于肺实质病变。③肺动脉造影，是一种最可靠的诊断方法。注射血管造影剂到右心或肺动脉，X 线显示充盈缺损即可确诊。④血气分析。如果肺灌注减少，$PACO_2$ 必定下降，$PaCO_2$ 与 $PACO_2$ 的压力阶差显著缩小，说明存在肺栓塞。

3. 处理

（1）抗凝治疗。肝素每次 5000U，以 5% 葡萄糖溶液或生理盐水 100mL 稀释，静脉慢滴，每 4 小时 1 次。要维持凝血时间是正常的 2~2.5 倍（试管法，正常是 5~10min）。如果发生出血，可用硫酸鱼精蛋白 50~100mg 中和或对抗肝素。华法林，第 1 天 25mg，第 2 天 10~15mg，以后用维持量 2.5~10mg。用药 3d 后有效，第 4 天达高峰，可持续 4 周有效。要维持凝血酶原时间延长为对照值的 15~20 倍。如有出血，可用维生素 K1 对抗。

（2）溶栓药。链激酶和尿激酶通过促进形成胞质素而起溶栓作用。有人通过肺动脉扫描造影及右心室测压等，已在试验室证明溶栓效果满意，但尚未在临床上广泛应用。

（3）外科治疗。Poak 报道肺栓塞 458 例，应用肝素或华法林之后，发生多发性肺栓塞者仍有 8%；17 例未用药物治疗者，竟高达 47%。因此，对肺栓塞还要酌情考虑外科手术，常用方法如下。

下腔静脉阻断术：①指征。肺栓塞病例应用抗凝治疗无效，或忌用抗凝者。②手术方法。腹部正中切口或右肋下斜切口。在十二指肠第二段外侧找到肾静脉远端，要注意避免损伤第 1 腰椎静脉。结扎左侧卵巢静脉或汇入左肾静脉的左精索静脉。然后用 1 把钳子夹闭下腔静脉，关腹。③术后处理。卧床，抬高下肢 2d，穿弹性袜子下床走动 10d；手术当日开始用华法林，维持 6 周。④效果。完全阻断后，有 2.9% 因休克而死亡，部分阻断者没有死亡；下腔静脉完全阻断后，肺栓塞的复发率约为 1.3%。

肺栓子取除术：1924 年，Kirschner 成功完成该类第 1 个手术。1942 年，Sharp 在体外循环下手术成功，至 1971 年总结 306 例，手术成功率为 52%。术中除了直接切开肺动脉，取出栓子以外，还要仔细按摩肺，使更多的碎栓子及牛奶样物质从肺实质中挤回肺动脉，一并取出。术后危险的并发症是肺泡和气管内出血以及肺顺应性降低，目前认为，这可能是由于重新灌注已缺血的肺所致。

4. 预防

防止深静脉血塞形成，是预防肺栓塞的重要环节。

（1）防止静脉血流淤滞，让患者抬高下肢，鼓励患者早期下床活动锻炼及进行床上活动。用弹性绷带包扎下肢，减少静脉血液淤滞在静脉池，加速静脉回流。

（2）避免静脉内膜损伤。静脉栓塞多见于外伤和医源性损伤。行静脉切开时，不要挤压静脉，只许用镊子夹持血管的外膜。要用细针做外翻缝合。静脉输液时尽量不用高渗性或刺激性药物。若要用这类药物，最好插硅胶管深达下腔静脉，以便稀释药液，减轻刺激。

3.9.7 术后心疝

心包内处理肺大血管进行全肺切除术者，发生此并发症较多。而且，一旦发生，则死亡率较高，达 50% 以上，应高度重视。此种并发症的发生主要与心包缺损的大小有关。右侧心疝引起腔静脉梗阻，出现发绀、颈静脉怒张、肝大、腹水、静脉压升高等临床表现。左侧心疝引起左心室受压，出现心率快、体克和心搏骤停等。心疝一般于术后短期内出现，应立即进行胸部 X 线摄片加以证实。如果诊断明确，应立即手术整复，可用阔筋膜或胸膜瓣修补心包缺损。

3.9.8 术后呼吸衰竭

呼吸衰竭是指在静息呼吸下不能维持正常的动脉血氧和二氧化碳分压。如果机体能够代偿，只有一般缺氧和二氧化碳潴留的症状，称为慢性呼吸衰竭。PaO_2 低于 60mmHg 时，失去代偿能力，有显著缺氧和呼吸性酸中毒的危重症状，称为急性呼吸衰竭。

1. 以通气功能不全为主的呼吸衰竭

以通气功能不全为主的呼吸衰竭指外呼吸衰竭，是空气进入肺部和气体从肺部排出受到影响。此时，肺泡有效通气量不足，使肺泡氧分压降低，二氧化碳分压增高，导致肺泡与肺毛细血管之间氧和二氧化碳压力阶差缩小，由通气不足引起的缺氧和二氧化碳潴留同时存在。常见于：

（1）胸廓病变，如手术后胸痛、胸廓成形、胸膜粘连、术后血胸、气胸等（尤其是全肺切除之后对侧胸部因胸腔穿刺或肺大疱破裂引起的气胸），影响胸廓活动和肺的扩张，引起有效通气不足，吸入气体分布不均，严重影响气体交换。

（2）呼吸道病变，如呼吸道分泌物或异物阻塞所致的肺不张，麻醉和手术所致支气管痉挛引起气道阻力增加、通气不足及气体分布不均匀，以上因素造成胸壁、胸膜腔、气道、肺等部位的阻力增加，肺的扩张并不能克服这种阻力，称为通气衰竭。

2. 以换气功能不全为主的呼吸衰竭

以换气功能不全为主的呼吸衰竭指内呼吸衰竭，是肺泡和组织之间的气体交换受到影响。主要是由于通气与血流比率异常，导致静脉动脉分流及弥散功能障碍，引起以缺氧为主，二氧化碳潴留不明显的临床表现。常见于：

（1）肺组织病变，如术前肺功能差，术后病灶播散（结核、癌肿），晶体液补充过多、过快所致的肺水肿，肺部广泛性炎症，手术所致的肺挫伤或肺组织切除过多，肺泡有效面积减少等。在全肺切除结扎肺动脉时，可出现肺动脉高压，导致肺实质不能代偿正常生理需要的气体交换。

（2）静脉动脉分流，如肺内分流，使部分静脉血掺入动脉血，造成组织缺氧。

（3）左侧心力衰竭，如术后心肌梗死。

以上因素都能使气体交换发生障碍，造成肺换气功能衰竭。

3. 诊断

（1）发绀，是缺氧的典型表现。一般情况下，由于氧离解曲线的特性和红细胞增生，人体对缺氧有代偿能力。直到严重缺氧，而且动脉血氧饱和度低于 75% 时，才出现发绀。口唇或口腔黏膜的血流量较大，瘀血机会少。若这些部位出现发绀，提示有明显缺氧。出现发绀之前，轻度缺氧往往容易被忽视，例如术后肺不张早期，可以只有胸闷和心悸。重度缺氧可出现脑症状，如烦躁不安、神志恍惚、谵妄、昏迷或抽搐。晚期则有肝肾功能损害、消化道出血等。

（2）精神及神经症状，是二氧化碳潴留的典型表现。动脉血二氧化碳分压（$PaCO_2$）超过 50mmHg 时就有症状。早期有头胀、头痛、睡眠颠倒等。如 $PaCO_2$ 超过 80mmHg，患者即处于垂危状态，表现神志淡漠、昏迷。根据引起术后呼吸衰竭的原因，结合缺氧和二氧化碳潴留的临床表现，不难诊断。但要进一步了解呼吸衰竭的性质和程度时，必须做血气分析。

（3）血气分析，包括动脉血氧含量（正常值为 20.3%）、动脉血氧饱和度（正常值为 96.2%）、动脉血氧分压（正常值为 95~100mmHg），动脉血二氧化碳分压（正常值为 40mmHg）及二氧化碳结合力（正常值为 21~28mmol）。由于二氧化碳的弥散能力强，所以动脉血二氧化碳分压可以反映肺泡气二氧化碳平均值，是衡量通气功能可靠的指标。在正常情况下，动脉血氧分压可以反映肺泡气的氧分压。动脉血氧分压与肺泡气氧分压的阶差越大，提示肺泡膜弥散障碍或静脉 - 动脉分流越严重，是衡量换气功能的可靠指标。

4. 处理

（1）纠正缺氧。供氧是一项重要的应急措施，因为严重缺氧可引起人体重要组织细胞（尤其是脑组织）的不可逆性损害。在紧急情况下，一时尚来不及增加通气量，吸氧的效果还是满意的。因为这时氧分压与氧饱和度的相互关系是处于氧离曲线的陡直部分。氧分压稍有增高，氧饱和度就可有大幅度提高，如氧分压从 20mmHg 增高到 40mmHg，氧饱和度就从 30% 提高到 70%，所以缺氧就可有明显改善。缺氧不伴有二氧化碳潴留者，吸入高浓度氧即可纠正缺氧；而缺氧伴有二氧化碳潴留者，不宜用高浓度氧吸入，需要增加其通气量。鼻导管给氧是一种简便而实用的低浓度供氧法。导管宜柔软，其尖端和端侧应有小孔，以分散气流。插入的长度以从鼻翼到耳垂为度，深度应达软腭水平。氧流量与吸入氧浓度的大致关系如下：吸入氧（%）=21+4× 氧流量（L/min）。例如，氧流量为 1.5L/min，则吸入氧浓度 =21+4×1.5=27%。患者往往不能耐受氧流量高达 6L/min，所以鼻导管给氧的浓度一般不超过 50%。对于以换气功能不全为主的患者要加压供氧，用加压供氧的方法，氧浓度可高过 95% 以上。有条件时，可以使用高压氧舱给氧。

（2）增加通气量。一是应用呼吸中枢兴奋药物，通气功能不足伴有神志不清者，在保持呼吸道通畅的情况下，可先用尼可刹米 0.375~0.75g 静脉推注，以后用 3.75g 加入 5% 葡萄糖溶液 500mL 中，静脉滴注，结合吸氧治疗，疗效满意，多数很快清醒。神志清醒之后，通过鼓励自主呼吸，面罩加压给氧呼吸，积极咳痰，以改善通气。也可以应用洛贝林、咖啡因、二甲弗林（回苏林）、戊四氮、但它们的不良反应比较多，如烦躁不安，面部肌肉颤动，甚至抽搐等。二是气管内插管或气管切开。凡呼吸衰竭患者伴有昏迷，经用呼吸中枢兴奋药无效，应及时采用气管内插管。插管方法简便，可以减少呼吸道无效腔，增加有效肺泡通气量，也有利于吸出呼吸道内的大量分泌物，进行气管内药物滴入治疗等。带气囊的气管插管既可以防止由于呕吐物或口咽分泌物误吸而引起窒息或吸入性肺炎，又便于加压呼吸。为了避免气囊长期压迫气管黏膜而引起坏死，必须定期放松气囊。松开之前，要先吸净口咽分泌物。插管后，要定期用无菌操作技术分别吸尽呼吸道的痰液和口咽的分泌物，手法要轻柔。吸痰以后，随即给予加压辅助呼吸，以增加通气量。患者清醒之后，往往不能继续耐受气管内插管，应该及时拔管。必要时，可改用气管切开。但气管切开以后要加强护理工作，严格无菌操作，对吸入的气体湿化和加温，以及充分吸引分泌物等。三是辅助呼吸。系应用人工或机械方法使空气或氧气进入肺泡，以增加通气量。凡有严重缺氧和二氧化碳潴留（$PaCO_2>50mmHg$）的昏迷患者，自主呼吸微弱或有肺水肿的患者，均可应用正压辅助呼吸常用的方法，有口对口呼吸、气囊加压和自动呼吸器 3 种。供氧之后仍有二氧化碳潴留者，宜用定量型人工呼吸器。

（3）控制感染，是减轻阻塞性通气障碍的一项重要措施。因为呼吸道感染可以引起细支气管黏膜水肿、充血，加重呼吸功能不全。常用的措施包括：应用有效而足量的抗生素，排痰，鼓励、帮助患者咳痰，保持足够的液体入量，蒸气或雾化吸入，应用祛痰药及体位引流等。

（4）其他。如病因治疗，纠正酸中毒，必要时给予强心利尿药物及补充胶体等。

3.9.9　术后肺不张

1. 原因

术后肺不张是肺叶切除术后最常见的并发症，主要是由于支气管内分泌物增多或有积血，术后因滥用大剂量镇痛药而抑制了呼吸道的纤毛运动，或术后胸部剧烈疼痛限制了呼吸运动和排痰动作，不能有效地咳嗽排痰，痰液堵塞支气管、引起通气不良和感染，使肺泡有效通气量减少，导致余肺发生肺不张。

2. 诊断

多发生于术后 48h 内或第 2~5 天。

初期，体温升高，有胸闷、气急、心悸等症状。以后，呼吸困难逐渐加重，有不同程度的发绀及烦躁不安，听诊可有啰音或管型呼吸音。肺不张时，叩诊呈浊音，呼吸音明显减弱，气管可移向患侧。X 线胸部透视或摄片可以确诊。

3. 处理

术后肺不张一般发展迅速，病情危急，必须早诊、早治。处理的原则是排除堵塞在不张部位支气管口的分泌物，使肺复张。

（1）积极帮助咳痰。要对患者耐心解释排痰对术后肺不张具有重要的治疗作用，取得患者的全面合作。医护人员用手固定患者的伤口，让患者深吸气后用力咳痰。同时，给予蒸气吸入，使支气管内分泌物的颗粒变小，便于排出。给祛痰药，如氯化铵合剂，每次 10~20mL，每天 3 次。

（2）鼻导管吸痰，是可以在床边防治肺不张的好方法。先将鼻导管从鼻孔插到咽后壁，然后左手垫一块纱布，将舌头尖端捏紧牵出口腔外面，右手推送鼻导管，当患者深吸气时，迅速将鼻导管送过声门。由于机械刺激作用，患者随即咳嗽排痰。咳完之后，可从气管内滴入少许溶痰药，如乙酰半胱氨酸、碳酸氢钠、抗生素及支气管解痉扩张药，然后拔除鼻导管。

（3）纤维支气管镜检查，可以在直视下进行吸痰、滴药、冲洗及供氧。可以经口腔放一外导管，便于间断插入纤维支气管镜吸痰。吸痰之前吸氧 5min，每次吸痰不超过 15s，吸痰后继续给氧。应同时向气管内滴入药物。

（4）气管内插管，气囊加压胀肺。经插管吸痰后，连接呼吸囊，挤压呼吸囊，使堵塞在支气管的分泌物化整为零，粉碎之后形成小颗粒，进入远端支气管，然后吸痰，使肺复张。

（5）呼气终末正压呼吸（positive expiratory end pressure，PEEP）。呼吸生理试验证明，维持呼气终末正压有利于气体在肺内的均匀分布和交换，使一部分因术后肺不张而失去通气功能的肺泡在正压的情况下重新扩张，可以增加功能残气，从而提高动脉氧分压和血氧。在呼吸器（最好是定量型）呼气阀门的出口用内径 1~2cm、长40~60cm 的导管接通到水瓶内，导管进入水平面下的深度就是 PEEP 的数值，一般采用 3~8cmH2O，个别可达 10cmH2O。有的学者认为，在患者循环较好的情况下，可达15cmH2O，但不宜超过 15cmH2O。目前已有先进的可以直接调整 PEEP 的呼吸机，使用很方便。在一般情况下，为了减少并发症（如气胸），正压不宜过大。在心搏骤停的病例中，若是进行心内注射药物，应暂停正压呼吸，以免发生气胸。影响 PEFP 疗效的因素有两种：一是适应证的选择，如果循环情况差的患者应用呼气终末正压呼吸，弊多利少；二是正压的大小要恰当，有时仅仅 2~3cmH2O 的压力差，也可以影响疗效。

3.9.10　术后肺炎

术后肺炎是指手术后发生的下呼吸道感染，在医院获得性感染（nosocomial infection）中占有重要位置，仅次于切口感染，其病死率较高。在单纯胸部手术中，术后肺炎的发生率高于单纯腹部手术，但却明显低于胸腹联合手术。

1. 原因

术后肺炎的病原菌最常见的是革兰阴性杆菌（依次为大肠埃希菌、克雷伯菌和铜绿假单胞菌），其次是革兰阳性球菌（依次为金黄色葡萄球菌、肺炎球菌），真菌、厌氧菌或病毒感染较为少见。其感染途径有三：一是口咽腔吸入致病株。患者吸入自身口咽腔的致病菌是主要的感染来源。经此途径的致病菌主要是革兰阴性杆菌。它们可以通过进食或粪便污染而在口咽腔繁殖，或由肠胃逆行到口腔内丛生。有人认为，大量应用抗生素可使机体内菌群失调，使口咽腔内革兰阴性杆菌不受口腔内黑色素拟杆菌和咽部草绿色链球菌的抑制而迅速繁殖。细菌在上呼吸道繁殖后，伴随术中或术后分泌物，可被吸入气管支气管树。当分泌物中细菌浓度为 108~1010/mL 时，即使吸入少量分泌物，也可引起大量的细菌繁殖。在手术后有缺氧、休克、酸中毒或肺水肿等情况下，由于肺内防御机制遭受破坏，更易促使发生术后肺炎。气管切开后吸入大量空气中的致病菌株，可引起严重的支气管肺炎。二是呼吸器械污染。麻醉机或呼吸器带有储液的雾化吸入器或湿化器，引起污染的机会较多。据统计，吸入直径 ≤ 1μm 的液体颗粒，就可以进入下呼吸道。后来采用醋酸消毒，或在雾化器内加铜制海绵筛，或定期热压消毒等措施，已明显减少污染。目前推广使用一次性即可丢弃的器械或导管，使器械污染的机会减少。三是血行播散。在化脓性静脉炎或右侧心内膜炎的基础上，通过血源性播散可以形成继发性金黄色葡萄球菌肺炎，但较为少见术后肺炎的促发因素有：年老、肥胖、慢性阻塞性肺疾病或长期吸烟、肺功能低下；全身免疫功能下降；术中、术后误吸或呼吸道管理不当。大多数术后肺炎为支气管肺炎，炎症先集中于细支气管，再向周围延伸，整个一叶实变少见，常累及多处，若治疗延误，可形成多个小的肺脓肿。

2. 诊断

术后出现发热，有不同程度的呼吸困难，从胸部听到啰音，就应该考虑术后肺炎。早期，并无特异体征，诊断主要依据 X 线和细菌学检查。X 线胸片可见淡而模糊的炎症阴影。有人认为，克雷伯菌肺炎可在肺上叶表现为非特异性局限型实变，铜绿假单胞菌显示微小脓肿和（或）局限性实变。细菌学检查包括对咳出的痰或经气管支气管吸引取得的分泌物进行培养。培养前必须先在镜检下进行筛选。一个高倍视野下，若有 5 个以上的上皮细胞，表示该标本已受口腔分泌物污染，不宜培养；一个高倍视野下，若有 25 个以上的多形核白细胞，表示标本可能来自肺部。

收集分泌物的方法有 3 种：①环甲膜穿刺法。可减少口咽部污染，但不适用于有气管插管的患者。②经胸壁肺穿刺法。用 24 或 25 号细针头，在荧光屏下穿入肺实质吸引。此法必须争取患者的合作和准确的定位。凡是患者不合作、凝血机制障碍或肺高压者，均不适用。③经纤维支气管镜取材法。使用专门用于采取培养材料的带导管的毛刷，在取材之后浸入盐水 1mL 中，做细菌定量培养。

3. 处理

革兰阴性杆菌肺炎（主要是铜绿假单胞菌）的死亡率高达 70%，而革兰阳性球菌肺炎的死亡率低，只有 5%。治疗时，除了去除病灶、增加机体抵抗力等一般性措施以外，关键在于应用有效而足量的抗生素。

对于革兰阴性杆菌肺炎可以用：①妥布霉素（Tobramycin）。治疗革兰阴性杆菌肺炎的用法是 80~160mg/d，或 1.7~4.2mg/（kg·d），连续 7~10d。有时支气管分泌物中的药物浓度仍达不到治疗剂量，患者的临床表现有显著效果，但痰中仍能查到细菌。

②半合成青霉素族，有羧苄西林（Carbenicillin）和吡哌青霉素（Piperacillin）两种。治疗铜绿假单胞菌感染时，最好联合应用妥布霉素和羧苄西林，既能避免耐药性，又能提高疗效。羧苄西林的用法是成年人 10~20g/d，小儿 100~400mg/（kg·d），静脉滴注。临床应用效果满意。③阿米卡星（Amikacin）。若患者对妥布霉素有耐药性，可用此药治疗铜绿假单胞菌肺炎。④ P 内酰胺酶广谱头孢菌素——"第三代"头孢霉素。头孢哌酮（Cefoperazone）和头孢噻甲羧肟（Ceftazidine）对铜绿假单胞菌作用较强，用量为 4~6g/d。但是，对金黄色葡萄球菌疗效差，价格昂贵，使用范围受限。

3.9.11　术后气胸和胸腔积液

术后气胸多数是由于余肺漏气所致。因余肺与胸膜广泛粘连，剥离创面之后未能完全缝合；少数是因为闭式引流管安放不当，胸部切口未能完全闭合，气管、支气管残端缝合不严密或食管误伤等。少量漏气多无临床表现而仅从胸腔闭式引流瓶观察到较多量气泡继续外逸。若有大量漏气，则呈气胸的临床表现。处理原则是争取余肺尽快扩张，预防胸腔感染。治疗措施有鼓励咳痰，吹气胀肺，对胸腔引流瓶进行持续低压吸引，应用有效抗生素等。如果术后 1 周左右患者无任何呼吸困难，X 线检查显示肺已膨胀，无气胸，胸腔闭式引流瓶内已不再漏气，表示剥离创面已闭合，可考虑拔管。如 2 周之内仍持续漏气，表示肺创面不能自行闭合，应在控制胸内感染的情况下，于 3 个月之后酌情考虑胸廓成形术和（或）支气管瘘修补术。若术后疑有食管损伤，应及时进行手术修补，保证胸腔引流通畅，积极改善营养状态等，严重者按食管瘘处理。

术后胸腔积液多由于胸内创面广或残腔大，在胸内负压的影响下，容易形成胸腔积液。如不及时发现和处理，可以继发感染，导致患侧急性脓胸，须引起高度重视。手术后要经常检查术侧呼吸音的强度和性质，注意胸壁切口或闭式引流管附近有无组织水肿。应及时行胸部透视或超声检查，了解胸内积液的情况，标记好液平面的位置，及时行胸腔穿刺抽液。要注意积液的性质和量，必要时做细菌培养和镜检。配合有效抗生素，以防继发胸内感染。积极争取余肺早日扩张以消灭残腔。若发现积液已经感染，应行胸腔闭式引流。

3.9.12　术后脓胸

肺叶切除术后不并发支气管胸膜瘘的单纯脓胸已很少见，发生率为 1%~1.5%。全肺切除术后脓胸发生率为 2%~10%。

1. 原因
主要是由于手术过程中有污染，或因术中止血不彻底，或因余肺表面有持续漏气，导致术后胸内残腔积液和积血。血是良好的细菌培养基，容易形成胸膜腔的感染。少数是由于体内存在病灶（如扁桃体、前列腺）而引起血源性感染。

2. 诊断

术后并发急性脓胸常见于手术后 37d。结核性脓胸可发生在数周甚至数年之后。术后急性脓胸的临床表现是急性化脓性感染和呼吸功能障碍。开始是弛张型发热、厌食、全身不适等化脓感染的中毒症状。因此，手术 2~3d 或之后，体温逐渐上升，必须引起警惕。炎症刺激胸膜，往往伴有患侧胸痛及憋气。患者呈急性病容，可因呼吸困难而不能平卧，常有发绀、鼻翼扇动和"三凹征"，患侧肋间隙饱满，胸壁呼吸动度减弱，气管、心脏向健侧移位，语颤减弱（全肺切除术后语颤消失），叩诊呈浊音，听诊呼吸音减低或消失（全肺切除术后呼吸音消失）。

X 线检查显示胸腔积液的致密阴影。量少时，肋膈角模糊，约为 300mL；中等量以上积脓，肺野外带有弧形浓密阴影，量为 300~1000mL。脓气胸同时存在，则有气液平面。肺叶切除术后的全脓胸，可见到余肺萎陷，纵隔移向健侧。全肺切除术后仅见纵隔移位，局限性脓胸可见包裹性阴影。

诊断性胸腔穿刺可以确诊。观察胸内流出的液体，若细胞计数逐渐增高，而且逐渐变浑浊，提示有胸腔感染的可能。抽出的脓液要进行常规涂片检菌，做细菌培养及药敏试验。常见的细菌有金黄色葡萄球菌、铜绿假单胞菌或链球菌。

3. 治疗

原则是早诊、早治，否则，脓液长期浸泡支气管残端，可导致支气管胸膜瘘。经胸腔穿刺诊断明确，应立即在脓腔最低位置行胸腔闭式引流术，尽快引流脓液。对肺叶切除术后发生脓胸的病例，要鼓励患者咳嗽排痰或吹瓶，使余肺尽快膨胀，消灭脓腔。8 周后纵隔已固定，可以改为开放引流。对于全肺切除术后的脓胸，近来主张对未合并支气管胸膜瘘者行抗生素滴注来冲洗胸腔，多数可非手术治愈。Clagett 主张每天用 Dakin 溶液冲洗，持续 8 周，效果良好。如果闭式引流 3 个月后仍有脓腔，属于肺叶切除术后者，应酌情行胸膜剥脱术或行胸廓成形术；属于全肺切除术后者，应行胸廓成形术。此外，应用有效的抗生素及全身支持治疗也很重要。

4. 预防

除了针对引起脓胸的原因采取相应的预防措施以外，术前要尽量去除感染病灶，术中避免污染，仔细止血及缝合余肺创面，还要努力消灭残腔，使余肺完全扩张。肺上叶切除者可加小型胸廓成形术、下叶成形悬吊术或膈神经压榨术等。

3.9.13 支气管胸膜瘘

支气管胸膜瘘是肺癌肺切除术后的严重并发症之一。国内一组 1721 例肺癌肺切除术后发生支气管胸膜瘘 16 例，占并发症总数的 5.9%。目前，据文献报道统计，肺叶切除术后支气管胸膜瘘的发生率已降到 1% 以下，而全肺切除术后的发生率仍较高，为 4%~27%（包括结核病变）。对于这种并发症如能及时做出诊断，经过积极处理，一般不致于引起死亡，但容易导致畸形、丧失劳动力，或因体质长期消耗，死于慢性衰竭，必须引起重视。

1. 原因

（1）手术方法不当，如支气管残端剥离太光，血液供应太差，直接影响残端愈合；严重挤压支气管残端，特别是应用支气管自动缝合器时，要加以注意；采用不正确的支气管缝合方法，如缝线太密，结扎太紧，缝合不严；支气管残端太长，成为感染来源；残端缝合之后未用胸膜、余肺组织、心包、奇静脉或纵隔脂肪组织覆盖。

（2）术后脓胸处理不当。术后胸内残腔未能很好地消灭或止血不彻底，造成胸腔积液继发感染，胸腔积液未能及时抽吸，脓胸未能及时正确引流，积液或脓液长期浸泡支气管残端，继发感染，影响愈合，形成瘘。

（3）支气管残端有炎症或病变。术前放射治疗引起局部充血、水肿，影响血供和愈合。支气管残端遗留病变，如残留癌组织或有支气管内膜结核，易形成瘘。

2. 诊断

支气管胸膜瘘多发生于术后 2~3 周，临床表现与术后脓胸相似。早期除了出现弛张热以外，还常有刺激性咳嗽、痰带血丝、痰量较多。支气管残端破溃并与胸膜腔沟通后，体温可以下降，往往咳出大量咖啡样稀痰，其性质与胸内积液相同。有的患者突然感到呼吸短促，甚至出现张力性气胸，应采取紧急措施，排气减压。更重要的临床表现是患者不能向健侧卧，如果不慎卧向健侧，可立即引起窒息，甚至造成死亡。对疑有此类并发症的病例，在查体或治疗时，切忌卧向健侧。X 线检查显示液、气胸。亚甲蓝试验可以确诊。方法是先向患侧胸内注射亚甲蓝 2mL，然后让患者咳嗽，若能咳出蓝色的脓痰，即可证实存在支气管胸膜瘘。

3. 治疗

（1）原则上应立即做胸腔闭式引流术，同时应用有效抗生素及其他支持治疗。对于少数小的支气管胸膜瘘，局部组织无结核病变或癌细胞，经过控制感染之后，往往能够自行愈合。

（2）当感染已经得到控制而仍残留脓腔，并且支气管瘘依然存在时，应考虑择期行瘘修补、带血管的肌瓣或大网膜填塞术，或胸廓成形术。Burker 强调用胸大肌肌瓣覆盖，有 80% 的瘘管可以愈合，也可以酌情行肺叶或全肺切除术，将瘘管和（或）病肺一并切除。

4. 预防

针对上述发病原因，给予相应处理，可以避免发生术后支气管胸膜瘘。应该强调指出，支气管残端缝合之后，必须在残端外面覆盖一层带蒂的胸膜瓣或余肺组织。根据 Smith 观察，支气管愈合有 3 种形式。

（1）一期完全愈合，缝合线毫无崩裂。

（2）部分断裂，指支气管残端有一部分裂开，但迅速被胸膜腔的纤维素封往。

（3）完全断裂，裂口由纵隔组织、支气管上皮细胞和黏膜下纤维组织构成的薄膜盖住。前两种愈合约占68%。所以，用胸膜片覆盖残端是一个很重要的步骤。

3.9.14 食管胸膜瘘

肺癌手术后并发食管胸膜瘘虽然罕见，但却是一种极其严重的并发症。90%以上发生在肺化脓性疾病。常见的原因有三个。第一，肺与食管有粘连，食管的正常解剖关系有所改变，在分离粘连的过程中容易直接误伤食管或误切外牵性食管憩室。第二，在游离粘连时，破坏或切断了供应食管的营养血管，造成食管局部坏死。第三，周围有炎症、结核或癌肿等病变，直接侵及食管。

在手术中往往未能及时发现食管胸膜瘘，术后很快并发脓胸。术后应密切观察胸腔闭式引流瓶内的液体性质，如疑有食物残渣，可口服亚甲蓝2mL加以证实，亦可慎重做食管造影检查。

处理原则：一是保持胸腔闭式引流通畅，以求充分引流胸内液体，减轻感染中毒，争取余肺尽快扩张，缩小残腔；二是安放胃减压管；三是空肠造口或锁骨下静脉高营养治疗。待患者体力恢复，感染基本控制之后，再考虑彻底消灭残腔。可行食管切除，用结肠或胃重建食管。Engleman提倡用带蒂肌瓣填塞食管瘘口并分期进行胸廓成形术。如果患者情况差，可用盐水纱布填塞脓腔，使之保持"干净"，促进新鲜肉芽生长，最后以肉芽闭塞食管瘘口，若远端消化道通畅，也可以愈合。

3.9.15 支气管吻合口狭窄

肺癌外科手术治疗后吻合口狭窄的原因主要有：①吻合口径过小；②吻合口对合不佳及缝线过粗引起吻合口肉芽组织增生；③手术后支气管吻合口感染，肉芽组织增生；④支气管吻合口癌残留、复发。

治疗：患者和局部条件允许者，可以考虑再手术治疗；没有手术指征者，可以考虑行带膜支架置入。如果为局部肿瘤复发，则需加局部放射治疗。有学者报道支气管成形术后给予小剂量激素治疗7~10d，可以减少吻合口狭窄的发生率。

魏为添

3.10　肺部肿瘤综合治疗

3.10.1　术后辅助治疗

1. 术后辅助化疗

辅助化疗（adjuvant chemotherapy，ACT）的理论依据：只有不加术前化疗的即刻手术才能提供准确的病理分期，因为术前化疗导致的肿瘤缩小可能低估疾病的分期。与术前化疗导致的虚弱患者相比，术后立即行手术化疗的患者的安全手术的机会更大。如果术前化疗无效或只有最低限度的效果，手术的延迟会导致疾病的传播。

直到 20 世纪 80 年代，细胞毒性化疗及其在非小细胞肺癌治疗中的疗效才被明。在 20 多个随机对照试验（randomized controlled trial，RCT）中评估的大多数第一代和第二代抗癌药物对总生存期（overall survival，OS）没有贡献。这些药物经常有损害的趋势，特别是用于术后化疗时。然而，20 世纪 80 年代进行的随机对照试验结果不断表明，使用第一种铂类药物顺铂治疗非小细胞肺癌（non-small cell lung cancer，NSCLC）是有益的。

Sawamura 于 1988 年报道了第一个用顺铂方案评价可切除非小细胞肺癌术后化疗疗效的 RCT。自 1988 年以来，越来越多的 RCT 被用于评价顺铂术后化疗的可能治疗价值。1995 年的一份 meta 分析回顾分析过去 30 年 52 个早期 NSCLC 的小型 RCT。分析发现，与单纯观察组相比，接受顺铂辅助化疗的早期非小细胞肺癌患者的 5 年生存率提高了 5%。大多数研究表明，在根治性手术的基础上增加术后化疗有获益的趋势。

2004 年报告的两个大型随机对照试验对可切除非小细胞肺癌治疗的共识产生了相当大的影响。Arriagada 等对 1867 例非小细胞肺癌患者进行了有史以来最大规模的试验（international adjuvant lung trial，IALT），得出结论：在完全切除的非小细胞肺癌患者中，以顺铂为基础的术后化疗改善了 OS，危险率（hazard ratio，HR）为 0.86。同年，Kato 等发表了 979 例 I 期腺癌的 RCT 结果，完全切除病理性肺 I 期腺癌患者术后尿嘧啶替加氟化疗可改善 OS，HR 为 0.71。Kato 研究的亚组分析表明，术后化疗对 $T_1N_0M_0$（肿瘤大小 <3cm，根据肿瘤结节转移分类第 7 版为 I A 期）患者是不利的，但对 $T_2N_0M_0$ 患者（12 例）是有利的。在 Arriagada 和 Kato 发表了具有里程碑意义的文章之后，术后辅助化疗被作为可切除的 NSCLC 标准治疗的一部分。

2006 年，Douillard 等发表的 840 例 I B~ Ⅲ A 期 NSCLC 患者术后使用长春瑞滨联合顺铂辅助化疗与观察组比较的随机临床试验（the adjuvant navelbine international trialist association，ANITA），结果显示，辅助化疗显著提高生存率（HR：0.80）。在 Ⅱ 期和 Ⅲ A 期非小细胞肺癌患者中观察到这种益处。 I 、Ⅱ 和 Ⅲ A 期在化疗组的 5 年生存率分别为 62%、52% 和 42%，而观察组的 5 年生存率分别为 63%、39% 和 26%。

2008 年发表的一项 Meta 分析［肺辅助顺铂评价（lung adjuvant cisplatin evaluation，LACE）］为术后化疗提供了进一步的确凿证据。这项个体化患者数据荟萃分析使用了5 项大规模随机对照试验的数据，比较了单独手术和手术加顺铂为主的术后化疗。对4584 例中位随访 5.2 年的患者进行 meta 分析，术后化疗与术后 OS 改善相关，HR 为0.89（95%CI：0.82~0.96，P=0.005）。值得注意的是，本研究提示接受术后化疗的ⅠA期（肿瘤大小 <3cm）患者的 OS 较差（HR：1.40），而对Ⅱ~ⅢA 期患者有效。术后化疗对ⅠA 期（肿瘤大小 <3cm）的疗效低于ⅠB 期，这与 Kato 的 RCT 的观察结果相符。这些观察是合理的，因为早期非小细胞肺癌患者微转移和复发的风险较低。2008年发表的 CALGB9663 试验，入组了 344 例ⅠB 期非小细胞肺癌患者，分为卡铂＋紫杉醇组和观察组比较，该试验探索性分析显示肿瘤直径大于或等于 4cm 的患者的生存率有显著差异（HR：0.69；P=0.043）。

2010 年 IALT 的长期随访结果显示，中位随访时间为 7.5 年，术后辅助化疗对总生存率和无病生存率具有有益作用。同年，另一项 JBR.10 临床试验的长期随访结果显示，中位随访时间 9.3 年，以顺铂为基础的术后辅助化疗持续显示益处。

因此，3 个术前顺铂化疗的随机试验（IALT、JBR.10 和 ANITA）和 2 个大的个体患者数据荟萃分析已经令人信服，顺铂联合辅助化疗对已手术切除的早期 NSCLC 患者具有统计学意义和临床意义的生存优势。据报道，手术切除的Ⅱ期和ⅢA 期 NSCLC患者的获益最为一致。从这一证据来看，术后辅助顺铂化疗是目前治疗完全切除的Ⅱ期和Ⅲ期非小细胞肺癌的标准治疗方法。（表 3.10.1）

2019 版美国国立综合癌症网络（National Comprehensive Cancer Network，NCCN）指南推荐，NSCLC 新辅助化疗或放化疗的主要适应人群为肺癌（$T_{1-3}N_2$）、肺上沟瘤（$T_{3-4}N_{0-1}$）病变。有些Ⅱ期临床试验也纳入较早期肺癌包括ⅠB 期、Ⅱ期以及有纵隔淋巴结微小转移的"偶然性 N_2"的ⅢA 期肺癌患者。在临床试验中经常使用的化疗方案主要有 6 种铂类方案：丝裂霉素、长春碱和顺铂；丝裂霉素、异环磷酰胺和顺铂；长春瑞滨和顺铂；紫杉醇和卡铂；吉西他滨和顺铂；多西他赛和卡铂。

培美曲塞在 2008 年被批准用于治疗非鳞非小细胞肺癌。2009 年 Scagliotti 等回顾分析了培美曲塞在两个大型Ⅲ期临床试验中的疗效，结果显示经培美曲塞为基础治疗的非鳞癌患者的 OS 较对照组有所改善（HR 分别为 0.78 和 0.84），但鳞癌并没有改善（HR 分别为 1.56 和 1.23）。分析表明培美曲塞在非鳞患者中的生存优势，其在治疗非鳞癌患者时可能优于其他药物。2010 年 TREAT 研究评估手术切除的ⅠB-pT_3N_1期 NSCLC 患者应用培美曲塞联合顺铂（PP 方案）比较长春瑞滨联合顺铂（NP 方案）的疗效和安全性。研究发现 PP 方案对比 NP 方案的有效率分别为 95.5% 和 75.4%（P=0.001）。血液学 3/4 级毒性反应分别为 10% 和 74%（P<0.001）。另外，PP 方案平均总剂量为计划的 90%，而 NP 组分别为 66%(顺铂) 和 64%(长春瑞滨)（P<0.0001）。该研究认为 PP 方案在早中期 NSCLC 患者的辅助化疗是可行的，与目前使用的标准辅

助化疗 NP 相比，有着毒性显著降低和较好的剂量递送优势。

目前没有前瞻性的大型临床试验数据支持辅助化疗可以给ⅠB 期 NSCLC 或更大的肿瘤生存获益。2019 年 Li Xiao 等使用倾向匹配分析，分析来自两个医疗中心前瞻性收集的 2004—2015 年 1005 例完全手术切除的 $pT_{2a}N_0M_0$ 的ⅠB 期 NSCLC 患者，其中 202 例（20.1%）接受术后辅助化疗，803 例（79.9%）仅接受手术，分析结果显示，术后辅助化疗与生存率增加无相关性，亚组分析中，无论肿瘤 <4cm 或 ≥ 4cm，辅助化疗与患者的生存获益无关。另外，在 2019 年的一篇 meta 分析中，荟萃了 9 篇文章，共 1645 例ⅠB 期患者，分析结果显示，术后辅助化疗组和观察组在 5 年 OS 和 5 年无病生存期（disease-free survival，DFS）之间无显著性差异，但两组在局部复发和远处转移方面存在显著差异。以上的结果显示，辅助化疗可能不能提高ⅠB 期患者的预后生存，但是在降低局部复发和远处转移的意义上需要进一步探讨。

脏层胸膜侵犯的ⅠB 期患者预后较差。2009 年日本肿瘤登记联合委员会对 9758 例 NSCLC 手术切除的患者进行了一项大型回顾性分析，结果显示，伴有脏层胸膜侵犯的 T_2 肿瘤患者的生存率要低于不伴脏层胸膜侵犯的 T_2 肿瘤患者（5 年 OS：53.0% vs 61.6%，$P=0.001$）。2020 年 Xie Jun 等通过选取 SEER 数据库中 2010—2015 年共 2915 例ⅠB 期 NSCLC 患者，其中脏层胸膜侵犯（visceral pleural invasion，VPI）1096 例（37.6%），其中 145 例接受辅助化疗，分析结果显示，在接受或不接受化疗的总人群中，OS 无统计学差异（$P=0.295$），VPI 患者也无统计学差异（$P=0.216$）。在 VPI 患者中，接受辅助化疗的患者的 1、3、5 年生存曲线与未接受化疗的患者相比呈上升趋势。分析认为，ⅠB 期 NSCLC 即使在 VPI 患者中也不能从辅助化疗中获益，但值得进一步探讨意义。

2. 术后辅助放疗

为了提高生存率，包括手术、化疗和 / 或放疗在内的多模式治疗通常用于局部晚期非小细胞肺癌（NSCLC）。对于需要手术治疗且患有 $T_{1\sim3}$ 疾病，只有同侧肺内或肺门淋巴结转移（N_1）的患者，最佳治疗是手术 + 术后化疗。然而，在手术时发现同侧纵隔淋巴结转移（pN_2），或显微镜下（R1）或大体（R2）阳性边缘的患者，局部复发率高达 40%~60%。虽然这些患者的最佳辅助治疗尚不确定，但术后放射治疗（postoperative radiation therapy，PORT）或顺铂化疗通常是推荐的。

一些历史性研究表明，在非小细胞肺癌切除术后接受 PORT 的 pN_2 患者中，局部控制和无病生存率有提高的趋势，但未发现有统计学意义的生存改善。1998 年的一项对 9 项 RCT 中 2128 名患者进行的大型 meta 分析发现，PORT 对 pN_0 和 pN_1 患者的生存率不利，但在 pN_2 患者中确实有提高生存率的趋势。另外，2006 年发表的一项使用 SEER 数据库的大型数据研究显示，1988—2002 年间接受治疗的 7456 名患者中有类似的发现，PORT 对整个患者组的生存率没有影响，但是，与 PORT 的 meta 分析相反，该研究发现 pN_2 患者接受 PORT 治疗后的生存率有统计学意义上的提高。在这个队列中，PORT 也与 pN_0 - pN_1 疾病患者的生存率呈负相关。

由于当时对非小细胞肺癌最佳辅助治疗的不确定性，ANITA 启动了一项开放性Ⅲ期研临床究。该试验随机对Ⅰ~ⅢA期患者术后接受顺铂和长春瑞滨辅助治疗，与术后单纯观察结果进行对比，随后，对病理淋巴结阳性的患者推荐一种序贯放射治疗，但这既不是随机性的，也不是强制性的。该研究显示，总体而言，与单纯化疗相比，PORT 联合化疗的患者中位生存时间较短，5 年生存率更差。但是在 pN_2 患者的亚组分析中，结果却恰恰相反：除了化疗外，PORT 联合化疗将中位生存期提高到 47.4 个月，而单纯化疗组的中位生存时间为 23.8 个月，5 年生存率分别提高到了 47.4% 和 34%。这些发现均具有高度的临床意义。

尽管有大量的数据显示 PORT 对 pN_0 和 pN_1 的 NSCLC 患者的生存率有不利影响，即使对 pN_2 的 NSCLC 患者也有边际效益，但由于放射治疗技术的过时性，这些试验的结果仍存在争议。利用现代放射治疗技术进行的最新研究显示出更有利的结果。一项针对 pN_2 型非小细胞肺癌患者的随机Ⅲ期研究评估了单独辅助化疗与同期化疗（POCRT）后的治疗效果。研究显示，POCRT 改善了局部和区域控制，提高了远处无病生存率。POCRT 与 POCT 相比有较高的中位生存期（40 个月 vs 28 个月），尽管没有统计学意义，但 POCRT 的死亡危险比为 0.69（P=0.073）。

2015 年 Wang 等的一项研究利用美国国家癌症数据库（National Cancer Database，NCDB）评估Ⅱ~Ⅲ期 NSCLC 肺叶或全肺切除术后切缘阳性患者的生存率。研究结果显示，对于所有 pN_0-pN_2 疾病患者来说，PORT 与提高总体生存率相关，风险比为 0.80，并且证明阳性边缘是 PORT 的一个强有力的指标。2018 年发表的一份更新的 meta 分析报告对可切除的 pN_2 的 NSCLC 患者进行了 8 项随机对照试验和 8 项回顾性系列研究，结果显示，借助现代放射治疗技术，PORT 可显著改善局部控制和生存率。总的来说，PORT 的危险率为 0.73（P=0.008），有利于提高总体生存率，5 年生存率的绝对效益为 8%。局部复发同样得到改善，危险率为 0.37（P<0.001）。

由于缺乏 1 级随机对照试验数据，证明加入 PORT 可提高生存率，治疗指南存在争议。美国临床肿瘤学会于 2017 年发布了共识指南，建议对切除的ⅢA期 pN_2 疾病患者常规使用 PORT。相反，美国放射肿瘤学学会 2015 年指南支持在 pN_2 或切缘阳性患者中使用 PORT，以提高局部控制水平。

3. 术后辅助靶向治疗

表皮生长因子受体（EGFR）基因激活突变的发现和 EGFR 酪氨酸激酶抑制剂（EGFR TKIs）的开发对晚期 NSCLC 患者的治疗策略产生了巨大的影响。对于携带 EGFR 突变的 NSCLC，EGFR-TKIs 比以铂类为基础的化疗具有更好的抗肿瘤活性。对于晚期非小细胞肺癌，尤其是鳞状细胞癌（non Sq）以外的非小细胞肺癌（NSCLC），EGFR 突变的基因分型是必需的，因为 EGFR 突变在非鳞 NSCLC 中更为常见。

对于手术切除的 NSCLC 患者进行辅助靶向治疗是否能为患者带来生存和生活质

量上的获益，前期有不少研究做了努力探索。2002 年由加拿大和美国联合发起的 BR 19 研究是一项Ⅲ期前瞻性随机对照研究，该研究旨在评估吉非替尼辅助治疗在完全手术切除的非小细胞肺癌患者中的疗效、安全性以及对总生存的影响。预计入组 1050 例，实际入组 503 例，中位随访 4.7 年，吉非替尼组和安慰剂组两组间的 OS 和 DFS 均无显著性差异。对于 344 例 EGFR 野生型患者来说，吉非替尼并没有改善 DFS 或 OS。由于吉非替尼组生存曲线在安慰剂组下方，该研究于 2005 年提前终止。分析 BR 19 失败的原因，归根结底是没有进行 EGFR 突变的筛选，最终报告的突变亚组数据分析只来自 15 例患者，突变患者太少而导致无法进行有效分析。2011 年发表的 MSKCC 回顾性研究中，分析一代 EGFR TKIs 辅助治疗在完全切除的Ⅰ～Ⅲ期 EGFR 敏感突变阳性（19 或 21 外显子突变）的非小细胞肺腺癌患者中的疗效，研究发现围手术期接受 EGFR TKI 治疗和标准辅助化疗的 EGFR 敏感突变阳性的 2 年 DFS 率分别为 89% 和 72%（$P=0.06$），2 年 OS 率分别为 96% 和 90%（$P=0.296$）。研究提示手术切除后的 EGFR 敏感突变的 NSCLC 患者应用 EGFR TKI 辅助治疗有延长 DFS 的趋势。

2007 年由凯特琳癌症中心医院发起一项应用厄洛替尼的术后辅助治疗的研究（SELECT）。该研究入组 EGFR 突变、ⅠA～ⅢA 期 NSCLC 患者术后接受常规辅助化疗或放化疗后，口服厄洛替尼 2 年 150mg/d。中位随访 5.2 年，2 年 DFS 率为 88%（Ⅰ期 96%，Ⅱ期 78%，Ⅲ期 91%），5 年 DFS 率为 56%，5 年 OS 率为 86%。该研究提示 EGFR 突变患者可能从辅助厄洛替尼治疗中获益。2007 年开始的 RADIANT 研究选择性入组 EGFRIHC/FISH 阳性的ⅠB～ⅢA 期 NSCLC 病例，厄洛替尼辅助治疗 2 年。研究共随机入组 973 例患者。研究结果显示，厄洛替尼组和安慰剂组的 DFS 分别为 50.5 个月和 48.2 个月（HR：0.90，$P=0.32$）。在 EGFR 敏感突变阳性（19 外显子缺失或 L858R 突变）的亚组分析中，厄洛替尼显示出更佳的中位 DFS（46.4 个月 vs 28.5 个月，HR：0.61，$P=0.0391$）。该研究提示厄洛替尼辅助治疗并不能延长总体患者的 DFS。分析显示 EGFRIHC/FISH 和 KRAS 对于 OS 和 DFS 均无预测作用。

BR19、RADIANT 和 SELECT 这三项研究在设计上逐步深入，选择性逐渐增强，结果也大不相同。BR19 和 RADIANT 入组了大量的病例，但因为没有选择或者错误选择靶向人群，结果都为阴性。SELECT 虽然只有 100 例患者，但经过高度选择，显示出了较好的趋势，也充分显示出精准治疗时代靶向人群选择的重要性。另外，EGFR-TKIs 既往辅助治疗研究均或多或少存在纳入早期患者比例过高的现象，该部分患者亦非辅助化疗的获益人群。如果选择高复发风险，如Ⅱ～ⅢA 期患者（尤其是淋巴结转移 N_1、N_2 期）的人员进行随机、对照的前瞻性研究，也许可以明确术后早期适合进行 EGFR-TKIs 辅助治疗的患者类型。

2016 年发表在 *Chest* 杂志上的一篇 Meta 分析首次纳入近年（2012—2015 年）评估 EGFR TKI 辅助治疗疗效的研究。该分析共纳入 5 项研究中的 1960 例患者，结果显示与非 EGFR TKI 治疗相比，EGFR TKI 辅助治疗 NSCLC 能显著改善患者的 DFS，3 年

DFS 提高 3.1%。对 EGFR 突变患者，EGFR TKI 辅助治疗组的 DFS 改善更优（HR=0.48，95%CI：0.36~0.65），复发相对风险降低 52%，3 年 DFS 提高 9.5%，显著改善远处转移风险（OR：0.71, 95%CI：0.56~0.92）。

2017 年吴一龙等发表了 ADJUVANT/CTONG1104 的 Ⅲ 期临床研究结果，该研究旨在比较吉非替尼与长春瑞滨联合顺铂治疗完全切除的 EGFR 突变型 Ⅱ ~ Ⅲ A 期（N_1~N_2）NSCLC 患者的疗效。该研究在 2011—2014 年共有 222 例患者入组，111 例接受吉非替尼，111 例接受长春瑞滨联合顺铂化疗。中位随访时间 36.5 个月（23.8~44.8）。研究发现，吉非替尼组中位 DFS（28.7 个月）明显长于化疗组（18.0 个月），HR=0.60，P=0.0054。最常报告的 3 级以上不良反应中，化疗组与吉非替尼组比较，中性粒细胞减少症（30 例 vs 0），白细胞减少症（14 例 vs 0），呕吐（8 例 vs 0）。化疗组和吉非替尼组分别有 20 例（23%）和 7 例（7%）患者出现严重不良事件。吉非替尼组有 2 例报告 3 级以上不良反应是 ALT 和 AST 的升高。该研究认为，与辅助化疗相比，吉非替尼具有更好的无病生存率，其毒性较小，并能够改善生活质量，是一种潜在的辅助治疗选择。2018 年发表了 EVAN 的 Ⅱ 期临床研究结果，对比厄洛替尼和长春瑞滨 / 顺铂作为辅助治疗 Ⅲ A 期 EGFR 突变 NSCLC 患者的疗效和安全性。结果显示，中位随访时间 33 个月，厄洛替尼组和化疗组的中位 DFS 分别为 42.41 个月和 20.96 个月（P<0.001）。2 年 DFS 率分别为 81.4% 和 44.6%（RR：1.823, 95%CI：1.194~2.784；P=0.0054），两组间 2 年 DFS 率差异为 36.7%（95%CI：15.5~58.0；P=0.0007）。厄洛替尼组的 2 年 DFS 率显著提高。3 年 DFS 率继续保持相似趋势（54.24% vs 19.83%，P=0.011）。该研究提示 EGFR TKI 可能在 EGFR 突变阳性的 Ⅲ A 期 NSCLC 的辅助治疗中发挥重要作用。

上述报告奠定了 EGFR TKI 在 EGFR 突变阳性的中晚期 NSCLC 患者的辅助治疗的地位。2018 年中国临床肿瘤学会（Chinese Society of Clinical Oncology,CSCO）对于临床 N_2 单站和多站纵隔淋巴结转移的 NSCLC 治疗予以了更新：临床 N_2 单站纵隔淋巴结非巨大型转移（淋巴结短径 < 2cm）、预期可完全切除的，增加了 EGFR 突变阳性患者，手术 + 辅助 EGFR-TKI 靶向治疗（1B 类证据）± 术后放疗（2B 类证据）；临床 N_2 多站纵隔淋巴结型转移、预期可完全切除，对于 EGFR 突变阳性患者，手术 + 辅助 EGFR-TKI 靶向治疗（1B 类证据）± 术后放疗（2B 类证据）。

另外，还有从 2015 年开始的一项全球性 Ⅲ 期双盲随机研究（ADAURA），评估在完全切除的 Ⅰ B~ Ⅲ A 非鳞状细胞 EGFRm NSCLC 患者中，奥希替尼与安慰剂对比的有效性和安全性。主要研究终点：DFS。次要研究终点：OS 2/3/5 年 DFS 率，5 年 OS 率，生活质量。该研究预计于 2021 年第 3 季度展示研究结果。

4. 术后辅助免疫治疗

近年来，免疫治疗是目前肺癌治疗的一个热点，辅助性被动免疫治疗最初集中于树突状细胞 – 细胞因子诱导杀伤（dendritic cell - cytokine induced killer, DC-CIK）和肿瘤疫苗。2014 年发表了一项Ⅲ期临床试验研究吉西他滨加铂方案（GP 方案）联合树突状细胞因子诱导杀伤（DC-CIK）免疫治疗对非小细胞肺癌患者复发和生存率的影响。该研究入组 157 例接受手术治疗的Ⅲ期 NSCLC 患者，设置对照组 GP 方案治疗，观察组 GP 方案联合 DC-CIK 免疫治疗。研究结果显示，随访 36 个月，观察组患者中位 DFS 时间（28 个月）明显长于对照组（22 个月；$P<0.05$），3 年累积复发率（47.37%）明显低于对照组（76.92%）；观察组 3 年累积生存率（58.23%）明显高于对照组（37.14%；$P<0.05$）。

黑色素瘤相关抗原 3（MAGE-A3）是由细胞表面的人类白细胞抗原（HLA）分子作为肿瘤特异性抗原呈递给特异性 T 细胞的。MAGE-A3 蛋白在约 35% 的可切除非小细胞肺癌（NSCLC）患者中表达。2013 年发表了 MAGE-43 辅助免疫治疗在可切除非小细胞肺癌应用的Ⅱ期随机研究结果，平均随访 44 个月，MAGE-A3 组 35% 的患者和安慰剂组 43% 的患者出现复发。结果显示，MAGE-43 辅助免疫治疗不能改善早期 NSCLC 术后的无病间期（disease-free interval，DFI）、DFS 和 OS。2015 年发表了 MAGE-A3 免疫治疗对ⅠB 期至Ⅲ期 MAGE-A3 阳性非小细胞肺癌患者的安全性和免疫原性的平行组Ⅰ期研究。该研究入组 67 例ⅠB-Ⅲ期 MAGE-A3 阳性的可切除（1~3 组）和不可切除（4 组）NSCLC 患者，结果显示在所有队列中评估的所有患者中均诱导 MAGE-A3 特异性抗体对免疫治疗的反应。

基于免疫检查点抑制（immune checkpoint inhibition，ICI）的免疫治疗已经彻底改变了转移性 NSCLC 的治疗方法。特别地，与传统细胞毒性化疗相比，阻断抑制性免疫检查点程序性死亡 1（PD-1）及其配体（PD-L1）的抗体在晚期非鳞状细胞（$P=0.002$）和鳞状细胞（$P<0.001$）非小细胞肺癌（NSCLC）中显示了良好的疗效，其具有更高的应答率、更好的 OS 和更好的耐受性。对于 PD-L1 表达 ≥ 50% 的转移性 NSCLC 患者，单剂 ICI 免疫治疗已逐渐从二线走向一线。免疫治疗和化疗的一线联合应用已被证明可以提高 PD-L1 表达的生存率，而不会对非癌基因依赖性 NSCLC 患者的标准一线化疗显著增加毒性。

PACIFIC 试验是一项前瞻性随机试验。该试验入组不能切除的Ⅲ期非小细胞肺癌患者在同期放化疗后随机接受德瓦鲁单抗（Durvalumab，抗 PD-L1）巩固治疗或安慰剂治疗。结果显示，与安慰剂组相比，德瓦鲁单抗组的中位无进展生存期为 17.2 个月，而安慰剂组的为 5.6 个月。12 个月 PFS 分别为 55.9% vs 35.3%，18 个月 PFS 分别为 44.2% vs 27.0%。本研究结果证实了德瓦鲁单抗可以作为不可切除的Ⅲ期非小细胞肺癌同期放化疗后的巩固治疗。

对于切除了ⅠB~ⅢA 期 NSCLC 的患者，4 个辅助 PD-1/PD-L1 阻断剂的 3 期研究正在进行中（表 3.10.2）。ANVIL 研究（NCT02595944）比较了 nivolumab 辅助治疗与术后标准治疗。本研究的主要终点是无病生存率和总体生存率。INPOWER-010（NCT02486718）是一项 3 期研究，比较了 16 个周期的阿替唑单抗与切除术后辅助化疗的最佳支持治疗，主要终点是无病生存率。PEARLS（NCT02504372）的研究比较了 1 年的 Pembrolizumab 与手术后的观察结果，有无标准的辅助化疗，主要终点是无病生存。BR31（NCT02273375）正在研究以无病生存率为主要终点的佐剂组与安慰剂组。所有辅助试验的预计完成日期为 2024 年至 2027 年。因此，PD-1/PD-L1 阻断剂在佐剂设置中的作用可能在一段时间内仍不清楚。然而，这些研究的结果可能对切除局部区域性非小细胞肺癌患者的实践产生重大影响。

3.10.2 术前新辅助治疗

新辅助疗法有相关的毒性。新辅助治疗的副作用包括放射性肺炎、恶心、呕吐、疲劳、疼痛、血液紊乱和药物特异性影响。术前治疗的目的是在最大限度地减少副作用的同时，最大限度地获益。为了实现这一目标，临床团队应该不断监测患者对治疗方案的耐受性，鼓励患者报告所有的副作用，并在可能的情况下对副作用提供支持性治疗。另外，将同步放化疗可改为序贯疗法，以帮助患者耐受治疗。

接受新辅助治疗的患者在手术切除前有 4~6 周的恢复期。在此期间，通过 PET/CT 扫描来评估术前治疗的反应。病情稳定或对治疗有反应的患者将进行手术。新辅助治疗的目标是诱导病理完全反应，或至少缩小原发肿瘤体积和纵隔淋巴结。对于术前治疗后可接受手术治疗的局部晚期患者，在治疗完成前 1~2 周复查影像。纵隔镜检查可用于评估治疗效果。如果有证据表明有良好的反应，患者被视为有资格进行手术切除，并在手术前完成预定的新辅助治疗疗程。如果评估认为肿瘤仍然不能切除，放疗可使用更高的剂量，或者考虑使用不同的化疗方案，然后在手术前进一步进行分期。选择对没有或只有微小残留的纵隔淋巴结的患者进行手术，将有助于选择最佳的手术和长期治疗方案。（新辅助治疗优点见表 3.10.3）

对于可手术切除的 III A 期和（或）N2 期 NSCLC，目前国内外指南均推荐手术联合化疗、放疗等多种治疗方案。近年来，许多证据均表明新辅助化疗可显著改善 NSCLC 手术患者的预后，安全、可行，并不会增加化疗及手术相关的并发症。

术前化疗是一种相对较新的治疗策略，其理论依据是：术前化疗可使原发部位和淋巴结缩小，手术切除容易。术前化疗加放疗可使局部晚期癌症完全切除成为可能（即 III A-N2 期和 III B 期疾病的分期下降）。术前化疗也可以防止癌细胞在手术中的扩散。与已经接受手术的患者相比，接受术前化疗的患者获得全身化疗安全结果的机会更大。术前可评估化疗的反应性。在临床上，安排化疗可能比安排手术更快。因此，在术前化疗期间安排手术是避免延误治疗的合理选择。

与术后化疗相比，术前化疗的 RCT 较少。其中一些研究显示了有希望的结果。然而，由于 2004 年 Arriagada 和 Kato 的 RCTs 证实术后化疗的益处，单靠手术治疗在伦理上就不再被接受。结果，两个大规模随机对照试验提前结束，即西南肿瘤组试验

S9900（Pisters 等）和胸部研究者（Scagliotti 等）。应该强调的是，这两个随机对照试验并没有因为术前化疗无效而停止，而是因为单独手术的效果被认为不如手术加术后化疗的效果。但目前没有明确的证据表明术前化疗不如术后化疗。

自 2005 年 Berghmans 首次发表的 meta 分析以来，至少发表了 12 篇 meta 分析。大多数的 meta 分析报告 OS 的 HRs 在 0.81~0.89 之间，有利于术前化疗。累积荟萃分析显示，自 2003 年以来，术前化疗加手术的 OS 的 HRs 约为 0.85。尽管总样本量从 2003 年的 1312 个增加到 2012 年的 3728 个，几乎增加了两倍，但 2003 年之后的随机对照试验并没有在很大程度上改变总的 HR。2010 年 SWOG S9900 的 III 期临床研究入组 354 例 I B~ III A 期（不包括肺上沟瘤和 N_2 期）的 NSCLC 患者，新辅助化疗组使用卡铂联合紫杉醇，结果显示，术前新辅助化疗组与单纯手术组相比，中位 OS 分别为 62 个月和 41 个月（HR：0.79），中位 PFS 分别为 33 个月和 20 个月（HR：0.80）。

Burdett 在 2014 年报道了其 meta 分析证实了术前化疗的疗效，最终纳入了 15 个随机对照试验，包括 2385 名患者。10 个试验只进行术前化疗，5 个试验也只对术前化疗有反应者行术后化疗。15 个随机对照试验中有 14 个使用铂类药物；1 个单独使用多西紫杉醇。8 个对照组均采用术后放疗。分析表明，术前化疗患者有良好的 OS，HR 为 0.87（95%CI：0.78~0.96，$P=0.007$），几乎相当于 5 年 OS 率由 40% 提高到 45%。结果显示，相比于单纯手术组，新辅助化疗组患者明显获益，5 年生存率由 40% 提高到 45%，相对的死亡风险降低 13（HR=0.87，95% CI 为 0.78~0.96，$P=0.007$）。I B~ III A 期患者无复发生存率（HR=0.85，$P=0.002$）以及发生远处转移的时间（HR=0.69，$P<0.001$）得到显著改善，局部复发的时间也有所延长（HR=0.88，$P=0.200$），但差异无统计学意义。此研究肯定了新辅助化疗在手术可切除肿瘤的 NSCLC 治疗中的地位。

3.10.3 术前与术后化疗的比较

大量的试验已经评估了在非小细胞肺癌根治术中加用术后或术前化疗的疗效，但是直接比较术前和术后化疗的数据有限。

在 Felip 进行的 III 期试验中，624 例 I B~ III A 非小细胞肺癌患者被分为三种治疗方法：单独手术、术前化疗加手术或手术加术后化疗，其中化疗方案为卡铂紫杉醇。然而，在 OS 和无病生存率上没有差异。

2009 年，Lim 对 RCT 进行了系统回顾和荟萃分析，以评估 OS，并通过术前和术后化疗间接比较 OS 的合并 HR。这些数据是从 32 个随机对照试验中提取的，涉及 10000 多名参与者，22 项术后试验和 10 项术前化疗。术前和术后化疗的 OS 和 DFS 无明显差异。2010 年，著名的 NATCH III 期临床试验比较了新辅助化疗和辅助化疗在 I ~ III A 期 NSCLC 患者治疗中的效果。该试验将 624 例患者随机分为单纯手术组、卡铂和紫杉醇新辅助化疗后手术组、手术后接受卡铂和紫杉醇方案的辅助化疗组3组。结果显示，3组患者的3年无瘤生存率分别为41.9%、48.4%、44.9%，5年无瘤生存率分别为34.1%、38.3%、36.6%，5年无瘤生存率分别为44.0%、46.6%、45.5%，3组间总生存率差异无统计学意义。虽然结果未显示出新辅助化疗相比于辅助化疗的明显优势，但试验过程中有97%新辅助化疗患者完成治疗，辅助化疗组仅有66.2%的患者完成治疗（$P<0.001$），提示患者对新辅助化疗的耐受性和依从性更好。

尽管术后化疗目前被认为是可手术非小细胞肺癌的标准治疗方案，但可以认为术前和术后化疗都应该是首选方案，因为术前化疗可以为OS和RFS/DFS提供相似的益处。

到目前为止，最好的术前化疗方案是以顺铂为基础的双联化疗方案，其中一种是第三代细胞毒药物，即使对EGFR突变阳性的病例也是如此。首选的新辅助化疗方案是顺铂联合依托泊苷或卡铂联合紫杉醇，同时进行放疗。如果患者因肾功能不全或听力下降（顺铂的不良反应）而不能耐受顺铂，则可以用卡铂和紫杉醇替代。铂类药物联合培美曲塞也是有效的，但这种方案是针对非鳞癌非小细胞肺癌的，因为培美曲塞对鳞状细胞癌的治疗效果较差。

新辅助化疗是可切除的ⅢA期非小细胞肺癌（和局部ⅢB病的部分病例）标准治疗的一部分，在这些患者的术后管理中也考虑了辅助治疗。目前可切除的ⅢA期非小细胞肺癌的治疗标准是新辅助化疗 ± 放疗，然后手术切除 ± 辅助治疗。ⅢA期NSCLC是高度异质性的一组疾病。根据IASLC/UICC第8版分期，ⅢA期包括：T_3N_1、T_4N_{0-1}和$T_{1\sim2b}N_2$。它包括转移到同侧纵隔或腋下淋巴结的肿瘤。原发肿瘤可能已侵犯壁胸膜、胸壁、膈肌或主支气管。ⅢA期非小细胞肺癌也可无纵隔淋巴结转移，但可侵犯其他纵隔结构、大血管、隆突/气管或椎体；也可由2个或2个以上的肿瘤结节组成。NSCLC的纵隔淋巴结受累（ⅢA期 $[N_2]$）与病情恶化有关，与早期非小细胞肺癌患者相比，ⅢA期患者的局部肿瘤进展和隐性转移的风险更高。因此，对转移性疾病的治疗必须同时进行。目前还没有研究明确证明使用新辅助化疗与新辅助放化疗的优越性。国家综合癌症网络的建议是新辅助化疗治疗转移性疾病，同时新辅助放疗治疗局部疾病。

1. 术前新辅助放疗

非小细胞肺癌术前治疗中的胸廓总辐射剂量在50~60Gy之间。通常给予54Gy的总剂量，然后评估反应。剂量分割，通常每天1.8~2.0Gy，每周5天，总共5~7周。剂量分割可以使非癌细胞愈合，也可以使细胞周期中处于更抗辐射阶段的细胞过渡到更敏感的放射治疗阶段。如果反应不足以进行手术切除，则应同时给予较高剂量的放化疗。在进行手术之前，允许患者有4~6周的恢复期（从新辅助治疗完成开始计算）。

放射治疗常与术前化疗同时或序贯给药。化疗可以诱导细胞周期同步化，从而减少细胞周期G0期的细胞数量，而G0期的细胞对放射不敏感。序贯给药通常是为了在开始下一次治疗之前从副作用中恢复过来。

在局部晚期非小细胞肺癌患者中，研究表明同时进行新辅助化疗和放疗可提高完全切除（R0）的可能性。1995年SWOG8805的Ⅱ期研究评价术前放化疗联合手术治疗对局部晚期NSCLC的效果，共入组126例ⅢA期（N_2）和ⅢB期患者，研究显示，59%的患者对术前放化疗有部分或完全病理反应，ⅢA（N_2）期和ⅢB期的中位生存时间分别为13个月和17个月，2年OS率分别为37%和39%，3年OS率分别为27%和24%。2005年一项回顾性队列研究比较ⅢA（N_2）期NSCLC患者接受低剂量（中位45Gy）和高剂量（中位60Gy）术前放疗的治疗效果，结果显示低剂量组和高剂量组病理完全反应（pathologic complete response，pCR）分别为10%和28%（$P=0.04$），两组治疗都是安全的，并发症发生率和死亡率相似。但是全肺切除术是并发症发生率的重要危险因素（OR=17.0），因此建议如果已知需要全肺切除，更倾向于避免新辅助放疗，而只使用化疗。

2008年德国肺癌合作组（German Lung Cancer Cooperative Group，GLCCG）开展了一项分析术前放化疗对Ⅲ期NSCLC患者的随机对照临床试验，该研究在1995—2003年间26个参与机构中入组524例患者，比较术前放化疗和单纯术前化疗的治疗效果，研究结果显示，对于可手术切除的Ⅲ期NSCLC患者，术前放化疗可提高纵隔淋巴结降期和病理反应，但不能提高生存率。

2012年的WJTOG9904的Ⅲ期研究比较ⅢA期（N_2）NSCLC患者接受新辅助化疗和放疗与单纯新辅助化疗的患者，肿瘤降期率分别为40%和21%。另外，该研究还发现，有或没有肿瘤降期的PFS分别为55.0个月和9.4个月（HR：3.39，$P=0.001$），OS分别为63.3个月和29.5个月（HR：2.62，$P=0.021$）。术前新辅助放化疗的良好治疗反应以及对局部肿瘤的控制增加了完全手术切除的可能性。

2015年Sher等通过国家癌症数据库分析了1998—2005年共1041例进行术前新辅助放化疗和手术治疗的ⅢA期NSCLC患者的治疗效果。该研究将术前放疗剂量进行了分层剂量：低剂量（36~45Gy）、标准剂量（45~54Gy）、高剂量（54~74Gy）；单变量分析：标准剂量与低、高剂量的中位OS分别为38.3个月、31.8个月、29.0个月，$P=0.0089$。标准剂量治疗的患者OS延长。多变量分析：标准剂量 vs 低剂量 HR=0.77，标准剂量 vs 高剂量 HR=0.81。相对于高低剂量组，标准剂量组的住院时间较短。因此，仍然推荐使用标准剂量进行术前放疗。

2. 新辅助靶向治疗

在疾病早期，患者手术前使用已知致癌驱动因素的小分子抑制剂的原因有很多。第一，靶向药物在60%~70%的病例中诱导肿瘤缩小，疾病控制率约为90%；因此，延迟手术对肿瘤进展的风险很小，这是新辅助治疗的主要问题。第二，这些药物的耐受性通常比化疗好。第三，高比率的主要反应和缩短手术时间是特别有吸引力的，特别是在临界切除病例或那些需要肺切除的病例中。第四，新辅助临床试验是独特的，因为它们允许在系统性治疗干预前后接触组织。这对于癌基因驱动的肺癌患者的靶向治疗尤其重要，因为蛋白质水平上的早期适应性事件导致驱动因子的不完全分子抑制和残留临床疾病。

2011年Rizvi等进行了一项前瞻性试验：吉非替尼治疗后肿瘤消退是否与表皮生长因子受体（EGFR）致敏突变的是否存在相关。该试验入组50例Ⅰ~Ⅱ期NSCLC患者，给予术前口服吉非替尼3周。试验结果显示，客观缓解率为42%，治疗有效21例，其中EGFR突变17例，野生型EGFR 4例。影像学评估显示肿瘤缩小了约25%。平均随访44.1个月，EGFR突变患者和接受吉非替尼新辅助治疗的患者的2年DFS与EGFR野生型患者和未接受吉非替尼新辅助化疗的患者相比无统计学差异。该研究认为敏感EGFR突变与影像学改变有关。短疗程的术前新辅助靶向治疗为评估新药物的活性提供了一个平台。

我国在新辅助靶向治疗的临床试验中走在了前列，2019年发表了一项前瞻性、单臂、Ⅱ期研究，将厄洛替尼用于新辅助治疗ⅢA（N_2）期EGFR突变阳性非小细胞肺癌。该试验新辅助治疗期间，患者接受厄洛替尼150mg/d，持续56天。主要研究终点是根治性切除率。最终纳入19例患者，14例患者接受手术治疗。研究显示根治性切除率68.4%（13/19），病理降期21.1%（4/19），客观有效率42.1%，89.5%（17/19）实现疾病控制，接受手术的患者中位DFS为10.3个月，PFS为11.2个月，OS为51.6个月。不良事件发生率为36.8%（7/19），3/4级不良时间发生率为15.8%。最常见的为皮疹（26.3%）有改善。同一年内，吴一龙等发表了厄洛替尼对比吉西他滨联合顺铂作为新辅助治疗ⅢA–N_2期EGFR突变型非小细胞肺癌的随机Ⅱ期研究（EMERGING–CTONG 1103）。该研究从17个中心筛选出386例患者，72例被随机分配到治疗组（意向治疗人群），71例纳入安全性分析（1例患者在治疗前退出），患者接受厄洛替尼150mg/d（新辅助42天；辅助最长12个月）或吉西他滨1250mg/m^{2}加顺铂75mg/m^2（新辅助2个周期；辅助最多2个周期）。试验研究结果显示，新辅助厄洛替尼与GC化疗的ORR分别为54.1%和34.3%（OR：2.26；95%CI：0.87~5.84；P=0.092）。新辅助治疗后，厄洛替尼组和化疗组的完全切除率分别为73%和63%，淋巴结降期率分别为10.8%和2.9%。两组均未出现病理性完全缓解（pCR）。与化疗组相比，厄洛替尼组PFS明显延长（分别为11.4个月和21.5个月；HR：0.39；95%CI：0.23~0.67；P<0.001）。中位总生存期（OS）为32.5个月，厄洛替尼组和化疗组的中位OS分别为45.8个月和39.2个月（HR：0.77；95%CI：0.41~1.45，P=0.417）。就安全性而言，厄洛替尼组3~4级不良反应的发生率远低于化疗组的。以上两个研究提示厄洛替尼是治疗EGFR突变型局部晚期非小细胞肺癌有效的新辅助方案，为其在新辅助治疗中的广泛应用铺平了道路。

另外，对于除EGFR以外的基因突变NSCLC的新辅助靶向治疗的探索也在积极进行中。间变性淋巴瘤激酶（ALK）是NSCLC的另一个重要驱动基因，突变率为

3%~7%，ALK 抑制剂可以显著改善晚期 ALK 阳性 NSCLC 患者的预后，但作为一种新的辅助治疗手段，尚缺乏高水平的证据。2019 年钟文昭等发表了新辅助克唑替尼治疗伴有 ALK 重排的可切除局部晚期非小细胞肺癌的临床研究。该研究入组了 11 例 ALK 阳性的 N_2 型 NSCLC 患者，术前给予克唑替尼 250mg 每日 2 次，其中 1 例在新辅助治疗前后通过下一代血浆和组织测序进行动态监测。研究结果显示，11 例患者中，9 例部分缓解，1 例病情稳定，1 例出现 4 级肝损害。10 例（91.0%）接受了 R0 切除术，2 例患者对新辅助 crizotinib 的病理完全反应。有 6 例患者复发，其中 5 例接受了克雷唑替尼一线治疗，并取得了较长的疗效。同时，对血浆和组织的动态监测显示该患者 ALK 信号敏感性降低，部分反应（约为反应的 50%），未捕获到 ALK 依赖性的耐药突变。该研究提示新辅助克唑替尼用于伴有 ALK 重排的可切除局部晚期 NSCLC 是可行的，耐受性好。术前应用克唑替尼治疗可彻底消除循环中的分子残留，不会影响一线克唑替尼的应用，但仍需进行前瞻性试验，以证明其在新辅助治疗中的疗效。

3. 新辅助免疫治疗

新辅助应用免疫检查点抑制剂有以下优点。从理论上讲，在新辅助治疗中，完整的肿瘤可以作为抗原特异性 T 细胞免疫的来源，具有多样的抗原负荷。另外，在新辅助治疗后的肿瘤切除和病理分析可以在早期评估患者个体的治疗效果，从而可以根据病理反应调整后续的全身治疗。最后，新辅助治疗方案为相关的基础研究和转化研究提供了一个独特的平台。下面介绍新辅助免疫治疗的一些最新进展。

2018 年新英格兰杂志发表了标题为新辅助 PD-1 阻断在可切除肺癌中的应用（CheckMate-159）的研究。该研究入组 21 例 Ⅰ～Ⅲ期可切除肺癌患者，给予纳武单抗（nivolumab）3mg/kg，2 周 1 次，共 2 次，第 1 次给药 4 周后计划手术。研究结果显示，20 例均行手术和 R0 切除术，其中 9 例（45%）获得主要病理缓解（main pathological response，MPR）。MPR 与治疗前肿瘤突变负荷（tumor mutational burden，TMB）显著相关，而与 PD-L1 表达无显著相关性。随访中，20 例根治性手术患者 18 个月内复发率为 73%，总生存率为 95%。在分析影像学和病理学上表现为密集的免疫浸润、肿瘤细胞死亡区域和纤维化组织修复。探索性分析发现，较高的肿瘤突变负荷和手术时残留肿瘤程度的降低之间存在关联。虽然该研究的样本量较小，但表明新辅助免疫治疗 NSCLC 的安全性，新辅助免疫联合化疗后早期 NSCLC 的 pCR 由 4% 提高到 15%，MPR 由 20% 提高到 45%。2019 年美国临床肿瘤学会再次更新了相关数据，平均随访时间为 34.6 个月，20 例手术治疗的患者中有 15 例维持 DFS，Kaplan-Meier 分析估计 24 个月的 RFS 发生率为 69%（95%CI：51%~93%）。与未治疗人群相比，ctDNA 清除率和外周血 T 细胞扩增可能是治疗反应和监测复发的潜在预测指标。

LCMC3 研究是以 MPR 为主要研究终点来评估阿特珠单抗（Atezolizumab）新辅助治疗 Ⅰ B～Ⅲ B 期 NSCLC 患者的安全性和有效性。2019 年在美国临床肿瘤学会上口头报告了中期分析结果，结果显示，77 名患者被纳入主要疗效观察数据，101 名患者被纳入安全性数据分析。MPR 为 19%（15/77，95%CI：11%~30%），pCR 为 5%（4/77）。采用 RECIST 标准评价结果：7% 的患者部分缓解（partial response，PR），89% 的患者疾病稳定（stable disease，SD）。MPR 与肿瘤体积的变化有关，而与 PD-L1 表达水平或 TMB 无关。另外，同一年报告的还有 NEOSTAR 研究，其用于比较纳武单抗（Nivolumab）和纳武单抗（Nivolumab）+ 伊匹木单抗（Ipilimumab）对可切除 NSCLC 患者的疗效的 II 期研究。该研究共纳入 44 例患者（23 例单独使用 Nivolumab，21 例接受 Nivolumab+Ipilumab），研究结果显示总的 MPR 率为 24%，MPR+pCR 的总成功率为 25%（单药组对联合用药组：17%vs33%），8 例（18%）患者实现了 pCR（单药对联合：9%vs29%），RESICT 研究的总体 ORR（CR+PR）达到 20%（9/44；单药治疗与联合治疗：22%vs19%），ORR 与 MPR 呈正相关（$P<0.001$）。亚组分析发现 PD-L1 表达水平与 ORR 和 MPR 相关（$P=0.024$）。较高的 PD-L1 表达产生更大的益处。联合免疫治疗提高了肿瘤浸润淋巴细胞 CD3+ 细胞频率，增强了术中 T 细胞的浸润、多样性和反应性相关功能。研究中没有发现不可接受的毒性，也没有增加围手术期的发病率和死亡率。

NADIM 研究通过观察 Nivolumab 联合紫杉醇 + 卡铂新辅助 / 辅助治疗对可切除的 III A 期 NSCLC 患者的疗效和安全性，首次探讨免疫联合化疗对 III A 期 NSCLC 患者的疗效。该研究入组了 46 例患者，其中 41 例接受了手术并实现了 R0 切除。研究结果显示 MPR 达到 85.36%（95%CI：71%~95%），pCR 达到 71.4%（95%CI：54%~87%）。在 RECIST 研究中，PR 为 72%，CR 为 6.5%。93% 的患者接受新辅助免疫治疗联合化疗，没有患者在手术前因为 PD 或安全原因退出研究。

2019 年美国临床肿瘤学会将 ChiCTR-OIC-17013726 研究的结果作为海报形式发表。该研究是一个开放的、单中心、IB 阶段的研究，目的是评估信迪利单抗（Sintilimab）对可切除 NSCLC 新辅助治疗的作用。研究共纳入 22 例活检证实的 I B~ III A 期鳞癌患者，并在术前接受 2 个周期的 Sintilimab 和 PET-CT 检查，然后进行根治性手术。研究结果显示，与新辅助治疗前后比较，9 例患者肿瘤代谢摄取（tumor metabolism uptake，TMU）下降 30%，其中 8 例达到 MPR。11 例 TMU 降至 30% 以下或 TMU 升高者无 MPR。术后病理结果显示 10 例（45.5%）达到 MPR，4 例（18.2%）达到 pCR。MPR 和 TMU 的降低与新辅助治疗后 PET-CT 上的 TMU 降低相关，这可能预示术后 MPR 的状态（表 3.10.4）。

2020 年在 Lancet Oncology 上发表了新辅助阿特珠单抗（Atezolizumab）联合化疗治疗可切除非小细胞肺癌的 2 期试验结果。该研究在 2016—2019 共纳入 30 例 I B~ II IA 期 NSCLC，Atezolizumab 1200mg d1，紫杉醇 d1/8/15，卡铂 d1。2 个周期后没有疾病进展的患者继续接受 2 个周期治疗，然后进行手术切除。研究结果显示，29 例（97%）患者进行手术，26 例（87%）成功地完成了 R0 切除术。平均随访期为 12.9 个月（IQR：6.2~22.9）。30 例患者中 17 例（57%；95%CI：37%~75%）有 MPR。

在平均 8.6 个月后，新辅助阿特珠单抗联合化疗后有 4 例复发。该研究提示阿特珠单抗联合卡铂和紫杉醇可能是可切除 NSCLC 的一种潜在的新辅助治疗方案，高比例的患者实现了 MPR，并且治疗相关的毒性反应可控，不会影响手术切除。

免疫治疗在非小细胞肺癌新辅助治疗中具有良好的疗效和安全性，但仍有许多决策需要探讨，如：①免疫治疗方案应是单一药物还是联合用药；②如何选择联合治疗方案（免疫治疗联合化疗、放疗、抗 VEGFR 或免疫治疗）；③联合治疗是同步还是序贯；④免疫治疗是否会影响手术时机。

正在进行三个 Ⅲ 期试验—IMpower030、CheckMate 816 和 KEYNOTE-671 以及多个其他的 Ⅰ 和 Ⅱ 试验，以更好地确定检查点抑制剂在可切除非小细胞肺癌新辅助治疗中的作用（表 3.10.5）。值得注意的是，3 个 Ⅲ 期试验中的 2 个（INPOWER030 和 KEYNOT-671）将辅助使用检查点抑制剂 1 年。随着我们进入非小细胞肺癌免疫治疗的新时代，在新辅助治疗中有效使用检查点抑制剂仍存在许多问题。当使用检查点抑制剂时，化疗、放疗或同步放化疗的作用是什么？ PD-L1 或肿瘤突变负荷试验是否可以用来更好地识别那些可以单独接受检查点抑制剂而不是同时接受化学免疫治疗的患者，类似于转移治疗？ 新的生物标志物，如 MPR 和克隆性 T 细胞扩增，能预测哪些个体会有持久的反应吗？ 最后，有致癌驱动因素的患者是否能从新辅助治疗中加入检查点抑制剂中获益？ 虽然我们可能需要数年的时间才能知道如何最有效地将免疫检查点抑制剂纳入非小细胞肺癌的新辅助治疗中，但迄今为止取得的进展是朝着在早期实现更长期的治疗的方向迈出重要的一步。

表 3.10.1　肺癌辅助化疗相关研究

研究名称	纳入标准	化疗方案	入组例数	OS（HR, 95% CI）	P	5 年生存率提升百分比（%）
ALPI	I~IIIA 期	顺铂 + 丝裂霉素 + 长春地辛	1209	0.96（0.81~1.13）	0.589	1.0
BLT	I~IIIB/IV 期	顺铂 + 长春地辛或长春瑞滨或丝裂霉素联合异环磷酰胺	381	1.02（0.77~1.35）	0.90	—
IALT	I~IIIB 期	顺铂 + 长春瑞滨或长春花碱或长春地辛或依托泊苷	1867	0.86（0.76~0.98）	< 0.03	4.1
CALGB 9633	IB 期	紫杉醇 + 卡铂	344	0.83（0.64~1.08）	0.12	—
JBR 10	IB~II 期	顺铂 + 长春瑞滨	482	0.69（0.52~0.91）	0.04	15.0
ANITA	IB~IIIA 期	顺铂 + 长春瑞滨	840	0.80（0.66~0.96）	0.017	8.6
LACE 荟萃分析	I~IIIA 期	基于铂类的化疗方案	4584	0.89（0.82~0.96）	0.005	5.4

表 3.10.2　正在进行的可切除 NSCLC 的辅助免疫治疗的随机临床试验

研究名称	研究阶段	分期	研究方案	主要终点	NCT 编码
ANVIL	III 期	IB~IIIA	纳武单抗 + 化疗	OS、DFS	NCT02595944
Impower010	III 期	IB~IIIA	阿特珠单抗 + 化疗	DFS	NCT02486718
PEARLS	III 期	IB~IIIA	帕博利珠单抗 vs 安慰剂 ± 化疗	DFS	NCT02504372
BR31	III 期	IB~IIIA	德瓦鲁单抗 vs 安慰剂 ± 化疗	DFS	NCT02273375

表 3.10.3　NSCLC 新辅助治疗的优点

序号	优点
1	新辅助疗法可以尽早攻击肿瘤微转移
2	术前患者可更好地耐受治疗
3	在开始局部治疗之前，有足够的时间来确定意外转移并发症
4	可以完成对诱导过程中使用的药剂的敏感性和耐药性的评估
5	可以在没有 pCR 的患者中确定有助于肿瘤持续存在的途径
6	残留肿瘤和周围微环境可用于评估缺乏益处和不同反应的原因
7	术后有可能改变治疗方案
8	如果替代终点能够合理预测效益，则可以加速药物批准。长期终点（EFS、OS）可进行评估以获得正式批准
9	主要试验终点，如病理反应，可以比术后复发时间更快地确定
10	手术前可实施戒烟计划

表 3.10.4　5 个早期和局部晚期 NSCLC 新辅助免疫治疗的重要试验

研究名称	研究形式	入组分期	研究方案	实际入组例数	主要终点
CheckMate-159	开放、单臂	可切除的 I（>2cm）~ IIIA 期	纳武单抗 ×2 次→手术	21	药物相关不良反应
LCMC3	多中心、单臂、II 期	可切除的 IB`IIIB 期	阿特珠单抗 ×2 周期→手术	101	MPR：19%
NEOSTAR	随机、开放、II 期	可切除的 I~IIIA 期	A 组：纳武单抗→手术　B 组：纳武单抗 + 伊匹木单抗→手术	44	MPR：24%
NADIM	多中心、开放、单臂、II 期	IIIA 期（N2/T4N0）	纳武单抗 + 含铂双药 ×3 周期→手术→纳武单抗 1 年	46	PFS=24 个月
ChiCTR-OIC-17013726	开放、单臂、IB 期	可切除的 IB~IIIA 期	信迪利单抗 ×2 周期→手术	30	1. 药物相关不良反应；2. 完全手术切除；3. 无延迟手术率

表 3.10.5　正在进行的早期 NSCLC 新辅助免疫治疗的随机临床试验

研究名称	术前分组处理	术后分组处理	NCT 编码
KEYNOTE-671 （n=786）	A 组：帕博利珠单抗 + 含铂双药 × 4 周期	A 组：帕博利珠单抗	NCT03425643
	B 组：安慰剂 + 含铂双药 × 4 周期	B 组：安慰剂	
CheckMate816 （n=642）	A 组：纳武单抗 + 伊匹木单抗 × 3 周期	A 组：化疗 ± 放疗	NCT02998528
	B 组：含铂双药 × 3 周期	B 组：化疗 ± 放疗	
	C 组：纳武单抗 + 含铂双药 × 4 周期	C 组：化疗 ± 放疗	
Impower030 （n=302）	A 组：阿特珠单抗 + 含铂双药 × 4 周期	A 组：阿特珠单抗	NCT03456063
	B 组：安慰剂 + 含铂双药 × 4 周期	B 组：安慰剂	
NEOSTAR （n=66）	A 组：纳武单抗 + 伊匹木单抗 × 每 2 周 3 次	A 组：化疗 ± 放疗	NCT03158129
	B 组：纳武单抗 × 每 2 周 3 次	B 组：化疗 ± 放疗	

陈　倩

第4部分 食管癌

4.1 食管肿瘤及影像

4.1.1 食管的解剖

食管在上消化道的最上部，为一前后扁平的肌性管状器官，是消化道各部中最狭窄的部分。食管上端在第6颈椎下缘平面接漏斗状的喉咽部，起自环状软骨下缘、环咽肌下缘，下端约平第11胸椎体高度与胃的贲门连接。

1.食管的长度

从门齿到食管入口处的距离约为15cm，到贲门约为40cm，可见食管长约25cm。成人男性食管长度为21~30cm，平均长度为24.9cm；成人女性食管长约20~27cm，平均长度为23.3cm。食管的横径在环状软骨下缘为1.3cm，气管分叉部为1.3cm，横膈裂孔处为1.55cm，贲门部为2.2cm。

2.食管的分段

食管分为颈段、胸段、腹段。颈段长约5cm，自食管起始端至平对胸骨颈静脉迹平面的一段。胸段长约18~20cm，上接颈段食管，下至横膈肌食管裂孔。腹段长约1~3cm，食管裂孔至胃贲门部，与肝左叶后缘相邻。

（1）颈段食管（上段）自食管入口或环状软骨下缘起至胸骨柄上缘（第2~3胸椎水平）平面，长4.5~5.0cm。前方为气管，后方为椎体前的筋膜。气管与食管的两侧所形成的间沟内有左、右喉返神经及气管动脉通过。食管的最外侧与甲状腺两侧叶的后部、副甲状腺、甲状腺下动脉及颈动脉相邻。

（2）胸段（中段）食管最长的一段，平均长约18~20cm。其上部贴附于胸椎前方，下部则位于胸主动脉之前，该段食管前方为气管下段、主动脉弓、左主支气管及心包。胸段食管分为上、中、下三段，食管胸中段与胸下段的交界处接近肺下静脉平面初。

a）胸上段自胸骨柄上缘平面至气管分叉平面，其下界距上门齿约为24cm。

b）胸中段自气管分叉至食管胃交接部（贲门口）全长的上半，其下界约距离上门齿 32cm。食管癌多见于胸中段。

c）胸下段自气管分叉至食管胃交接部（贲门口）全长的下半，其下界约距离上门齿 40cm。

（3）腹段（下段）仅为 1~3cm。通常将食管腹段包括在胸下段内。食管在第 10 胸椎水平经膈肌的食管裂孔入腹后，行程很短，并弯向左侧，终止于贲门部，相当于第 11/12 胸椎水平。食管腹段的前面和右面的一部分与肝左叶脏面的右侧相接触。食管的右面包裹于小网膜内，前面与左面则完全由腹膜遮盖。前、后迷走神经干分别紧靠食管前后方。

3. 食管的狭窄部

在形态上，食管最重要的特点是有 3 处生理性狭窄，它们是食管异物易滞留的部位。

（1）第一狭窄：环咽部狭窄，为食管起始处，距门上切牙约 16cm，是环咽肌收缩所致，为食管最狭窄的部位。食管入口后壁处，咽下缩肌与环咽肌之间有一肌肉薄弱区，若食管镜检查时用力不当，可致食管穿孔。

（2）第二狭窄：临床上通常为主动脉弓处狭窄与支气管处狭窄的合称。主动脉弓处狭窄系主动脉弓压迫所产生，位于距上切牙约 23cm 处，相当于第 4 胸椎水平，食管镜检查时可见局部有搏动；往下 4cm 为支气管狭窄，由左主支气管横越食管前壁压迫食管所致。

（3）第三狭窄：横膈处狭窄，位于距上切牙约 40cm 处，食管通过横膈裂孔时受到横膈肌与横膈角的收缩而形成。

4. 食管的结构及功能

食管壁厚度约为 3~4mm，由黏膜、黏膜下层、肌层和外膜四层组成。黏膜包括上皮层和固有腺；黏膜下层为疏松活动的弹性结缔组织，内有血管、淋巴管和神经丛；肌层由内环状肌与外纵行肌两种肌纤维组成，肌层内包括平滑肌与横纹肌，横纹肌在食管上端，平滑肌在食管中部以下；外膜是一层疏松结缔组织，不存在浆膜层。

食管黏膜内淋巴管，在胃肠道空腔脏器中是独特的，黏膜及黏膜下层淋巴管形成一个复杂的互联网络，贯穿食管全长。黏膜下淋巴管主要为纵行，其纵行淋巴管数量是横行的 6 倍，并间断穿过肌层，回流至局部淋巴结，部分患者可直接回流至胸导管。食管淋巴回流是纵向大于横向环形引流，食管上 2/3 主要引流至口侧，下 1/3 主要引流至肛侧，故食管癌多纵向远处淋巴转移。

食管没有分泌和消化功能，它的主要功能为通过蠕动将食团输送到胃里。除此之外，在其下段，即距胃贲门 4~6cm 长的食管，有防止胃内食管返流到食管的作用，系这一段食管内的压力一般比胃内压力高，起到了"阀门"的作用，有"高压区"之称。

食管的动脉血供具有节段性、多源性的特点，主要动脉有甲状腺下动脉、胸主动脉食管支、胃左动脉与脾动脉，也可源于支气管动脉、右肋间动脉或左膈下动脉及一些动脉分支。食管上段静脉经甲状腺下静脉汇入上腔静脉，中段回流至奇静脉，下段静脉注入门静脉系统。因此，门静脉血流受阻时，食管下段静脉易充盈曲张。

4.1.2　食管肿瘤的影像诊断

可以应用各种常用影像技术对食管进行检查。通常首选内镜。影像学广泛适用于食管恶性肿瘤的分期，尤其 CT、PET-CT 和超声内镜。

1. 透视

透视因具有广泛的适应证，常用于食管检查。大多数情况下首选钡餐造影。当怀疑有撕裂、穿孔或吻合口瘘时，首选水溶剂对比剂，如泛影葡胺。

食管恶性肿瘤（图 4.1.1）：早期可见食管黏膜皱襞紊乱、粗糙或有中断现象；小的充盈缺损；局限性管壁僵硬，蠕动中断；小龛影。中、晚期可见明显的不规则狭窄和充盈缺损，管壁僵硬。

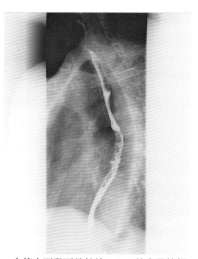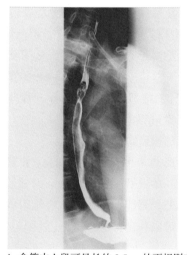

a. 食管中下段可见长约 9.1cm 的充盈缺损，局部管壁破坏黏膜中断　　b. 食管中上段可见长约 3.5cm 的不规则充盈缺损，局部黏膜毛糙，管腔狭窄，管壁僵硬

图 4.1.1　食管恶性肿瘤

食管良性肿瘤（图 4.1.2）：发病最多的是食管平滑肌瘤，因发生于肌层，故黏膜完整，肿瘤大小不一，呈椭圆形、生姜形或螺旋形。可出现"半月状"压迹。

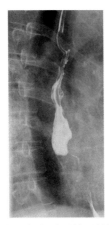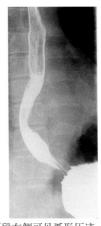

a. 食管中下段见多处不规则充盈缺损，表面尚　　　b. 食管下段左侧可见弧形压迹，黏膜线
　 光滑，并呈弧形受压推挤改变呈"半月状"　　　　完整连续——食管囊肿
　 压迹，相应管腔略狭窄——食管平滑肌瘤

图 4.1.2　食管良性肿瘤

2. 内镜检查

食管胃十二指肠镜检查或内镜检查是大多数食管检查适应证的首选检查方法，特别是对于吞咽困难的患者。它可以直接观察黏膜，最重要的是可以进行组织活检。同时，可以内镜下进行多种治疗，可选择的操作包括：食管狭窄患者进行球囊扩张或支架置入；发育异常或恶性上皮肿瘤行射频消融；内镜黏膜切除技术用于早期食管肿瘤的治疗。对于重度吞咽困难者，初步的透视评估可以提示内镜医师是否有咽囊的存在，以减少食管穿孔的危险。

食管恶性肿瘤（图 4.1.3）：早期病变多局限于黏膜表面，肉眼可见充血、糜烂、斑块或乳头状。中、晚期癌肿逐渐累及食管全周。常分为四型：①髓质型：管壁明显增厚并向腔内外扩展，使肿瘤的上下端边缘呈坡状隆起。②蕈伞型：瘤体呈卵圆形扁平肿块状，向腔内呈蘑菇样突起，边缘与周围的黏膜界清，瘤体表面多有浅表溃疡，其底部凹凸不平。③溃疡型：瘤体的黏膜面呈深陷而边缘清楚的溃疡。④缩窄型：瘤体形成明显的环行狭窄，累及食管全周径，较早出现阻塞。

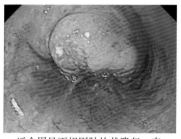

a. 近全周见不规则肿块状隆起，表面充血糜烂，局部溃疡状，伴管腔狭窄——髓质型

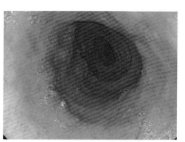

b. 约 1/3 周余呈小结节状隆起新生物——蕈伞型

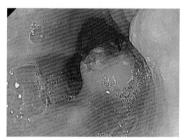

c. 近 2/3 周见不规则肿块状隆起，表面充血糜烂，局部溃疡状，伴管腔狭窄——溃疡型

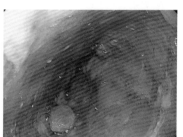

d. 全周见不规则肿块状隆起，表面充血糜烂，局部溃疡状，伴管腔狭窄——缩窄型

图 4.1.3　食管恶性肿瘤

食管良性肿瘤（图 4.1.4）：发病最多的是食管平滑肌瘤，因发生于肌层，故黏膜光滑正常。

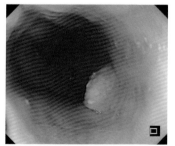

a. 食管距门齿 21m 左后壁见一大小约 1.0cm×0.6cm 的黏膜下隆起，表面黏膜覆盖完整

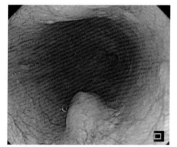

b. 食管距门齿 30cm 见一直径约 1.0cm 的黏膜下隆起，表面黏膜覆盖完整

图 4.1.4　食管良性肿瘤

3. CT

就食管疾病而言，CT 是最广泛应用于食管癌分期的方法。CT 检查时应同时行胸部、

腹部及盆腔检查。

　　食管恶性肿瘤（图 4.1.5）：病变段食管管壁不规则增厚，甚至有肿块突向腔内，其上端食管腔扩张、积液、积气。当食管壁厚度超过 5mm 时应视为异常。食管癌引起管壁增厚早期主要表现为偏心性的不对称管壁增厚，进一步可发展为全周性的增厚。一般长度大于 2cm，头侧的分界为膨胀的气液平面。纵隔内食管周围在正常情况下存在脂肪线，当出现癌肿浸润时脂肪线消失。

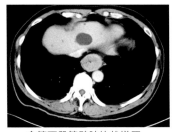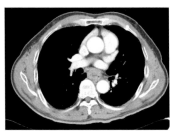

a. 食管下段管壁肿块状增厚，　　b. 中下段管壁增厚，最厚处约
　　管腔狭窄，局部外膜欠光整　　　　1.2cm，增强呈轻度强化，管腔
　　　　　　　　　　　　　　　　　　狭窄，周围脂肪间隙尚清

图 4.1.5　食管恶性肿瘤

　　食管良性肿瘤（图 4.1.6）：平滑肌肿瘤表现为食管壁偏侧性的肿块，造成食管壁的局限性增厚，肿块为软组织密度，其内密度均匀，边缘光滑，境界清楚，偶可见肿瘤内出血及钙化。增强后肿块可有均匀强化。当肿块形态不规则、密度不均、中心有坏死时，平滑肌肉瘤的可能性较大。

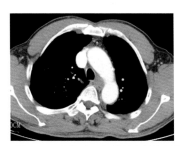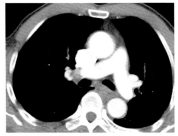

图 4.1.6　食管中下段管壁多处隆起增厚，但强化尚均匀——食管平滑肌瘤

　　食管囊肿（图 4.1.7）在 CT 上表现为圆形或类圆形、密度较均匀的低密度肿块，位于后纵隔，病变边缘光滑，不向周围侵犯。注射对比剂后无增强效应。

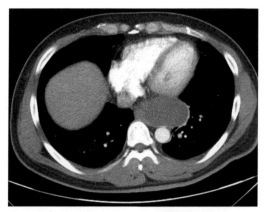

图 4.1.7　后下纵隔见一大小约 41mm×79mm 类圆形低密度影（食管来源），CT 值约 16Hu，壁可见条状高密度影，增强后病症未见明显强化——食管囊肿

4. 超声内镜

超声内镜检查一般用于其他影像检查发现异常后，对食管癌分期有很好的作用，可获得最高空间分辨率的食管图像。此技术将一个高频（7MHz ~12MHz）超声探头置于内镜末端，扇形的超声内镜产生垂直于内镜轴位的超声图像，可用于食管癌分期；线性超声内镜产生平行于内镜轴位的超声图像，可用于超声内镜引导下的细针穿刺，进行食管黏膜深部结构的取样，尤其是胸部及上腹部淋巴结的取样，非常有利于食管及胸部恶性肿瘤的分期。

食管恶性肿瘤（图 4.1.8）：食管壁正常层次结构被破坏，各层次间融合增厚，呈浸润性低回声改变，内部回声不均。

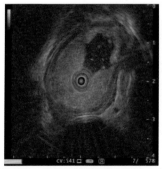

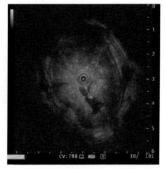

a. 显示黏膜层、黏膜肌层及黏膜下层融合增厚为主，呈低回声改变，局部区域与固有肌层分界模糊，病变最厚处约 0.6cm

b. 食管壁正常层次结构被破坏，各层次间融合增厚，呈浸润性低回声改变，内部回声不均，病变最厚处约 2.0cm，侵犯外膜

图 4.1.8　食管恶性肿瘤

食管平滑肌瘤（图 4.1.9）：食管黏膜下隆起，表面光滑，边界清楚，来源于肌层，呈中低回声改变。

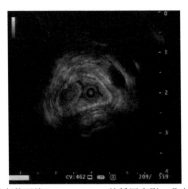 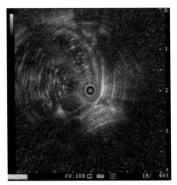

a. 最大截面约 0.5cm×0.6cm 的低回声影，凸向腔内，内部回声欠均匀，源自黏膜深层，边界清晰

b. 最大截面约 0.5cm×0.7cm 的低回声影，源自黏膜肌层，边界清晰

图 4.1.9　食管平滑肌瘤

5. PET-CT

对于无症状的食管癌远处转移患者，PET-CT 对转移病灶的诊断优于其他的影像技术。（图 4.1.10 和图 4.1.11）

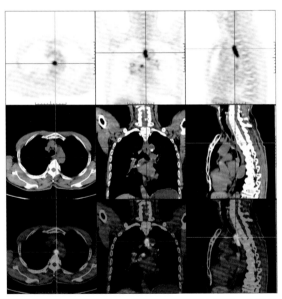

图 4.1.10　食管上段管壁局部增厚，管腔狭窄，病灶周围脂肪间隙欠清晰，放射性分布浓聚，SUV_max 为 11.9；气管隆突下方可见软组织肿块，内可见空腔，与食管中段无明显分界，放射性分布浓聚 SUV_max 为 10.8

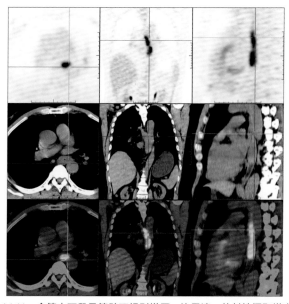

图 4.1.11　食管中下段见管壁不规则增厚，边界清，放射性摄取增高，

SUV$_{max}$ 约为 16.6，上下范围约为 9cm

4.1.3　食管肿瘤的术前检查

（1）三大常规、生化、传染病、肿瘤标志物等检验检查。

（2）食管造影：术前明确病灶位置及范围。

（3）胃镜及活检：明确病灶类型，并明确病理诊断。

（4）胸部及上腹部增强 CT：用于术前食管癌影像学分期并指导手术。

（5）喉镜：查看消化道起始部位情况，以排除手术禁忌。

（6）心电图（或进一步行动态心电图）及 60 岁以上行心脏超声：术前心功能检查。

（7）肺功能：呼吸功能检查。

（8）颈部 B 超：探查锁骨上淋巴结等情况，排除手术禁忌。

（9）拟行结肠代食管者，行结肠镜检查。

黄显聪

4.2　食管癌开放性手术

4.2.1　Ivor-Lewis 术

1946 年，威尔士胸外科医师 Ivor Lewis 报道了该术式。对于食管中下段癌采用先进腹后进右胸的方式，切除食管癌，并在右胸内行胃食管重建。该术式为欧美国家食管癌外科切除的主流术式。目前，国内同行也广泛接受此术式。

手术步骤如下。

1.上腹部

（1）上腹部手术操作与 McKeown 手术的上腹部操作基本相同。行全胃游离，胃周淋巴结清扫：贲门左右，胃小弯，幽门上，胃左动脉，肝总动脉，腹腔干及脾动脉近侧段。

（2）视术者习惯可在上腹部手术操作过程中，进行胃管状成形，切除小弯侧。管状胃与残食管缝线连接。

（3）视术者习惯行胃幽门成形、空肠造瘘术，并关腹。

2.胸部

（1）右胸内操作与 McKeown 手术的右胸内操作基本相同。切除范围视病灶情况决定，可联合切除食管周围组织器官。

（2）右胸内上提食管，拉出腹腔内管状胃，根据病灶位置拟定食管上切缘位置，切除病灶。胸顶处吻合食管胃。（图 4.2.1）

（3）胸内置胸腔引流，也可另置纵隔食管床引流管。关胸。

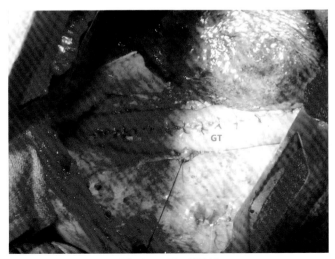

图 4.2.1　GT：管状胃

4.2.2 McKeown 术

1976 年，McKeown 详细报道了该术式，分为三阶段：第一阶段是患者取平卧位，以上腹正中切口进行胃的游离；第二阶段是患者取左侧卧位，以右胸后外侧切口进胸进行食管游离；第三阶段是患者取平卧位，以右颈斜切口进行颈食管游离，并行食管切除，经后纵隔食管床进行食管胃吻合。同年，Royston 对于该术式进行了改良，分为两阶段：第一阶段患者取平卧位，同时行上腹切口和右颈部切口，分别进行腹部胃的游离和颈部食管的游离；第二阶段取左侧卧位，行胸段食管游离后，右颈部进行食管切除和经后纵隔食管床食管胃吻合。同年，Akiymama 报道了类似的三阶段术式。但第一阶段，患者取左侧卧位，经右胸后外侧切口进胸游离食管；第二阶段，患者取平卧位，以上腹正中切口进行行胃的游离；第三阶段为左颈部斜切口，进行颈部食管游离，行食管切除，但经胸骨后行食管胃吻合。20 世纪以 McKeown 命名为术式的报道并不多见。21 世纪随着食管微创手术的发展，微创 McKeown 食管切除术式已被广大胸外科同行接受。

就食管开放手术而言，McKeown 术式发展至今，与原术式相比，已经有很多的不同。以往国外学者多将该术式称为 three-stage 或 three-hole 手术；国内学者则多用"三切口"术式指代。现 McKeown 术的名称在食管微创术中广泛使用。虽然当今食管微创手术广泛开展，但对于食管癌外科医师而言，开放手术仍有一席之地。

手术步骤如下。

1. 胸部

（1）患者取左侧卧位，取右胸后外侧切口，经第 4 肋间进胸。

（2）切开后纵隔胸膜，游离奇静脉弓，予以切断结扎。亦可保留奇静脉弓，于食管中段部位直接进行食管游离。游离方向从后向前，利于根部结扎支气管动脉及食管固有动脉，并沿潜在解剖间隙切除周围组织（全食管系膜切除）。根据肿瘤侵犯情况及术者判断，可联合切除胸导管、奇静脉、对侧纵隔胸膜、心包、肺等食管周围组织，同时进行胸中段食管旁淋巴结清扫。

（3）食管中段后方游离至最深处（对侧纵隔胸膜），进而向前游离，注意保留左侧迷走经主干。切断左迷走神经食管支。可暴露左主支气管及隆突下方，离断左主支气管动脉。进行相应区域的淋巴结（隆突下淋巴结）清扫，并将游离面转向前方。

（4）食管前方侧切开纵隔胸膜，保留右迷走神经主干，离断右迷走神经食管支。沿食管前方解剖间隙进行食管游离，直至与食管后方切除面融合，可行食管套带，利于全纵隔食管游离。一并清扫切除肺门、下胸段食管旁、后纵隔、膈上淋巴结。（图 4.2.2）

（5）游离胸上段食管前方沿右侧迷走神经，向上切开锁骨下动脉外膜，寻找右侧

喉返神经，行上胸段食管旁及右喉返神经旁淋巴结清扫。(图4.2.3)

（6）清扫左喉返神沿气管膜部，暴露气管食管沟、主动脉弓，寻找左侧喉返神经，并做相应区域淋巴结清扫（图4.2.4），同时完成胸段食管的游离。置胸管，关胸。

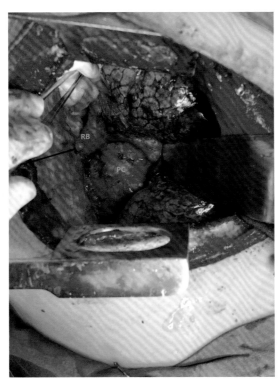

图 4.2.2　RB：右主支气管；PC：心包

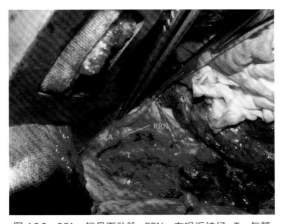

图 4.2.3　SCA：锁骨下动脉；RRN：右喉返神经；T：气管

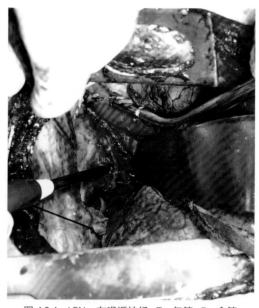

图 4.2.4　LRN：左喉返神经；T：气管；E：食管

2. 上腹部

（1）胸部手术完成后，患者取平卧位，头部偏向右侧。上腹部进行胃游离，大弯侧保留网膜右动脉，沿大网膜离断网膜左血管，胃短动脉。直至贲门右侧。清扫相应区域淋巴结。

（2）大弯侧胃游离完成后，托起胃后壁，暴露胰腺上缘，沿胰腺上缘游离暴露肝总动脉，胃左动脉，脾动脉干，以及三支动脉的起始处：腹腔动脉。清扫相应区域淋巴结。并离断结扎胃左动脉（图 4.2.5）。继续向上游离直至膈食管裂孔后壁。

（3）小弯侧切开肝胃韧带，直至膈肌裂孔右侧壁，并清扫贲门右侧淋巴结。至此，全胃游离完成。

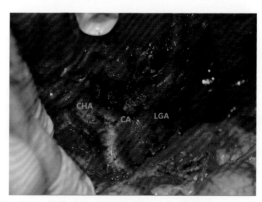

图 4.2.5　CHA：肝总动脉；SA：脾动脉；CA：腹腔干；LGA：胃左动脉

3. 颈部

（1）取左颈部胸锁乳突肌前缘切口，逐层切开皮肤、皮下、颈阔肌。从胸锁乳突肌前缘向内侧游离，暴露颈总动脉、颈内静脉，如遇甲状腺下静脉，可予以离断结扎。在颈血管内侧可暴露颈段食管，将其从胸内拉出。

（2）颈部食管离断，近侧段拟吻合用。远侧段从腹腔内拉出。切除病灶，并作胃管状成形。

（3）管状胃从腹腔经后纵隔上提至颈部，行胃食管颈部吻合。

（4）颈部止血后，置引流管。缝合颈部皮肤。上腹部可行空肠造瘘术或经鼻置营养管，关腹。

若行颈部双侧清扫，可取颈部衣领切口，双侧行下颈部清扫，包括锁骨上窝，颈部气管食管沟淋巴结清扫。锁骨上窝清扫上界为肩胛舌骨肌，外界为颈外静脉，后界为椎前筋膜，可暴露颈横动脉（图 4.2.6）。气管食管沟清扫可暴露颈部喉返神经（图 4.2.7）。

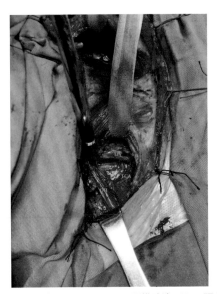

图 4.2.6　OH：肩胛舌骨肌；TCA：颈横动脉；IJV：颈内静脉

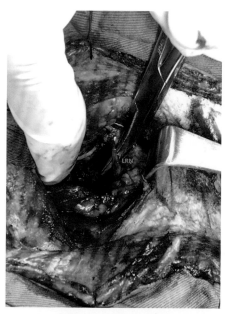

图 4.2.7　LRN：左喉返神经；SCM：胸锁乳突肌；C：头侧

4.2.3　Sweet 术

　　1913 年，Torek 经左胸行食管癌切除术，完成了第一例食管癌经胸手术、消化道重建以体外皮管连接。1933 年，日本胸外科医师 Ozawa 成功完成食管癌经左胸切除，同期食管胃吻合重建，但未引起西方国家的重视。1938 年，Garlock 以 Torek 的进左胸手术方式完成 3 例手术，并一期消化道重建成功。1954 年，Sweet 报道了 287 例食管癌进左胸手术，一期消化道重建术式。进左胸是食管癌最早的进胸手术方式，现常以 Sweet 术（或 Garlock–Sweet）指代该术式。我国第一例食管癌手术由吴英恺于 1940 年完成，手术方式亦是进左胸食管癌切除术。相当长一段时间内，进左胸的 Sweet 术是我国行食管癌切除的主流术式。21 世纪以来，Sweet 术的使用有所减少，但作为食管癌根治术式的一种，仍有其存在意义。

　　（1）取左胸第 6 或 7 肋间进胸，视病灶情况，必要时切口前延，离断肋弓。

　　（2）进胸后探查病灶，并切开膈肌，探查腹腔内病灶或淋巴结情况，估计切除可能性。

　　（3）决定行根治术后，可先行腹腔内游离，亦可先行胸腔内游离。

　　（4）腹腔内游离：从大弯侧脾胃韧带处开始，将脾胃韧带根部离断，沿大弯侧切除大网膜，直至幽门处，注意保护网膜右血管。

　　（5）胃后方在胰尾处开始，胰腺上缘沿脾动脉干进行切除清扫，直至暴露胃左血管，予以离断结扎，并继续清扫肝总动脉淋巴结。贲门左膈肌脚亦完成游离。

（6）小弯侧切开肝胃韧带，胃右动脉暴露离断结扎。游离贲门右侧膈脚。清扫相应区域淋巴结。至此，腹腔内胃游离及淋巴结清扫完成。

（7）胸内食管游离：若病灶位置较低，仅行主动脉弓下的食管游离即可，操作与前述术式胸内操作无差异。若需行左胸内全食管游离，则主动脉弓处的食管游离是难点，尤其是跨弓技术存在一定的"盲区"，需谨慎操作，防止对侧奇静脉弓及支气管动脉的损伤破裂，导致出血。弓上操作时，需要注意防止食管后侧的胸导管扣伤。

（8）视病灶位置切除病灶后，行食管胃弓下吻合（图 4.2.8）或弓上吻合。可术中置入经鼻营养管。

（9）腹腔内止血，关闭膈肌。胸腔内止血，置胸管，关胸。

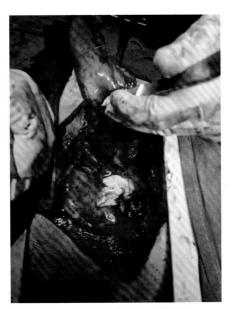

图 4.2.8　E：食管；GT：管状胃

吴　捷

4.3 食管癌腔镜 Ivor-Lewis 术

4.3.1 手术历史

1946 年，Lewis 最早报道了 Ivor-Lewis 术式，该手术分别经右胸切口和腹部切口完成食管以及胃的胸内吻合。与 1976 年报道的 McKeown 手术共同成为经右胸食管癌根治术的两大经典术式。腔镜技术应用于食管癌的治疗开始于 1991 年，Collard 等首先开展了胸腔镜辅助下食管癌切除术；1995 年，De Paula 等介绍了经膈腹腔镜辅助下食管癌切除术的经验；1998 年，Luketich 等报道了胸腹腔镜联合下进行微创食管切除术；1999 年，Watson 等首次报道了两例腔镜下 Ivor-Lewis 手术，作者采用单层手工缝合的方式来完成胸内食管胃吻合，两例患者术后没有出现明显的并发症，腔镜 Ivor-Lewis 术开始应用于食管癌患者的治疗。

最近的一项关于微创食管癌与开放食管癌的前瞻性、多中心、随机临床对照试验中在 *Lancet* 杂志上发表。该研究中，115 例食管癌患者随机分配，56 例患者采用开放食管癌切除术，59 例患者采用微创食管癌切除术。两组患者在一般临床资料上无明显统计学差异。然而，术后两周微创组患者肺炎发生率低（RR 0.30；95% CI：0.12~0.76）；微创组住院时间更短、术后生活质量更高以及术后疼痛评分更低。而且，两组患者的淋巴清扫总数、切缘完整性以及死亡率无明显统计学差异。因此，以腔镜或者达芬奇机器人技术为代表的微创食管切除术逐渐成为食管癌治疗的一种主流选择。

近年来，随着腔镜设备和技术的不断发展，以及治疗肿瘤理念的不断更新，腔镜 Ivor-Lewis 术式在食管癌治疗中积累了相当多的经验，并取得了不错的临床效果。

4.3.2 优势与难点

1. 优势

对于右胸入路的腔镜 Ivor-Lewis 手术的优势，目前国内外大多数学者均认为该术式具有可彻底清扫胸腔上纵隔各组淋巴结以及吻合口瘘发生率低的优势。

局部复发或远处转移是食管癌手术治疗失败的主要原因。从理论上说，如果切除肿瘤病灶的同时可以彻底清扫食管引流区域内受累的淋巴结，患者手术治愈的可能性会大大增加。腔镜 Ivor-Lewis 手术由于采用右胸切口，在无主动脉弓遮挡的情况下加上腔镜的放大作用，使得整个食管床的显露以及与周围脏器的解剖分离十分清楚，尤其对后上纵隔喉返神经旁以及右胸顶气管旁淋巴结可以彻底清扫。多项关于食管鳞状细胞癌患者接受腔镜食管癌 Ivor-Lewis 术的临床研究结果显示，食管癌患者的喉返神经旁淋巴结较易发生转移，能否彻底清扫该区域的淋巴结是患者长期生存的独立危险预后因素。

Ivor-Lewis 手术胸内吻合的优势在于吻合口张力较少，吻合口瘘及吻合口狭窄的发生率低。与颈部吻合相比，胸腔镜下 Ivor-Lewis 术式的吻合口瘘发生率低主要有如下几个方面的原因。

（1）胸内吻合的张力较低，更有利于胃食管交界部及贲门处的肿瘤切除。

（2）胸内吻合对管胃长度要求相对较低。

（3）吻合部位更接近胃大弯侧血管弓，吻合口血运好。

（4）上提管胃的过程在腔镜直视下，确保管胃无扭转。

已有研究表明，胸内吻合的吻合口瘘发生率更低。Rindani 等在关于食管癌手术方式的 meta 分析中显示，总计有 2675 例患者接受了经食管裂孔食管癌切除术，2808 例患者接受了 Ivor-Lewis 手术。两组患者在一般临床资料以及肿瘤分期上无统计学差异；两组在术后肺炎及心血管并发症上相近；5 年生存率无差异。但是，经食管裂孔食管癌切除组患者的吻合口瘘发生率及喉返神经损伤发生率均较 Ivor-Lewis 手术组患者的高。

因此，彻底清扫胸腔上纵隔各组淋巴结以及吻合口瘘发生率低是右胸入路胸内吻合的 Ivor-Lewis 手术的优势。

2. 难点

由于食管癌手术本身的复杂性，完整的食管癌根治至少需要包括肿瘤的切除、淋巴结清扫以及消化道的重建。这些过程的熟练完成，不仅要求主刀医师具有丰富的常规右胸入路的食管癌切除手术经验，而且需要术者能够熟练掌握各类腔镜下的常规操作，比如腔镜下分离、止血、缝合、打结等。腔镜 Ivor-Lewis 手术正在逐渐增多，但目前手术数量仍少于颈部吻合 McKeown 手术，除了对食管癌根治术切除范围和淋巴清扫角度的不同理解和选择之外，究其原因，笔者认为主要是该术式的学习曲线较长。当使用圆形吻合器时，腔镜下缝合荷包及放置钉砧头的难度大，导致吻合困难是该术式的难点之一。笔者前期的研究显示，腔镜 Ivor-Lewis 手术的学习曲线的完成、前期肿瘤切除以及消化道重建的学习阶段至少需要 26 例（图 4.3.1a）；而要达到肿瘤根治效果，熟练完成各组淋巴结清扫至少需要 88 例以上的全腔镜食管癌切除术的经验积累（图 4.3.1b）；相似地，Osugi 等的研究显示，腔镜食管癌的学习曲线需要 30 例以上。学习曲线长，术者需经过严格的腔镜训练，都限制了腔镜 Ivor-Lewis 手术在地市级医院的发展。

食管吻合是食管癌腔镜 Ivor-Lewis 术的难点之一，也是最关键的一个步骤，需要术者反复熟练操作并且完全掌握，因为术后吻合口瘘的发生率与吻合技术的关系密切。在吻合时，笔者认为一般应遵循以下几点原则。

（1）带食管的脏器需要有良好的血供。

（2）勿过度游离食管近端，游离食管近端距吻合口一般在 2.5cm 左右为宜。

（3）吻合口时层次不可缺失，尤其是黏膜层要对齐且完整。

（4）吻合口黏膜基本没有张力或者低张力。

（5）代食管脏器无明显扭转。

（6）手工吻合时缝合间距要合适，间距过小容易造成缺血，间距过宽则存在潜在的瘘口。

对于手工吻合，由于需要术者有丰富多的经验技术积累，吻合不熟练，容易造成吻合口瘘的发生，因此，目前国内绝大数三甲或二甲医院基本采用器械来完成；对于进修医师或者较低年资医师，笔者推荐采用圆形吻合器吻合。采用圆形吻合器吻合的优点主要有：

（1）操作简便，吻合快捷，大大缩短手术时间。

（2）减少食管以及胃的暴露，减轻胸腔局部污染。

（3）对较高位置的吻合较易完成，尤其对弓上或胸膜顶吻合，器械吻合较手工吻合优势明显。

（4）吻合口径标准，食管与胃黏膜对齐完整，吻合口瘘发生率低。

目前，采用圆形吻合器吻合的方式较多，笔者近年来采用"反穿刺"来完成抵钉座的就位（图4.3.2）。该技术抵钉座就位方便，避免了腔镜下荷包的缝合以及食管的修剪，有利于各位进修医师学习以及推广。

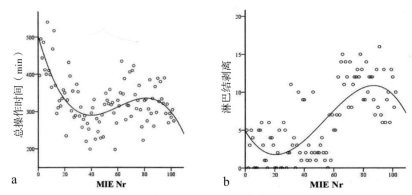

图4.3.1　a：前期肿瘤切除以及消化道重建的学习阶段至少需要26例；

b：熟练完成Ivor-Lewis手术淋巴结清扫，需要88例以上的经验积累

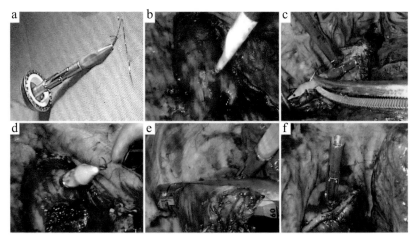

图 4.3.2　a：在抵钉座底部中心杆尾端连接一根约 5cm 的线；b：食管拟吻合处做 2cm 切口；c：将抵钉座
纵向置入食管；d：圆针穿出食管壁，向外达拉带针丝线，直至抵钉座中收杆完全穿出食管壁；
e：直线切割合器切断食管；f：反穿刺抵钉座完成

4.3.3　手术步骤

　　下面，我们以一例食管癌患者腔镜 Ivor-Lewis 操作为例，从主刀的视角逐步介绍切口的选择以及腔镜 Ivor-Lewis 术的全过程。

1. 腹腔操作部分

　　（1）患者取平卧位，脐下取 1.5cm 横切口，建立气腹，置入腹腔镜，右上腹分别做 12mm 及 5mm 的操作孔，剑突下、左上腹各做 1 个 5mm 操作孔。（图 4.3.3a）

　　（2）在腹腔镜下用 LIGASURE 或超声刀游离大小胃网膜。（图 4.3.4a）

　　（3）离断胃大弯侧网膜，保留好胃网膜右血管弓。（图 4.3.4b）

　　（4）游离、钳夹、离断、结扎胃短血管。（图 4.3.4c）

　　（5）游离出胃左动脉。（图 4.3.4d）

　　（6）以 Hemo-locker 或者切割闭合器离断胃左动脉。（图 4.3.5a）

　　（7）清扫胃左动脉旁淋巴结，贲门旁、腹腔干旁、肝总动脉等各组淋巴结。（图 4.3.5b）

　　（8）向贲门方向游离胃底和食管下段。（图 4.3.5c、d）

　　（9）以切割闭合器分次切割游离胃以制作管状胃。（图 4.3.6）

　　（10）浆肌层缝合包埋胃壁切口。（图 4.3.7）

　　上述步骤 9 与 10 可采用的替换方案为：采用剑突下 4cm 左右小切口，在食管下段预先缝合牵引线并引出切口，离断食管下段；将胃体经小切口牵出，在直视下行管状胃成形并包埋切缘；管状胃近心端缝合 4~5 针线，将食管下段预留线打结后将管胃送返腹腔。

（11）用抓钳（短齿）向头端提起横结肠，探查空肠近端，找到屈氏韧带，选择屈氏韧带远端 20~30cm 处空肠对系膜缘作为穿刺造瘘点（图 4.3.8）。

（12）以该处为中心，用 3-0 可吸收缝线行连续 3 针浆肌层缝合，围成两个半荷包，疝气钩针在左上腹穿刺进入腹腔内，将半荷包尾线牵拉至腹腔外，并将尾线缝至穿刺点皮肤一侧（图 4.3.8）。

（13）将福瑞可肠壁穿刺器，经腹壁原穿刺孔进入腹腔，并以双半荷包中点穿刺进入肠腔；确认穿刺器在肠腔内无误后置入造瘘管，置管过程中，需向肠腔内注水，以扩张肠腔并注意观察造瘘管头端位置，将造瘘管往外拉至皮肤约 30cm 刻度处。

（14）腹腔外收紧 2 根半荷包尾线，确认空肠与腹壁已紧密贴合，检查两侧肠攀顺畅，无扭转，管道通畅（图 4.3.9）。

（15）再次探查腹腔，彻底止血后冲洗，未见活动性出血后放置腹腔引流管 1 根，关闭切口，包扎。

2. 胸腔操作部分

（1）患者取左侧卧位，再次消毒铺巾，右腋前线第 6 肋间长约 3cm 切口为主操作孔，右腋中线同一肋间长约 2cm 切口为附操作孔，右腋后线第 6 肋间或者第 7 肋间取一约 2cm 切口为观察孔（图 4.3.3b）。

（2）用 3-0 可吸收线缝合纵隔胸膜后将右上肺、下肺向前向头侧提起。

（3）游离右下肺韧带，暴露纵隔，由食管下三角游离食管，沿途清扫食管旁以及纵隔淋巴结（图 4.3.10）。

（4）游离食管至奇静脉弓上水平，清扫左侧喉返神经旁淋巴结（起始于主动脉弓前由迷走神经分出，绕主动脉弓下方，沿气管、食管间沟上行）以及右侧喉返神经旁淋巴结（绕右锁骨下动脉，然后沿气管、食管间沟上行）（图 4.3.11）。

（5）在近端距肿瘤约 5cm 处切开近段食管，置入吻合器抵钉座并以"反向穿刺法"于食管前侧壁导出，用切割闭合器离断并闭合食管上段（图 4.3.2）。

（6）将胃顺势上提，行胃底食管吻合，一次成功，吻合口张力不大；检查食管上切缘和胃切缘（图 4.3.12）。

（7）再用切割闭合器沿吻合口外侧约 2cm 左右顺胃小弯侧斜行切割并离断部分胃组织；导入胃管至膈肌上（图 4.3.13）。

（8）检查胸腔内无活动出血，确认止血，再次冲洗胸腔；放置右侧胸腔引流管 2 根，清点器械，关胸。

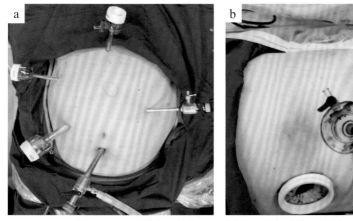

图 4.3.3　a：腹部切口选择；b：胸部切口选择（单一肋间切口）

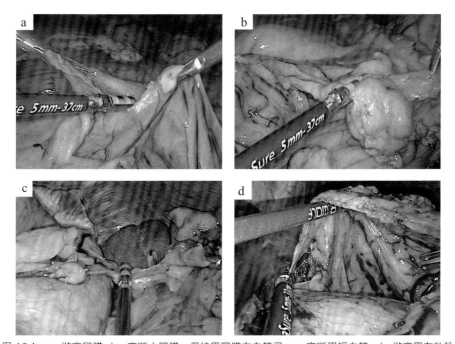

图 4.3.4　a：游离网膜；b：离断大网膜，保护胃网膜右血管弓；c：离断胃短血管；d：游离胃左动脉

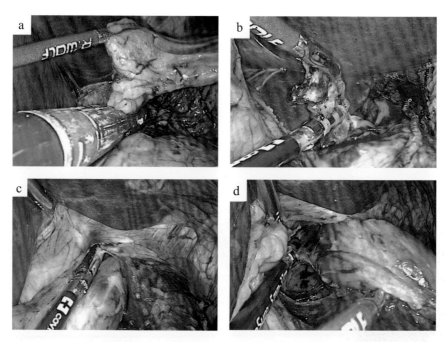

图 4.3.5　a：离断胃左动脉；b：清扫腹腔淋巴结；c：贲门方向游离胃底；d：游离食管下段

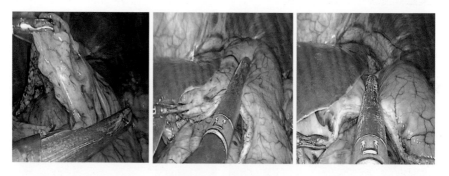

图 4.3.6　制作管状胃

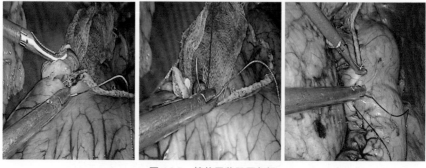

图 4.3.7　管状胃浆肌层包埋

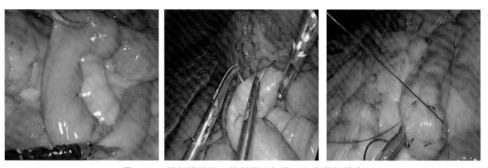

图 4.3.8　提起横结肠，找到屈氏韧带，双半荷包缝合

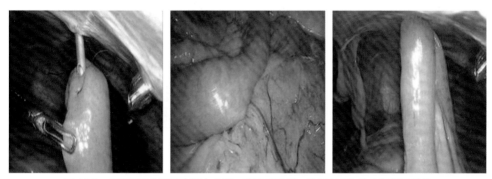

图 4.3.9　福瑞可穿刺器穿刺进入空肠，确认后置管，收紧半荷包检查肠攀无扭转

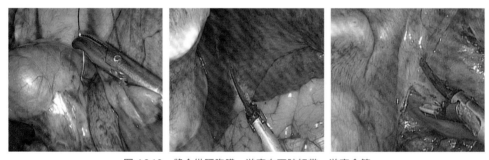

图 4.3.10　缝合纵隔胸膜，游离右下肺韧带，游离食管

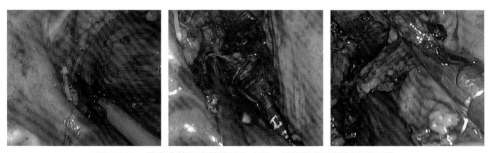

图 4.3.11　游离食管至奇静脉弓上水平，并清扫喉返神经旁淋巴结

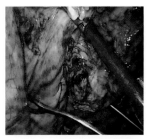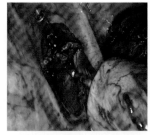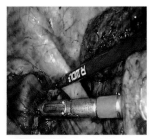

图 4.3.12　将管状胃上提，经胃底切口置入吻合器

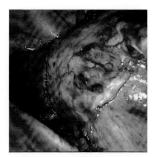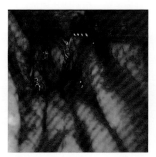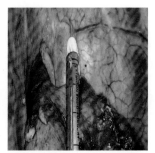

图 4.3.13　食管胃底吻合，检查吻合口是否完整，切割闭合器沿吻合口外侧切割部分胃组织

4.3.4　术中可能遇到的困难

右胸入路的腔镜 Ivor-Lewis 手术中可能遇到的困难主要包括脏器损伤、术中出血（表 4.3.1）以及吻合意外（表 4.3.2）。

表 4.3.1　脏器损伤以及出血

部位	原因	对策	注意
主动脉	穿刺器陌生、未建立气腹	开放修补	预防气腹，谨慎操作
下腔静脉	解剖异常	开放修补优于腔镜	仔细分离，谨慎操作
脾脏	高龄、粘连、操作不当	电凝、压迫止血	预防充分显露，谨慎操作
肝脏	操作不当	电凝、压迫止血	预防腔内肝脏拉钩
空肠	组织薄弱、造瘘时刺穿	腔镜下修补	谨慎操作
胃体	粘连、操作不当	缝合优于电凝	谨慎操作
胰腺	粘连、操作不当	电凝、压迫止血	谨慎操作
下肺静脉	操作不当	腔镜下修补	预防仔细分离，谨慎操作
气管	粘连、操作不当、气管插管	腔镜下修补	预防仔细分离，谨慎操作
心包	操作不当	观察	预防仔细分离，谨慎操作
胸导管	操作不当	夹闭	预防性夹闭

表 4.3.2　吻合意外

部位	原因	对策	预防
食管肌层破裂	显露不良、操作粗暴	修补后吻合 换吻合部位	预防充分显露, 谨慎操作
切缘不完整	吻合端不完整 吻合时张力过高	修补 换吻合部位	预防吻合圈内容够, 吻合时两端无张力
胃壁损伤	显露不良、操作粗暴	修补	预防充分显露, 谨慎操作
反穿刺器脱落	操作粗暴	重置并修补 其他吻合方法	谨慎操作

4.3.5　总结与展望

手术切除是食管癌目前优先的治疗方式,而对手术方式以及手术理念的选择存在较多争议。由于不同手术方式都存在潜在的优缺点,因此,手术方式的选择主要基于手术医师的个人理念。近年来,随着器械的发展以及经验的积累,腔镜食管癌根治术在减小手术切口、避免对局部组织的过分破坏、减少出血量、提高患者术后生活质量以及减少患者术后并发症等方面均逐步体现了微创的优势。

然而,食管癌单纯的手术疗效不尽如人意,单纯手术患者 5 年生存率仍不足30%。有研究证实,淋巴结转移是食管癌患者的独立预后因素,多组淋巴结受累的患者即使经历手术彻底切除,效果也不佳。由于食管癌的早期症状不典型,约 50% 患者确诊时已属局部晚期。因此,术前有效的新辅助治疗显得尤为重要。新辅助治疗可使肿瘤降期、肿瘤体积缩小、肿瘤活性降低,以利于手术切除,提高手术完全切除和病理完全缓解率,同时,化疗还可消灭其他部位的潜在微小转移灶,从而提高患者的总体总生存率。

因此,探索有效的围手术期的辅助或新辅助治疗途径、减少食管癌患者术后复发风险、提高患者术后生存率是目前食管癌治疗的重要研究方向。

吴　明　吴紫祥

4.4 胸腹腔镜食管切除术（McKeown 术）

外科手术是食管癌治疗的重要组成部分，因手术范围牵涉到胸腔、腹腔及颈部，而且涉及消化道重建，手术时间长，所以一直是比较重大的手术。

1913 年，Franz Torek 成功完成了世界首例经胸食管切除术，在体外以橡胶管连接于食管造口和胃造口处，患者经口进食并存活了 12 年。Mashall 和 Adams 于 1938 年分别报道了经左胸食管癌切除及食管 – 胃胸内吻合。1940 年 4 月 26 日，在我国的北京协和医疗中心，吴英恺教授和美国外科医师 Loucks 合作，完成了国内首例经胸食管切除及食管胃吻合术。

在以开放手术为主的时代，食管癌的手术方式及手术径路多种多样，没有一个标准的治疗模式，存在着较多的争议。常用手术径路包括：①非开胸食管癌切除术，包括食管内翻拔脱术和经食管裂孔食管切除术；②开胸食管癌切除术，包括左胸一切口（Sweet 术式）、左胸 + 左颈两切口、右胸 + 上腹部两切口（Ivor–Lewis 术式）和右胸 + 上腹部 + 左（右）颈部三切口（McKeown 术式）手术。

1991 年，Collard 等首先开展了胸腔镜下食管癌切除；1992 年，Cuschieri 等报道胸腔镜 + 开腹食管癌切除；1998 年，Luketich 等报道全腔镜 McKeown 手术；1999 年，Watson 等报道全腔镜 Ivor–Lewis 手术。之后，微创食管切除术（minimal invasive esophagectomy，MIE）的应用越来越广泛，其安全性已经得到公认。在淋巴结清扫方面，由于胸腔镜能提供清晰的照明和放大的视野，对于右侧喉返神经的暴露较开放手术更加清晰，因而清扫更为彻底。与传统开胸食管癌切除术相比，MIE 具有创伤小、干扰心肺功能轻、恢复快等优点，在降低术后肺部并发症及总并发症发生率方面存在优势，使患者术后早期生活质量得到提高，而且远期生存率并无差异。

目前，胸腹腔镜联合食管癌切除术已在我国很多医院开展，技术已成熟，而手术方式也较为统一，右进胸手术注重双侧喉返神经周围淋巴结的清扫。吻合部位可分为颈部吻合（McKeown）和右胸内吻合（Ivor–Lewis），但考虑到消化道重建的便利性，而且有人认为食管癌多点起源的可能性，故更多的胸外科医师选择颈部吻合，所以McKeown 手术的开展较 Ivor–Lewis 手术为多。

食管替代物的选择，目前仍以胃最为常用；在胃不能利用的情况下，可以考虑结肠或者空肠，但腹部操作多需要在开放手术下完成。

在近 30 年的发展过程中，微创胸腹腔镜食管癌切除术（McKeown 术式）的手术体位、切口和麻醉方式也在发生着变化。初期患者采用左侧正侧卧位，双腔气管插管单肺通气，第 3 或 4 肋间腋前线做一 2cm 左右辅助小切口以置入卵圆钳等较粗大的器械，在肺萎陷不太好的情况下，对后纵隔的显露不佳；另外，由于双腔插管较粗且质地较硬，因而气管不容易往前方推开，使走行于食管气管沟的左喉返神经暴露困难，造成此区域淋巴结清扫的难度增大，清扫的彻底性亦受影响。

　　大约在 2010 年，以上海市中山医院谭黎杰教授为代表的一些胸外科医师尝试将手术体位由正侧卧位改为侧俯卧位（甚至有些医师采用俯卧位），取消辅助小切口，采用单腔气管插管或堵塞管，向胸腔内注入二氧化碳而造成人工气胸，使肺的萎陷更加彻底；同时，侧俯卧位下由于重力作用，肺自然下垂，对手术视野的遮挡相对较轻，因而胸腔和后纵隔的显露更佳；由于二氧化碳的充盈，游离食管时组织间隙和解剖界限更加清楚；较细、较软的单腔气管插管或堵塞管的采用，使得气管更容易推开，左喉返神经区域的淋巴结也更容易清扫；使用堵塞管，在遇到紧急情况需要中转开胸时也不受影响，唯一的缺点就是费用偏高。

　　目前，采用人工气胸侧俯卧位下进行食管癌 MIE 已成为越来越多胸外科医师的选择，而且手术的统一性、同质化越来越明显，这些都给食管癌切除手术的质量控制和规范化带来了积极的影响。

　　由于体检、筛查的不方便，目前，一旦发现食管癌多有外侵和淋巴结转移，因而多需要经过新辅助治疗后再行手术，如新辅助化疗、新辅助放化疗，以及目前临床研究中较为热门的新辅助化疗加免疫治疗；新辅助治疗后肿瘤或转移淋巴结缩小，多数仍可在胸腹腔镜下完成手术，因而在大的医疗中心，食管癌 MIE 的比例可在 80% 以上。

　　食管癌切除术是一种破坏性手术，对患者术后的生活质量有较大的影响，虽然食管癌 MIE 的应用减少了创伤，但由于迷走神经及支气管动脉的切断，术后咳嗽、心律失常、腹胀等情况多见，故近年来开始注重功能化清扫，有临床研究关注于迷走神经及支气管动脉的保护，以期减少术后咳嗽及心律失常的发生，提高患者的生活质量。

4.4.1　手术适应证

　　（1）肿瘤临床分期 T1~2N0~2M0 者。

　　（2）经过新辅助治疗的 T3~4aN0~2M0 者。

　　（3）一般状况可，无严重心、肺、肝、肾、脑等重要脏器功能障碍，无严重伴随疾病者。

　　（4）对于大于 80 岁的高龄患者，若身体健康，无明显伴发疾病，可考虑手术。

　　（5）放疗未控或复发病例，无明显外侵或远处转移。

4.4.2　手术禁忌证

　　（1）肿瘤有远处转移者。

　　（2）T_{4b} 或 N_3 期肿瘤。

（3）一般状况或营养抓状况很差、恶病质者。

（4）严重心、肺、肝、肾、脑等重要脏器功能不全者。

（5）相对手术禁忌证：肿瘤穿孔到肺组织，形成肺脓肿。

4.4.3　麻醉方式

静吸复合全身麻醉，单腔气管插管或堵塞管。

4.4.4　胸部手术操作

1. 手术体位

胸部手术时患者采取侧俯卧位，前倾 30° 左右（图 4.4.1）。

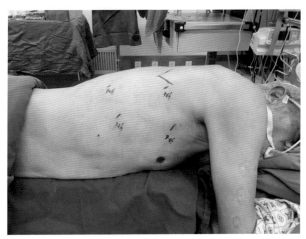

图 4.4.1　手术体位

2. 手术站位

主刀站于患者腹侧，一助站于患者背侧，扶镜手站于患者腹侧主刀左方。

3. 切口（四孔法）（图 4.4.2）

（1）主操作孔位于腋中线第 3 或 4 肋间，长度 10mm，置入超声刀或电凝钩。

（2）观察孔位于腋中线第 7 肋间，长度 10mm。

（3）两个副操作孔分别位于腋后线第 5 及第 9 肋间，长度 5mm；前者置入无创抓钳，后者置入吸引器。

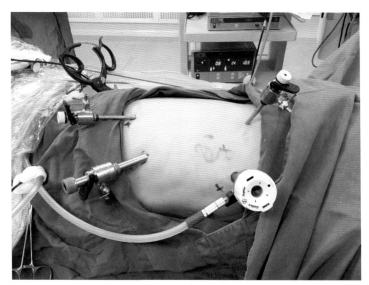

图 4.4.2　切口设计

4. 手术步骤

先于右胸腋中线第 7 肋间做 10mm 切口作为观察孔，置入 30° 胸腔镜，首先观察有无胸膜腔粘连，并在腔镜引导下置入另外 3 个操作孔的 Trocar。将主操作孔 Trocar 接人工气胸管，充入二氧化碳，压力控制在 6~8mmHg。

胸膜腔粘连是手术开始时必须要考虑的问题，虽然术前通过胸部 CT 片的仔细阅读，并结合患者既往有无肺结核及胸膜炎等病史，可以大概判断会不会有胸膜腔粘连，但这种判断并不总是准确的，所以在做观察孔时，先以血管钳钝性轻柔地戳入胸腔，若切口周围无胸膜腔粘连，通过胸膜时会有突破感，并会有气体进出的声音，此时再置入 Trocar，可以避免强行置入 Trocar 时造成肺损伤。若无胸膜突破感及气体进出声音，则要高度警惕胸膜腔粘连的可能性，此时需要轻轻置入 Trocar，并不能太深，然后充入二氧化碳，从 Trocar 内插入胸腔镜，在镜头观察下继续往胸腔内插入 Trocar，这样可以发现胸膜腔粘连的情况以及严重程度。若是广泛胼胝状粘连，则需要中转开放手术；如属于膜状粘连，则可以用胸腔镜镜头轻轻予以推开，并逐渐扩大分离范围，分离粘连到一定程度后，就可以做另外 3 个操作孔，置入器械后继续进行腔镜手术了。

各家医院具体使用的手术器械及操作顺序并不一致，本书以浙江省肿瘤医院胸外科的经验来介绍手术操作过程。

（1）进胸后先探查有无胸腔积液，检查食管肿瘤的位置，肿瘤有无侵犯纵隔胸膜，肿瘤与气管支气管、主动脉、奇静脉、心包及肺组织有无侵犯，肿瘤部位食管的活动度，以初步判断肿瘤能否切除。

（2）若判断肿瘤可以切除，在奇静脉弓上方以超声刀或电凝钩纵行切开后纵隔胸膜，游离上段食管后方间隙，直至胸廓入口处。在此区域内的重要结构是从右侧转向左侧的胸导管（图4.4.3、图4.4.4），注意不要损伤。我们习惯于术前让患者口服60~100mL橄榄油，术中胸导管呈奶白色（图4.4.3），易于被发现从而避免损伤。

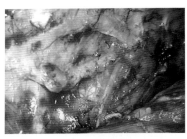 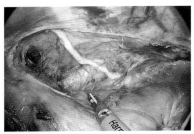

图4.4.3　胸导管　　　　　　　　　　图4.4.4　双胸导管

（3）在奇静脉弓上方，沿右迷走神经后方纵行切开纵隔胸膜，直至切开右锁骨下动脉表面胸膜，在此处以分离钳小心寻找出从右迷走神经发出的右喉返神经，其绕过右锁骨下动脉往颈部走行于食管气管沟内（图4.4.5）。清除神经周围的淋巴结及纤维脂肪组织，其最上方可清扫到甲状腺下动脉水平，所以在胸腔镜下可以清除下颈部的淋巴结。

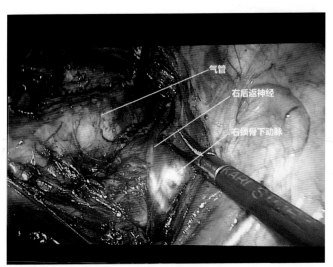

图4.4.5　右喉返神经

（4）在奇静脉弓下方纵行切开食管与降主动脉以及食管和右肺之间的胸膜，游离食管中下段至食管裂孔，清除食管周围淋巴结，其中有发自于降主动脉的食管固有动脉，直接以超声刀离断。如肿瘤侵犯对侧胸膜、心包及小部分右肺组织，均可予以切除。

　　由于隆突下淋巴结多与右主支气管粘连紧密，清扫时容易撕破而出血，造成手术野模糊不清，故多不与食管一起切除，待食管完全游离后再单独清扫。

　　食管中下段的游离过程中，一定要看清楚左下肺静脉的走行，避免损伤，特别是在肿瘤位于食管下段且肿瘤较大时，一旦血管受损，止血很困难，有时会造成严重的后果。

　　（5）游离奇静脉弓，以超声刀切断静脉下方的支气管动脉。奇静脉弓远近端各以可吸收血管夹夹闭后以超声刀切断，以血管夹将奇静脉弓远心端与后胸壁胸膜夹合固定，可以避免远心端下垂从而影响手术野的暴露（图 4.4.6、图 4.4.7）。

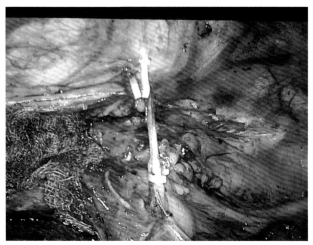

图 4.4.6　奇静脉弓远心端固定于后胸壁胸膜

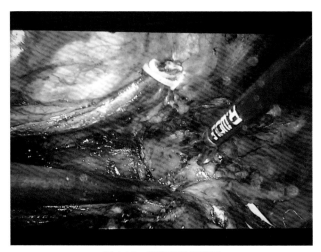

图 4.4.7　奇静脉弓切断后

（6）从隆突水平继续往上游离食管，注意勿伤及左主支气管膜部。将气管下段往前方推开，分离食管与气管之间的膜状组织，并于左侧食管气管沟内找出左喉返神经，从主动脉弓下方往胸廓入口方向清除左喉返神经周围的淋巴结及纤维脂肪组织（图 4.4.8、图 4.4.9）。

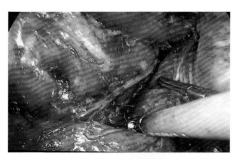 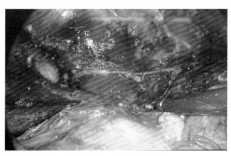

图 4.4.8　左喉返神经　　　　　　　　　　图 4.4.9　左喉返神经

此区域可显露位于主动脉弓与左肺动脉主干之间的 4L 淋巴结，但其转移率很低，一般情况下不予清扫；在肿瘤较大的情况下可以考虑清扫，但要注意左肺动脉主干的保护。

左喉返神经周围淋巴结的转移率虽不如右侧高，但仍可达 18% 左右，故也是淋巴结清扫的重点区域。左喉返神经在胸内的行程较长，相对容易损伤，所以需要操作耐心。为了更好地暴露左喉返神经，可以将已经游离出的食管进行悬吊处理（图 4.4.10，所用为荷包线）。神经周围尽量钝性分离，慎用能量器械，贴近神经处的束状组织以腔镜剪刀剪断，遇有出血时以纱布压迫止血。

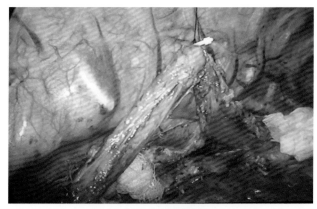

图 4.4.10　悬吊食管

（7）清扫隆突下淋巴结（图 4.4.11），尽量不要引起淋巴结破碎，而且使用能量器械时一定要小心，防止工作面造成支气管受损。

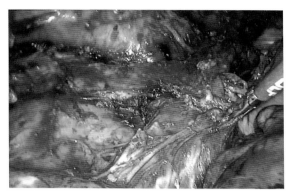

图 4.4.11 隆突下清扫后

（8）食管游离及淋巴结清扫结束，止血，冲洗胸腔，放置纵隔引流管（可以用胃管代替），将顶端放于胸廓入口处（图 4.4.12），不再另外放置胸管；嘱麻醉师膨肺，检查有无肺和气管漏气；缝合各切口。

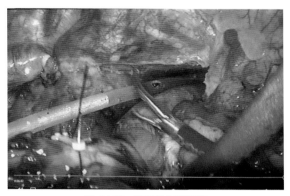

图 4.4.12 放置纵隔引流管

4.4.5 颈部手术操作

胸部手术结束后，患者改仰卧位，头部后仰并偏向右侧，取左颈胸锁乳突肌前缘约 6cm 长切口，沿左颈内静脉内侧和甲状腺之间往深部分离，找到左颈总动脉和气管之间的间隙并分开，在气管后方就可以轻松拉出已游离的胸段食管，继续游离颈段食管。为了增加暴露，在需要时可以切断肩胛舌骨肌。

根据肿瘤部位，在预切断位置钳夹荷包钳并切断食管，近端置入 23# 或 25# 吻合器钉砧头，远端缝闭并连于肛管或气囊导尿管以备牵引用。

颈段食管拉出后，要从胸廓入口处找到纵隔引流管的头端并以血管钳钳夹固定，以免后续食管从腹部拉出时引起纵隔引流管移位，从而影响引流效果。

左颈吻合是很多胸外科医师的习惯，右颈吻合亦完全可取，并不会增加手术难度。

4.4.6 腹部手术操作

1. 手术体位
患者取仰卧位，将手术台设置为头高脚低位。

2. 手术站位
根据主刀操作习惯，可站于患者右侧或左侧，一助站于主刀对侧，扶镜手站于患者右侧。

3. 切口（图 4.4.13）
（1）观察孔：切口 1，位于脐下，10mm。

（2）操作孔：切口 3，左右对称，位于腋前线肋缘下。

（3）操作孔：切口 2，左右对称，位于切口 1 和切口 3 连线中间。

切口 3R 和 2L 为 5mm。若主刀站于患者右侧，2R 为主操作孔，10mm，3L 为 5mm；主刀站于患者左侧，3L 为主操作孔，10mm，2R 为 5mm。

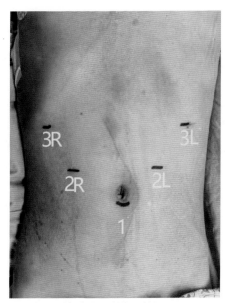

图 4.4.13　腹部手术切口

4. 手术步骤
（1）在脐下戳孔置入 Trocar，放入腹腔镜以观察腹腔粘连情况，并在腔镜引导下置入另外 3 个操作孔的 Trocar。主操作孔 Trocar 接人工气腹管充入二氧化碳，压力控制在 12~14mmHg。

（2）助手将肝脏挑起，并将胰腺下压，自肝十二指肠韧带上缘至贲门右侧以超声刀切开小网膜。以荷包针从剑突下方穿入腹腔，再从右肋缘下穿出腹腔，将留于腹腔内的荷包线以血管夹固定于肝脏一侧的小网膜上，体外收紧荷包线，即可把肝脏悬吊起来，增加胃小弯侧的暴露（图 4.4.14）。

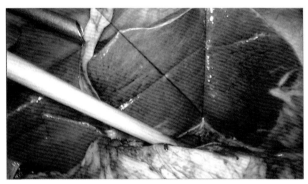

图 4.4.14　悬吊肝脏

（3）沿胰腺上缘切开后腹膜，解剖出肝总动脉，清扫其周围淋巴结；解剖处胃左动静脉和脾动脉，清扫其周围淋巴结（图 4.4.15）。以超声刀切断胃左静脉，胃左动脉远、近心端各以血管夹夹闭后以超声刀切断。继续沿胃小弯往食管裂孔方向游离，切断胃后动脉和靠近胃底的脾胃韧带，清扫贲门周围淋巴结，超声刀切断部分膈肌脚以扩大食管裂孔。

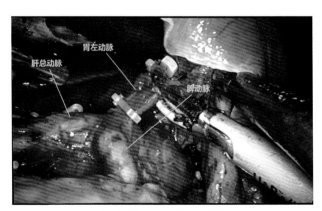

图 4.4.15　腹部淋巴结清扫

（4）把胃推向右上方，距胃网膜右血管约 1cm 处切开大网膜，并分别往幽门及胃底游离，其中血管均以超声刀切断，注意不要损伤网膜右血管，在约脾脏下极水平切断胃网膜左血管，然后紧贴胃壁继续往贲门方向游离胃大弯。在游离过程中尽量不要钳夹胃壁，以免造成胃壁损伤并在小静脉内形成血栓，从而影响胃的血供。切开贲门周围的腹膜反折，即可把胸腹腔打通，把食管拉入腹腔。

4.4.7 管胃制作及颈部吻合

（1）停人工气腹，在剑突下做约5cm切口，逐层切开进入腹腔，置入切口保护套，将食管和胃拉出体外。

（2）保留幽门处3根胃右动脉分支，沿胃小弯以切割缝合器往胃底方向制作约3~4cm宽度的由胃网膜右动脉供血的管状胃，同时切除胃小弯侧胃组织及小弯侧淋巴结和纤维脂肪组织。管状胃残面以3-0可吸收线浆肌层包埋或全层缝合加固，特别注意两个钉舱的衔接处要加强缝合。

（3）管状胃最头端的缝线连于肛管或气囊导尿管，将胃放回腹腔，从颈部切口往上缓慢牵拉肛管或气囊导尿管，将管状胃从食管床上拉至左颈，在此过程中注意胃不要扭转。

（4）在管状胃最头端缝合线处切开胃壁，置入吻合器，在无张力的情况下行胃食管端侧吻合，并仔细检查两切断端食管和胃黏膜的完整性。

（5）以切割缝合器切除胃底开口处，残面缝合加固或浆肌层包埋。吻合口可全层加固缝合3~5针。

（6）插入胃管和鼻饲管，手术医师可以从腹部小切口处用手触摸到幽门，并协助鼻饲管通过幽门；亦可行空肠造瘘。

（7）再次腔镜检查腹腔内有无出血情况，缝合腹部切口。颈部放置负压引流管1根于吻合口后方，放置橡皮片1条于吻合口前方，缝合颈部切口。

4.4.8 注意事项

（1）双侧喉返神经周围淋巴结是清扫的重点，但骨骼化清扫会明显增加声音嘶哑的发生，增加呼吸系统并发症。在紧贴神经清扫时要慎用能量器械，腔镜剪刀的使用可以减少神经损伤，但会增加出血的概率，此时纱布压迫止血是很好的选择。

（2）不必常规预防性结扎胸导管，术前口服橄榄油可以使胸导管充盈并呈奶白色，更容易被发现从而避免损伤。

（3）在气管、支气管周围操作，能量器械的使用要小心，要避免工作面引起的气管、支气管损伤，以及迟发的气管、支气管瘘。

（4）所有淋巴结要在标本袋（可用手指套替代）内取出，以减少肿瘤医源性播散。

（5）胃游离过程中要避免钳夹胃壁，从而减少胃壁损伤。

（6）无须幽门成形。

（7）吻合结束，胃底缺口的关闭线距吻合口要在2cm以上，可以降低吻合口瘘的发生。

（8）吻合口张力最大的部位在后壁，是引起吻合口瘘的一个重要原因，应尽量在无张力下做吻合，必要时在后壁加缝 2 针以减轻张力。

刘金石

4.5　达芬奇机器人食管癌手术

4.5.1　达芬奇机器人在食管手术中的应用

因食管癌手术的手术范围广、步骤多、过程复杂，故达芬奇机器人食管癌手术起步较晚。2003 年 Horgan 报道了第一例机器人食管癌手术，证明了其手术的可行性及安全性。由于食管癌手术的复杂性，手术类型、手术入路较多，故机器人辅助下食管癌手术方法也多种多样，对经胸部的食管癌根治术，包括上腹右胸食管癌根治术（Ivor-Lewis）和颈胸腹三切口食管癌根治术（McKeown），其胸部食管游离与淋巴结清扫均使用机器人手术系统来完成，而腹部手术方式常有开腹、腹腔镜或机器人进行胃游离。同时，淋巴结选择二野或是三野清扫也各有差别。国外经食管裂孔疝食管癌手术也是较为广泛应用的手术式。

已有文献报道的各中心手术经验来看，已证明达芬奇机器人食管癌根治手术的有效性及安全性，相对于传统开放手术，机器人食管癌根治术明显降低了围术期并发症、术中出血、术后住院时间、术后疼痛等。同常规胸腹腔镜联合食管癌根治术相比，机器人手术在手术时间上来说可能略长于胸腔镜手术，但是术中失血、中转率、淋巴结清扫的程度、R0 切除手术比例、术后疼痛、住院时间、术后并发症发生率上，两者并无显著差别。由于达芬奇机器人系统 3D 视野及 10~15 倍放大倍数，更加灵活的机械臂活动，使得达芬奇机器人食管癌手术在一些精细操作（胸内吻合、肿瘤 R0 切除、喉返神经保护、胸导管保护等）上，可能有更大的优势。文献报道显示机器人手术术后左喉返神经麻痹、声音嘶哑发生率显著低于胸腔镜手术。

此外，还广泛地应用于各种良性食管疾患手术，尤其是在欧美国家，包括贲门失弛缓症、食管裂孔疝及胃折叠成型手术、食管良性肿瘤的切除等。由于机器人系统独特的内腕缝合技术，在手术操作过程中操作更加简易，大大降低手术难度，因此，达芬奇机器人手术系统得到了广泛的认可。

4.5.2　手术应用

麻醉：单腔或者双腔气管插管全麻，胸部手术可使用人工气胸辅助，腹部气腹辅助。
体位。胸部部分：手术体位取左侧俯卧位，亦有术者采用俯卧位、半俯卧位（左侧倾斜 30°~45°），将机器人放置于患者头侧，机械臂伸展方向与患者身体平行。亦有术者将机器人放置患者背侧，机械臂伸展方向与患者身体纵轴近似垂直。腹部部分：手术体位取仰卧位。
手术切口：以 McKeown 手术方式为例。

胸腔部分：腋中线8肋间隙置入镜孔，肩胛线9肋间隙、腋前线6肋间隙、腋中线4肋间隙分别置入机器人操作臂。腋前线4肋间隙、腋中线5肋间隙为助手孔位，置入8mm Trocar。（图4.5.1）

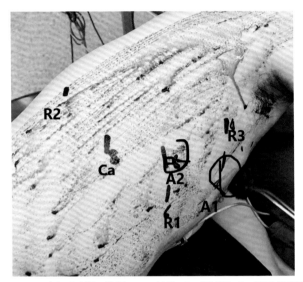

图4.5.1 胸部手术切口选择：Ca：镜孔；R：机械臂；A：助手辅助孔

腹部部分：在脐上置入镜孔，左右锁骨中线平脐水平、右腋前线与肋弓交界下缘1~2cm处分别置入机器人1~3号操作臂，助手孔位于1号臂与左锁骨中线肋弓交界处连线中点。（图4.5.2）

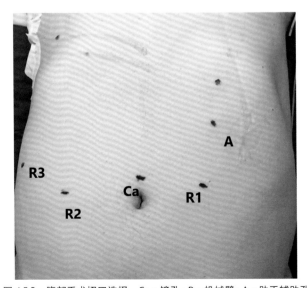

图4.5.2 腹部手术切口选择。Ca：镜孔；R：机械臂；A：助手辅助孔

器械：食管癌手术中，1 号机械臂使用单极电凝钩，2 号机械臂使用双极电凝抓钳，3 号臂使用心包抓钳，术中牵拉，游离。助手孔一般置入无损伤抓钳或五叶拉钩辅助牵拉，暴露。

4.5.3 手术步骤（以 McKeown 手术方式为例）

胸部部分：胸部手术操作流程延用传统胸腔镜食管切除方式，助手通过抓钳或五叶拉钩向前牵压肺组织，充分暴露纵隔胸膜，打开纵隔胸膜，离断奇静脉，自膈肌裂孔平面至胸膜顶完整游离食管及食管周围脂肪组织，清扫食管旁、隆突下及双侧喉返神经链淋巴结。手术结束后进镜孔安置胸腔引流管。

腹部部分：以机器人超声刀从胃大弯侧网膜开始游离，分别离断胃短动脉、胃后动脉，保留胃网膜右动脉，充分游离暴露胃左动、静，血管夹夹闭后离断或切割闭合器离断，清扫贲门旁、胃左动脉旁、腹腔干及肝总动脉旁淋巴结，自肝脏侧小网膜开始向上游离至胃食管交界处，适当扩大膈肌食管裂孔。颈部游离暴露并离断食管，经剑突下小切口将胃提出体外，使用直线切割吻合器制作胃大弯侧管状胃。

颈部部分：经食管床将管状胃上提至颈部，吻合采用机械吻合或手工分层吻合。

胡　坚　　倪彭智

4.6 食管癌术后康复——空肠造瘘

肠内营养支持是食管癌术后康复的一个重要环节，可以通过空肠造瘘或者置入鼻饲管来实现。鼻饲管会给患者带来咽喉部不适，并影响美观，给患者的社交带来很大的心理压力，故患者的接受度不高。空肠造瘘则属于有创性操作，但位置相对隐秘，患者易于接受；但如处理不当，会出现造瘘处肠梗阻、造瘘管口肠液外渗而腐蚀皮肤等情况，给患者带来痛苦。

胸腹腔镜食管癌切除术（McKeown 术）是目前开展最多的微创食管手术，其空肠造瘘有两种方法：全腔镜下空肠造瘘和半开放下空肠造瘘。

4.6.1 全腔镜下空肠造瘘

1. 手术切口（图 4.6.1）

（1）观察孔：切口 1，位于脐下，10mm。

（2）操作孔：切口 3，左右对称，位于腋前线肋缘下。

（3）操作孔：切口 2，左右对称，位于切口 1 和切口 3 连线中间。

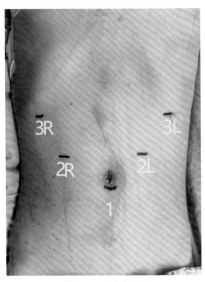

图 4.6.1　手术切口

2. 手术步骤

（1）腔镜下将横结肠和大网膜翻向头侧，找到屈氏韧带，距韧带约 20cm 处空肠壁以 3-0 缝线浆肌层缝合一针（图 4.6.2），将缝线从切口 2L 处的 Trocar 拉出体外。

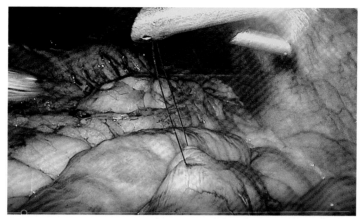

图 4.6.2　空肠壁浆肌层缝合牵引

（2）拉紧缝线，使空肠贴于腹壁，在腔镜观察下，以空肠造瘘穿刺器通过腹壁穿刺入空肠肠腔，从穿刺器空心管内置入造瘘管于空肠内（图 4.6.3、图 4.6.4），造瘘管体外一端连注射器，在插入造瘘管的过程中通过注射器往里注水，这样可以使造瘘管更容易进入空肠远端。在腔镜下可以看到造瘘管在肠腔内的运动过程。

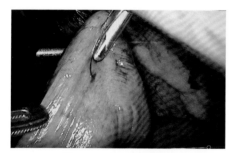
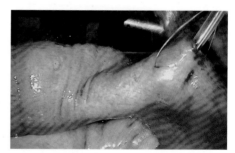

图 4.6.3　空肠造瘘穿刺器　　　　　　　图 4.6.4　置入空肠造瘘管

（3）将前面从腹腔拉出的缝线缝合于皮肤并固定造瘘管。

（4）腔镜观察下，调整空肠的走行位方向，避免出现肠扭转。

（5）在造瘘口周围空肠壁与腹壁再缝合固定一针。

4.6.2　半开放下空肠造瘘

（1）暂时夹闭剑突下小切口，建立人工气腹，置入腹腔镜，将横结肠和大网膜翻向头侧，找到屈氏韧带，以无损伤钳夹住距韧带约 30cm 处的空肠壁，将空肠送到剑突下切口下方（图 4.6.5）。

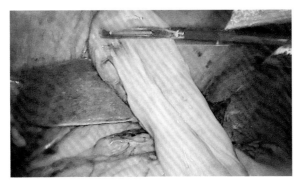

图 4.6.5　空肠送到剑突下切口下方

（2）打开剑突下切口，以无齿卵圆钳将空肠拉出体外，牵拉肠管直到有一侧不再能拉动（因屈氏韧带的固定引起），这一侧即为空肠的近端。

（3）先在空肠壁缝合荷包，然后在空肠戳孔置入造瘘管（可使用空肠造瘘穿刺器，亦可使用 14# 硅胶导尿管），抽紧荷包线并打结。再行浆肌层缝合，将造瘘管包埋于空肠壁，行隧道式空肠造瘘。

（4）从 2L 处 Trocar 伸入分离钳直达剑突下切口，钳夹住造瘘管以及最后一针浆肌层缝合线，将其从 2L 切口拉出体外（图 4.6.6、图 4.6.7）。

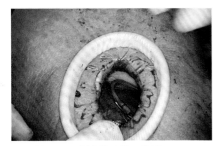

图 4.6.6　钳夹造瘘管和缝线

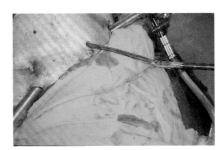

图 4.6.7　将造瘘管拉出体外

（5）再次建立人工气腹，在腔镜观察下将造瘘管和缝线抽紧，使造瘘口处肠壁与腹壁紧贴。调整空肠的走行位方向，避免出现肠扭转。

（6）将前面从腹腔拉出的缝线缝合于皮肤并固定造瘘管。

（7）必要时，距最后一针浆肌层缝合处约 2cm 处将空肠和腹壁再缝合固定一针，形成"一"字形固定。

有时，空肠造瘘管需长期留置，肠液会沿着造瘘管渗出并腐蚀皮肤，引起患者的疼痛不适，还需要定期换药，隧道式空肠造瘘可有效减少此种情况的发生。同时，采用"一"字形固定，空肠不易扭转，也能有效避免肠梗阻。

刘金石

4.7 食管癌术后常见并发症的诊治

食管癌术后并发症:由于食管纵贯颈、胸、腹三区,周围有很多重要器官伴行,手术需要打开胸腔、腹腔及颈部等多个部位进行操作,因此,食管癌手术时间长、创伤大,对患者的呼吸、循环及消化功能影响较大。另外,大部分食管癌患者年龄偏大、术前因进食困难常有营养状况不良的情况,而且部分患者还伴有一些其他疾病,如冠心病、肺气肿、高血压和糖尿病等,因此,食管癌患者术后并发症较多。有些较重的并发症甚至可危及患者生命。国内外文献报道,术后并发症发生率为10.3%~38.0%,常见的并发症有术后胸内出血、肺炎、呼吸衰竭、吻合口瘘、脓胸、消化道创面出血,乳糜胸、伤口感染等,其中以肺部并发症最常见。

4.7.1 肺部并发症

呼吸道并发症是最常见的食管癌患者术后并发症,包括肺炎、肺不张及呼吸功能衰竭等。其原因多为开胸术后切口疼痛,不能进行有效的咳嗽排痰,并且大部分食管癌患者年龄较大,吸烟及常伴有慢性支气管炎和肺气肿,因此,术后肺部并发症发生率高。临床表现为发热、有痰不能咳出、呼吸困难、心率加快、氧饱和度下降。严重时可出现发绀、因二氧化碳蓄积而导致昏迷等。胸X线片表现肺纹理混乱增粗和密度增高的片影。治疗上应加强呼吸道护理,鼓励协助患者进行有效咳嗽排痰,必要时气管镜吸痰和呼吸机辅助呼吸,应用有效抗生素和增强机体免疫力药物等。

4.7.2 心血管系统并发症

由于高龄、伴随的心血管疾病(高血压和冠心病等),加上手术操作和麻醉的刺激,疼痛、缺氧等原因,术后心血管系统并发症发生率较高,最常见的为心律失常,包括窦性心动过速(缓)、阵发性室上性心动过速、房颤、室性期前收缩等。治疗上应积极去除诱因,如硬膜外置管镇痛,纠正缺氧,积极预防肺部并发症等以减少心血管并发症的发生,纠正心律失常用有效药物为维拉帕米、毛花苷C、心律平等。

4.7.3 术后出血

食管癌术后出血的发生原因主要是术中处理血管方法不妥当或有胸膜腔广泛粘连所致,如术中止血措施不牢靠、术后结扎线脱落、超声刀或电凝形成的结痂脱落;或由于胸腔广泛粘连渗血,或闭合器闭合胃切缘血管止血不牢等。最常见的出血部位是胸主动脉的食管固有动脉胃周血管断端或支气管动脉出血或多个创面等。主要表现为胸腔引流管引流量较多（>100mL/h），常为血性液体，甚至有血凝块；腹腔出血可表现腹部膨隆。患者常有心慌气短、心率加快、血压下降、尿量减少及意识模糊等休克前期症状，出血多时会出现失血性休克。血常规检查可发现血红蛋白偏低；床旁胸 X 线片可见胸部大片密度增高影。一般情况下，如果出血量不大，生命体征平稳，胸腔内无明显积存血块时可以考虑应用止血药物、输液输血来补充血容量和严密观察病情变化等非手术治疗。经积极补液、输血、止血等措施处理后仍不能好转或出现以下情况需紧急开胸止血：术后胸管引流血性胸腔积液超过 200mL/h，持续 3~5h 或以上，或术后短时间内引流量达 800~1000mL 或以上，患者出现心率加快、血压下降等生命体征不稳定迹象，甚至出现失血性休克症状，如心率快、血压低、意识模糊等，应立即再次开胸止血治疗。

4.7.4　吻合口瘘或胸胃坏死穿孔

吻合口瘘或胸胃坏死穿孔是食管癌术后常见的和最严重的并发症之一，包括胸内吻合口瘘或胸胃坏死穿孔和颈部吻合口瘘，前者发生率在 3%~5%，但死亡率高；后者发生率高于前者，为 10%~20%，但预后明显好于胸内吻合或胸胃坏死穿孔。吻合口瘘或胸胃坏死穿孔发生原因主要有吻合口缝合操作不熟练或方法不当；吻合口部位或胸胃的血液供应不良、局部组织水肿或感染；使用吻合器时食管或胃壁撕裂，食管或胃黏膜回缩，或钉合不严，吻合钉脱落；吻合口处张力过大或胸胃内张力过大而导致断面裂开；营养不良、贫血、低蛋白血症等；术中对胃壁的保护不够，过长牵拉和捻搓造成胃壁受损。主要临床表现为：常见于术后 3~7d 出现发热，若为颈部吻合口瘘，多表现为颈部皮肤红肿、压痛、皮下气肿，切开颈部切口时有脓液或唾液流出，口服亚甲蓝后有蓝色液性分泌物流出即可确诊。确诊后通过引流颈部切口和换药及加强肠内外营养促进瘘口愈合。若为胸部吻合口瘘或胸胃坏死穿孔，常有明显的感染中毒症状。早期多有高热、胸痛、呼吸困难、术侧张力性液气胸（常位于吻合口附近），不及时处理可导致感染中毒性休克，甚至死亡。胸部 X 线平片可表现为包裹性液气胸，偶有胸部平片上无明显液气胸表现，仅为密度增高影。口服泛影葡胺或碘油等造影剂可见造影剂从瘘口溢入胸腔或纵隔，对于小的瘘口或胸胃坏死穿孔，有时需反复多次造影才能发现。不可轻易排除吻合口瘘或胸胃坏死穿孔的可能。经胸 X 线片检查及口服造影剂吻合口造影未能证实者，可考虑行胸部 CT 检查，有助于发现胸部包裹性脓胸的位置，便于引流。一旦发现有胸腔包裹性积液或液气胸，应及早进行液气胸胸腔包裹部位的穿刺，必要时在 CT 或 B 超引导下穿刺，若能抽得脓液，特别是口服亚甲蓝后抽出蓝色胸液者或由胸管内流出，即可确诊为吻合口瘘或胸胃坏死穿孔。确诊后可以再次开胸清理包裹性液气胸或在包裹性脓胸靠近瘘口或穿孔部位局部放置硅胶引流管以引流胸腔和瘘口或胸胃坏死穿孔部位，同时给予持续胃肠减压、抑酸、加强肠内外营养和给予适当抗感染治疗以促进吻合口瘘的愈合。对于高度怀疑的晚期吻合口瘘，经上述检查未能证实者，可考虑行胃镜检查，并于确诊后同时在胃镜引导下放置十二指肠内鼻饲管便于行肠内营养治疗。通常，颈部瘘会在15d左右愈合，胸部瘘可能需要1~2个月愈合，偶有引流不畅者会拖延较长时间才能愈合，甚至可以导致反复感染发热而最后死亡。

4.7.5　乳糜胸

食管癌手术时由于肿瘤有明显外侵或因既往放疗导致解剖结构层次不清而误伤胸导管，而术中很难及时发现，因此造成术后乳糜胸，其发生率为0.4%~2.6%。主要临床表现为：术后3~5d从胸管引出大量黄色清亮液体，每日可达500~2000mL，甚至在2000mL以上。患者有心慌、气促症状，心率快，血压偏低，患侧呼吸音降低，叩诊呈浊音，胸腔穿刺可抽出大量淡黄色液体或乳白色液体。如果乳糜渗漏严重或持续时间较长，会出现营养不良的表现，患者消瘦、神志淡漠、水和电解质失衡。胸液在苏丹Ⅲ染色后显微镜下可见大量脂肪滴。若每日胸腔引流量在500~1000mL时，可以考虑非手术治疗：包括胸腔闭式引流，禁食，同时给予静脉高营养支持治疗。大部分可经非手术治疗而治愈，但出现以下情况时需手术治疗：胸腔每日引流量在1000mL以上，或经非手术治疗数天后引流液不见减少，就有手术结扎胸导管的指征。术前2h可口服或鼻饲牛奶200mL，以利术中胸导管瘘口的寻找，应尽量找到瘘口，在其下方进行结扎，若实在找不到瘘口，可在膈肌上行低位胸导管结扎（一般在膈上胸8~10水平结扎）。结扎完毕检查术野无明显渗液，而且结扎下方胸导管明显肿胀，说明结扎可靠。

4.7.6　吻合口狭窄和胃酸反流

食管癌术后吻合口狭窄发生率为0.5%~9.5%。常见原因较多：如吻合技术不佳、吻合口包套过紧形成狭窄环、吻合口瘘肉芽增生、患者瘢痕体质等。主要临床表现为术后又出现进食不畅，多发生于术后2~3个月，并逐渐加重，可出现呕吐、消瘦、贫血等症状。消化道造影和电子胃镜检查可明确诊断，胃镜检查还可区别是良性狭窄还是肿瘤复发引起的狭窄。治疗措施包括：探条或球囊食管扩张术，一般每周1次，连续2~3次，但有时需反复扩张治疗。对于顽固性吻合口狭窄或癌复发导致的狭窄可以考虑支架置入，但可导致再狭窄或疼痛等其他症状。其他治疗包括激光烧灼治疗或再次手术切除重度狭窄吻合口行结肠代食管手术等。术后胸胃内胃酸或内容物反流的原因为吻合口过于宽松或术后进食过量、咳嗽或便秘时胸腹压力增高、平卧时腹腔压力大于胸腔内压力而形成压差等。表现为有酸水或胃内容物反流至口腔而造成不适甚至呛咳。治疗上应用抑酸药物（奥美拉唑）、胃动力药物（多潘立酮），少食多餐及采取抬高颈胸部等措施多可缓解症状。

4.7.7　喉返神经损伤

食管癌在其周围淋巴结的转移率较高，术中需清除此区域的淋巴结，容易因牵拉、钳夹或切断等原因损伤走行于气管食管沟内的左右侧喉返神经。食管肿瘤或转移的淋巴结直接包裹或侵犯喉返神经，为彻底切除肿瘤而损伤或需切除部分喉返神经。喉返神经损伤分为单侧或双侧喉返神经损伤，单侧喉返神经损伤后的临床表现为患者出现单侧声带麻痹，声音嘶哑，进食流质时易误咽入气管而出现呛咳。间接喉镜或纤维喉镜检查可见损伤侧声带固定。因声门关闭不全，故难以进行有效咳嗽、咳痰，由于误吸和不能有效咳嗽而导致肺炎。双侧喉返神经损伤可导致窒息，因此，麻醉后可能不能拔除气管插管或需行气管切开。术后发现的单侧喉返神经损伤无须特殊处理，观察即可。若为电刀灼伤、组织水肿引起的喉返神经损伤，只要喉返神经未被切断，有可能在术后一段时间内恢复。一旦喉返神经被切断，声音嘶哑不易恢复，或较长时间后由于健侧声带的代偿，其声音嘶哑症状可能会有所改善。

4.7.8　胃排空障碍

食管癌切除术后出现胸胃功能性排空障碍的原因可能与手术切断双侧迷走神经后导致术后胃张力下降、蠕动功能衰退等改变有关。另外，还有由于胃代食管行弓上或颈部吻合时而过度牵拉和幽门附近游离不充分等原因导致幽门开启困难或痉挛，或因严重胸胃扭转导致幽门开启不畅。临床表现为术后拔除胃管后或在进食流质改为半流质时，患者出现胸闷、气短、上腹部饱胀不适、恶心、呕吐胃内容物等症状。禁食和胃肠减压后症状可消失，夹闭胃管后症状可重新出现，X线检查见胸胃明显扩张，胃内存有大量食物而呈现高密度影和气液平面。但需要与其他机械性梗阻进行鉴别，机械性者发病早，症状较重，胃液引流量较多，少见胆汁成分；胃镜检查功能性梗阻无胃扭转现象，另外幽门通畅，胃镜可以通过。机械性梗阻常见胃扭转现象，胃镜不能通过幽门。功能性胃排空障碍通过禁食、胃肠减压及营养支持等非手术治疗即能治愈，一般于2~4周后均能恢复，但偶有持续长达数月者。

4.7.9　膈　疝

食管癌术后膈疝发生与下列因素有关，膈肌与胃固定的缝线间距过大、缝线撕脱、断开或结扎不紧；或胃体后方膈肌脚处未缝合或间隙过大；当术后剧烈咳嗽、呕吐或便秘而导致胸、腹压增加时，导致腹腔脏器通过这些间隙疝入胸腔。多发生在术后早期，亦可发生于术后较长时间以后。疝内容物多为结肠或小肠。临床表现为突发术后胸腹部疼痛，可出现胸闷、气短及呼吸困难。有时伴有肠梗阻症状，会出现恶心、呕吐等症状。出现肠管嵌顿或绞窄时，会出现剧烈腹痛或胸痛，严重时可出现休克。X线检查表现为胸腔内出现肠管影及多个气液平面。这是诊断膈疝的可靠依据。胸部CT可清晰地显示胸腔内除胸胃以外的肠道空腔脏器阴影，能更好地了解疝内容物的性质及部位。膈疝一旦被确诊，应积极手术治疗，将疝内容物还纳到腹腔，并仔细修补膈肌裂孔；对于因嵌顿或绞窄发生肠管坏死者，则要切除坏死段肠管。

4.7.10 单纯脓胸

单纯脓胸的表现症状与吻合口瘘或胸胃坏死穿孔类似，主要依据口服碘油造影、胸部CT，口服亚甲蓝后穿刺等手段确诊与鉴别，小的瘘与胃壁穿孔与单纯脓胸不易鉴别。治疗上主要为再次开胸清理胸腔及引流。其他措施与治疗吻合口瘘类似。

4.7.11 切口感染

切口感染为食管癌术后常见并发症。由于食管手术为污染性手术，术中保护和无菌观念不强、切口缝合有缺陷及术前长时间滥用抗生素为其主要原因。表现主要为发热、切口红肿或有脓性分泌物流出。处理上要及时打开感染部位切口，引流出脓液后换药或放置脓腔引流管。切口感染伤口时要做脓液细菌培养并做药敏试验，必要时要更换敏感的抗生素。一般经过多次换药后即可愈合，但需要的时间较长，若经换药后伤口较干净后可以行二期缝合，这样可加速愈合。

魏为添

4.8　食管癌新辅助治疗

食管癌的临床症状主要表现为进行性吞咽困难，但早期症状不明显，极易发生淋巴结转移，确诊患者常处于局部晚期甚至发生转移，食管癌预后较差，单纯手术治疗效果不甚理想，尤其淋巴结转移者的5年生存率约为20%~36%，其中局部区域复发是主要的治疗失败形式。因此，应积极探索治疗食管癌的综合治疗模式，进行多学科协作诊疗和个体化治疗，延长患者生存时间的同时，降低副作用，改善生活质量。

理论上，术前新辅助治疗患者的耐受性好，可提高R0切除率，消灭亚临床病灶，减少术中肿瘤细胞播散，从而改善患者的局部控制情况，降低局部复发，延长总生存时间。目前，食管癌术前新辅助治疗包括术前化疗、术前放疗、术前放化疗、靶向治疗等模式。近年来，随着免疫治疗的发展，新辅助免疫治疗处于探索阶段。食管癌新辅助治疗的原则是尽可能提高患者R0切除率，局部控制，从而转化为患者生存获益，同时不增加围手术期并发症及死亡率，不显著影响患者的生存质量。

4.8.1　化　疗

单纯化疗仅需内科药物治疗，较为方便可行，文献报道以日本及欧美为主。食管癌早期化疗方案以PF方案（铂类和氟尿嘧啶）为经典，总体有效率约为40%~58%，但总的病理完全缓解率（pCR）仅为2.5%~5%。目前，随着紫杉类药物的应用，白蛋白紫杉醇可能进一步提高化疗有效率。2012年一项来自日本的RCT研究（JCOG9907）发现，对比术后辅助化疗，术前化疗可能带来更好的OS获益，两者5年OS分别为55%和43%（P=0.04），虽然两者的无进展生存期（progress free survival，PFS）没有达到统计学显著差异，分别为44%和39%（P=0.22）。此后，新辅助化疗在日本食管鳞癌治疗中发挥重要角色，并且食管癌围手术期治疗模式的研究重点也转向新辅助治疗。

食管癌新辅助化疗的早期报道主要为发表于1998年的RTOG-8911研究。该研究发现术前化疗没有显著改善食管癌患者的生存，同时也未明显降低患者局部及远处复发转移风险，为阴性研究结果。随后的RORTC-40954研究报道对于食管胃结合部腺癌，新辅助化疗的参与可显著提高R0切除率（81.9% vs 66.7%，P=0.036），并降低远处转移风险，然而该研究中患者的长期生存获益仍未得到证实（P=0.466）。在接下来的OEO2研究中，802例食管癌患者（食管腺癌占66%，鳞癌为31%）随机分为手术组及术前2周期PF新辅助化疗组，结果发现两组中位生存时间分别为13.3个月和16.8个月，2年OS分别为34%和43%，长期随访数据证实新辅助化疗可带来一定的生存获益，5年OS分别为17.1%和23%（HR=0.84,95%CI：0.72~0.98；P=0.03），亚组分析提示鳞癌患者生存获益未达到显著统计学差异（P=0.10），腺癌生存获益更为明显（*P*=0.02）。2009 年，对该研究的长期随访数据显示，新辅助化疗对于鳞癌和腺癌患者均有获益，证实了新辅助化疗联合手术能显著改善可手术切除患者的生存情况，是一种可行的治疗模式。进一步研究发现，在 PF 基础上联合表柔比星三药联合化疗，并未进一步带来生存获益，反而带来更大的化疗毒性。此外，来自法国的 FFCD Ⅲ期随机对照研究纳入 224 例进展期食管癌患者（25.0% 为鳞癌，75.0% 为腺癌），新辅助化疗组接受 2~3 个周期 5-Fu/DDP 方案化疗。结果发现，新辅助化疗可显著提高手术 R0 切除率（84% vs 73%），同时显著改善患者的 DFS（34% vs 19%，*P*=0.003）和 OS（38% vs 24%，*P*=0.02）。2011 年针对既往食管癌新辅助放化疗的更新荟萃分析发表于 *Lancet Oncology* 杂志，结果同样提示，术前化疗可改善食管癌总生存（HR=0.87,95%CI：0.79~0.96;*P*=0.005），亚组分析提示食管腺癌更有可能从新辅助化疗获益（HR=0.83, 95%CI：0.71~0.95; *P*=0.01），而鳞癌获益不明显（HR=0.92, 95%CI：0.81~1.04; *P*=0.18）。

值得注意的是，由于东西方食管癌发病模式及病理类型存在明显差异，西方以食管远端及食管胃贲门交界腺癌为主，而中国食管鳞癌占 90% 以上。目前，食管癌新辅助化疗的生存获益主要体现在食管腺癌上，在食管鳞癌中的证据尚不充分。食管鳞癌对化疗相对不敏感，术前新辅助化疗对 R0 切除的提高幅度非常有限，pCR 基本上在 10% 以下，不能明显降低局部区域复发，也未能明显减少远处转移，因此，在食管鳞癌中的应用需谨慎，甚至对部分化疗不敏感患者来说，应用（新辅助化疗）可能错过最佳手术及局部治疗机会。

4.8.2 放 疗

放疗作为一种局部治疗手段，理论上也可使肿瘤体积缩小，从而争取手术机会，提高 R0 切除率。早在 20 世纪 80 年底，有多项小样本临床研究评估了新辅助放疗在食管癌中的作用，然而结果发现，单纯放疗未能提高患者的长期生存率。2005 年作者 Arnott J 等对既往 5 项研究共 1147 例患者进行荟萃分析发现，食管癌术前放疗未能带来显著生存获益（HR=0.89, 95% CI: 0.78~1.01,*P*=0.062），2 年及 5 年的绝对生存获益轻微，分别为 3% 和 4%。作者建议如果通过 RCT 研究发现有统计学差异，则需要 2000 例左右的样本量。纵观上述研究，样本量较小且放疗技术还停留在二维时代，无法体现精准放疗的优势，放疗可能带来一定的生存获益，但幅度较小。自从 1999 年 RTOG8501 研究发表以后，更为有效的同步放化疗逐步占据主导地位。目前，单纯放疗已不作为食管癌治疗的首选方式，除非患者无法耐受化疗。

4.8.3 同步放化疗

放疗和化疗同步使用在机制上具有协同作用，其对肿瘤的杀伤作用优于单纯化疗或放疗。前瞻性随机对照研究显示同步化放疗优于单纯放疗，这种对生存的贡献主要来自同步放化疗对局部控制率的提高。从 20 世纪 80 年代到 21 世纪初，约有 10 项术前同步放化疗与单纯手术的前瞻性随机对照研究，遗憾的是大部分的研究为阴性结果，未达到统计学显著意义（表 4.7.1）。原因可能如下：样本量偏少，鳞癌与腺癌混合且以腺癌为主，化疗方案基本上以 5-Fu 联合顺铂（diamminedichloro-platinum，DDP）为主，而且在放射治疗总剂量（20Gy~50.4Gy）、分割剂量（1.2Gy/ 次 ~2.7Gy/ 次）均存在较大的差异，放射治疗技术也较为落后。然而，对既往研究的大样本荟萃分析仍提示，术前放化疗可带来一定的生存获益，2 年生存绝对获益 8.7%，死亡风险下降 22%，鳞癌和腺癌获益程度相似。

在此基础上，随后发表的多中心 CROSS 临床研究，最终奠定了术前同步放化疗在食管癌治疗中的地位。该研究发现术前放疗 41.4Gy 联合 TC 每周方案同步化疗（紫杉醇 $50mg/m^2$，卡铂 AUC=2），显著改善可切除食管癌或食管胃结合部肿瘤（$T_{2~3}$,$N_{0~1}$,M_0）患者的 PFS 及 OS（N=366,75% 患者为腺癌），术前放化疗组患者（N=178）的中位 OS 为 49 个月，而单纯手术组患者（N=188）的中位 OS 仅为 24 个月（HR=0.657,95%CI:0.495~0.871，P=0.003）。术前新辅助组 R0 切除率同样明显高于单纯手术组（92% vs 69%；P<0.00）。术前放化疗组 1、2、3、5 年 OS 率分别为 82%、67%、58% 及 47%，手术组的 1、2、3、5 年 OS 率分别为 70%、50%、44% 及 34%。2019 年来自国内多中心的临床研究（NEOCRTEC5010）结果提示新辅助放化疗对于亚裔食管鳞癌人群同样有效，生存获益明显，术前放化疗的临床有效率达 90.7%，试验组的 R0 切除率高于对照组（96.0% vs 85.5%，P = 0.015），3 年 OS 率为 69.6% vs 62.4%（P = 0.035），均具有明显的统计学意义。因此，目前 NCCN 指南及国内诊疗规范对于局部晚期可切除食管癌的首先治疗方案为新辅助放化疗后的手术治疗。

表 4.7.1　食管癌术前新辅助放化疗 RCT 研究汇总

第一作者 , 日期	肿瘤类型	样本量	放疗剂量	化疗方案	序贯或同步	OS 获益（HR）
Nygaard,1983	鳞癌	78	35Gy/20F	2×DDP+BLM/3W	序贯	0.76(0.45~1.28)
Apinop,1986	鳞癌	69	40Gy/20F	2×DDP+Fu/3W	同步	0.80(0.48~1.34)
Le Prise,1988	鳞癌	86	20Gy/10F	2×DDP+Fu/3W	序贯	0.85(0.50~1.46)
Urba,1989	鳞癌、腺癌	100	45Gy/30F/bid	2×DDP+Fu+Nvb/3W	同步	0.74(0.48~1.12)
Bosset,1989	鳞癌	293	37Gy/10F	2×DDP/3W	序贯	0.96(0.73~1.27)
Walsh,1990	鳞癌	61	40Gy/15F	2×DDP+Fu/3W	同步	0.74(0.46~1.18)
Walsh,1990	腺癌	113	40Gy/15F	2×DDP+Fu/3W	同步	0.58(0.38~0.88)

第一作者，日期	肿瘤类型	样本量	放疗剂量	化疗方案	序贯或同步	OS 获益（HR）
Burmesister,1994	鳞癌、腺癌	256	35Gy/15F	1×DDP+Fu/3W	同步	0.94(0.70~1.26)
Tepper,1997	鳞癌、腺癌	56	50.4Gy/28F	2×DDP+Fu/3W	同步	0.35(0.36~0.84)
Lv,1999	鳞癌	160	40Gy/20F	2×Tax+DDP/3W	同步	0.55(0.36~0.84)
Lee,1999	鳞癌	101	45.6Gy/28F	2×DDP+Fu/3W	同步	0.88(0.48~1.62)
Maritte,2000	鳞癌、腺癌	195	45Gy/25F	2×DDP+Fu/3W	同步	1.09(0.74~1.59)
Hagen,2004	鳞癌、腺癌	364	41.4Gy/23F	5×Tax+CBP/W	同步	0.67(0.49~0.91)
Yang,2018	鳞癌	451	40Gy/20F	2×DDP+Nvb/3W	同步	0.71(0.53~0.96)

值得注意的是，术前新辅助放化疗带来生存获益的同时，可能同样带来一定的副作用。根据既往前瞻性大型临床研究，新辅助放化疗并未显著增加术后并发症，但在临床工作中，仍有部分外科医师担心放化疗可能增加吻合口瘘、大出血及肺部感染等情况。因此，目前新辅助放化疗的细节仍待进一步优化，如最佳获益人群以及适应证的选择、放疗剂量、照射范围、同步化疗方案、手术间隔时间等尚需更多前瞻性研究，在增加 pCR 及局部控制的情况下，尽可能降低副作用。虽然 CROSS 研究也纳入了部分 $cT_{2-3}N_0M_0$ 的患者，但来自法国的 FFCD9901 研究提示对于早期Ⅰ～Ⅱ期食管癌患者进行新辅助放化疗，并未带来 R0 切除率的提高及生存的改善，放化疗组及手术组的 3 年 OS 率分别为 47.5% 和 53%（$P=0.94$），反而增加了术后死亡率（11.1% vs 3.4%，$P=0.049$）。此外，目前 NCCN 指南推荐新辅助放疗剂量为 41.4 Gy~50.4Gy。目前有回顾性研究发现，41.4Gy 的放疗剂量带来的生存获益不劣于更高剂量。在临床实践中，对于可能后续手术切除困难的食管癌患者，建议给予更高剂量的放疗 50.4Gy，以免后续手术无法实施而需要再次补量，进而影响疗效。

在食管癌新辅助放化疗靶区勾画方面，目前仍无共识，根据 CROSS 研究，主要采用累及野照射为主，即原发肿瘤 GTV-T 上下外放 4cm（如果病变远端累及胃腔，远端外放 3cm），左右前后外放 1.5cm，构成 PTV-T；肿大淋巴结 GTV-N 外放 1.5cm 构成 PTV-N。GTV-T 勾画以增强 CT 为基础，结合内镜检查和食管钡餐造影片，必要时可采用内镜下黏膜铁定位技术，GTV-N 勾画：中下纵隔上腹部以短径 ≥ 1cm 为勾画标准，上纵隔以短径 ≥ 5mm 为勾画标准，如行 PET-CT 检查，以 SUV_{max} ≥ 2.5 为淋巴结勾画标准。结合中国食管癌以鳞癌多见，大多位于胸中段和上段，研究显示术后复发形式中 70%~80% 位于上纵隔，尤其是颈胸交界处，因此，如果病变位于胸上段（奇静脉弓以上）或上纵隔有淋巴结转移，预防照射上纵隔食管气管旁淋巴结和双侧颈血管鞘淋巴结（101、104、105、106 区），同时尽可能保留 2~3cm 正常颈段食管，以降低术后吻合口瘘的发生风险。

　　在新辅助放化疗逐步成为局部晚期食管癌的标准治疗的同时，人们也在思考对于放化疗后效果显著的这部分患者，是否一定需要进行后续根治性手术这一问题。既往研究提示，新辅助放化疗后食管鳞癌的术后完全病理缓解率在 40% 左右，对于这一部分术后病理完全缓解患者，或许采用观察 – 等待策略（watch and wait），以保留患者器官，以避免过度手术治疗，从而保留器官功能，提高生活质量。Jeong 等将新辅助化放疗后达到临床完全缓解（cCR）的食管鳞癌患者，分为手术组和根治性放化疗组，结果发现手术组的 2 年 DFS（HR=2.78，95%CI：1.46~5.29）优于根治性放化疗组。但也有回顾性研究提示，新辅助放化疗后达到 cCR 的患者，进行手术治疗后并未有进一步改善患者的生存情况。Wang J 等对既往 4 项回顾性研究进行荟萃分析发现，对于放化疗后临床完全缓解的患者，手术治疗虽然可改善 2 年的 DFS 及 OS，但两组患者的 5 年 OS 相仿。然而，目前尚无诊断食管癌放化疗后 cCR 的标准，cCR 一般是指影像学检查未见异常病灶，内镜活检未见癌细胞，而 pCR 则是指术后病理检查原发灶和淋巴结均无癌残留。传统影像学及内镜、PET-CT 等手段评价 cCR 各有优劣，但 cCR 与术后 pCR 仍存在一定程度的差异。因此，如何预测患者的新辅助放化疗敏感性及判断识别有可能达到术后 pCR 的患者，成为食管癌新辅助治疗领域的研究热点。近期一项来自荷兰的前瞻性、多中心、诊断性队列研究（preSANO）考察了临床疗效评估与术后标本病理结果之间的相关性。该研究采用胃镜下活检、超声胃镜下最大肿瘤厚度测量、Bite-on-bite 活检联合可疑淋巴结细针穿刺检测局部区域残留病灶、PET-CT 检测期间远处转移灶等多种手段评价 cCR，进一步提高了临床缓解与病理缓解的一致性。针对食管癌放化疗后 CR 的患者是否可采用观察挽救性手术策略，目前荷兰 SANO 研究和法国 Esostrate-Prodige 32 研究正在开展，希望可提供更多的证据。

　　此外，对于新辅助放化疗后效果较差、术后仍存在病灶残留及淋巴结阳性患者，是否需要进一步行术后辅助化疗，也是值得讨论的话题。根据 CROSS 复发模式分析，即使经过新辅助治疗，局部晚期食管癌术后总的复发转移风险仍较高，约为 35%（对比单纯手术的 58%），该研究提示对于预后不良患者的术后辅助治疗可能是必要的。我国台湾学者 Hsu H Y 等对 115 例食管鳞癌新辅助放化疗后病理无反应的患者进行倾向性评分匹配分析发现，术后辅助治疗可提高这部分患者的 3 年 DFS（45% vs 22.3%，P=0.022），但患者 3 年 OS 获益统计学意义不显著（34.4% vs 21.6%，P=0.130）。另一项来自美国的研究发现，对于新辅助治疗后术后淋巴结阳性 101 例患者，进行术后辅助治疗可显著改善患者的生存，中位生存时间 24 个月对比单纯手术治疗患 18 个月（P=0.033）。研究者在此研究基础上，进行扩大样本的多中心回顾性研究，证实了上述结论，即术后辅助化疗可延长新辅助治疗后术后淋巴结阳性患者的生存。此外，2019 年有日本研究针对食管鳞癌患者，发现术后 pN2/3 及血管浸润是食管新辅助治疗后复发和死亡的危险因素，研究者建议对这类患者应及早进行术后辅助治疗，并强调了更换化疗方案的重要性。但值得注意的是，上述研究均为回顾性研究，证据级别不高。

同时，食管癌患者经过放化疗及手术后，大部分患者的体质较差，再次辅助化疗的耐受性不佳，临床中需针对患者进行个体化治疗。笔者建议对于年轻、术后体质较好、淋巴结转移较多的患者，可推荐术后辅助化疗。

4.8.4 免疫治疗

随着 PD1/PD-L1 抑制剂在晚期食管癌二线治疗中的临床试验取得成功。人们逐渐将免疫治疗的目光转向食管癌新辅助治疗领域。理论上，初治患者没有经过放化疗及手术打击，免疫系统完整，而免疫制剂发挥疗效时，首先需要较为完善的免疫识别系统。其次，需有效识别已暴露的肿瘤抗原，并诱导足量免疫排斥反应，从而消除肿瘤细胞。因此，新辅助治疗环境中引发免疫应答可能有更好的疗效。目前，已有多项食管癌新辅助免疫临床研究正在开展，研究结果值得期待。同时，新辅助免疫治疗可能与化疗或放化疗结合，可能进一步提高病理缓解率，从而改善患者生存。

在 2019 年美国临床肿瘤学会（American Society of Clinical Oncology，ASCO）会议上，PERFECT 研究报道了 Atezolizumab 联合新辅助放化疗治疗可切除食管腺癌的 Ⅱ 期试验。该试验纳入了 40 例患者，治疗方案对照组为新辅助放化疗组的 5 周期紫杉醇（50mg/m²）+ 卡铂（AUC=2）方案联合放疗 41.4Gy/23F 方案。试验组在此基础上使用 Atezolizumab（5 个周期：1200mg Ⅳ，3 周 1 次）。结果发现，nCRT 联合 Atezolizumab 是可行的，病理完全缓解 pCR 高达 9/23（39%），而 CROSS 研究中食管腺癌放疗后的 pCR 率仅为 23%。另一项研究评估了 Pembrolizumab（K 药）联合术前放化疗对食管鳞癌的有效性，该研究纳入了 28 例局部晚期食管鳞状细胞癌（esophageal squamous cell carcinoma，ESCC）的患者。患者接受并发新辅助化疗（每周紫杉醇和卡铂），放疗为 44.1Gy 和培美曲塞（pemetrexed, PEM）（每 3 周，200mg）5 周，然后进行手术。手术后，患者在 2 年内接受培美曲塞治疗或直至进展，有不可接受的毒性。中位随访时间为 11.7 个月，共 26 例患者接受手术治疗，2 例患者死于肺部并发症，结果发现术后 pCR 率为 46.1%，6 个月和 12 个月的 OS 率分别为 89.3% 和 82.1%，中位 OS 仍未达到。最常见的治疗相关不良事件为中性粒细胞减少（50.0%）和转氨酶升高（30.8%）。此外，新辅助化疗联合免疫也是未来研究的方向之一，如日本的 FRONTiER 研究拟探索在食管鳞癌中 PF 方案新辅助化疗的基础上联合 Nivolumab 的可行性。因此，免疫治疗在食管癌新辅助治疗中是可行的，在放化疗的基础上，有可能进一步提高 pCR 率，但长期生存获益及副作用等需进一步得到 Ⅲ 期研究结果证实。

4.8.5 不同新辅助治疗模式的比较

虽然食管癌新辅助放化疗对比单纯手术治疗，可显著改善患者生存。但目前尚无新辅助放化疗明显优于新辅助化疗的证据，关于新辅助放化疗对比新辅助化疗的研究数据多来自回顾性分析及小样本研究。2009 年发表的德国 POET 研究共纳入 126 例食管胃结合部腺癌患者，随机分为新辅助放化疗组及化疗组。结果发现，新辅助放化疗组患者 pCR 明显优于单纯化疗组（15.6% vs 2.0%），放化疗组的 3 年生存率为 47.4%，而化疗组的为 27.7%（HR=0.67,95%CI：0.41~1.07，P=0.07），对比单纯化疗，放化疗组术后死亡率也较高，但同样没有达到统计学意义（10.2% vs 3.8%; P=0.26）。2011 年另一项来自法国的 Ⅱ 期研究同样提示，在 75 例食管腺癌中新辅助放化疗对比化疗可明显提高 pCR 率（31% vs 8%，P=0.01），然而 PFS 及 OS 差异均未达到统计学意义，两组的中位 PFS 时间分别为 26 个月、14 个月（P=0.37），中位 OS 分别为 32 个月、29 个月（P=0.83）。北欧多中心 NeoRes 研究共纳入 181 例患者，其中 73% 为腺癌，27% 为鳞癌，随机分为新辅助放化疗组和新辅助化疗组，结果发现虽然放化疗组中 R0 切除率及 pCR 明显优于化疗组，但两组的 OS 及复发模式相似。2011 年，*Lancet Oncol* 发表的经典荟萃分析同样间接比较新辅助放化疗及新辅助化疗之间的差异，结果显示术前同步放化疗组在生存数值上略优于术前化疗组，但是未达到统计学差异（P = 0.07）。2017 年一项更新的 meta 分析，共纳入 709 例患者，结果显示与术前化疗组相比，术前放化疗组的 pCR 率（22.1% vs 3.7%，P < 0.001）、R0 切除率（89.1% vs 76.9%，P < 0.001）和 3 年生存率（52% vs 42%，P = 0.006）均较高。亚组分析提示：对于腺癌患者，术前放化疗较术前化疗组的生存率无提高，3 年 OS 率为 46.3% vs 41.0%（RR=1.13，P = 0.34），但鳞癌患者的 3 年 OS 率有显著提高（56.8% vs 42.8%，RR=1.31，P = 0.003）。2018 年，另一项网络荟萃分析也提示，新辅助放化疗较单纯化疗可改善患者生存（HR =0.83，95% CI：0.70~0.96），但同样增加了术后并发症及副作用。

基于上述研究可以发现，对比新辅助化疗，新辅助同步放化疗能够显著提高 R0 切除率及 pCR，但 OS 获益尚无一致结论。国内有研究者分析可能原因如下：首先，多数新辅助治疗食管癌患者为相对早期手术可切除患者，容易完成 R0 切除，而 pCR 则代表了肿瘤对放化疗的敏感性，这部分患者的本身预后较好；其次，对于容易发生转移的患者，尤其食管腺癌，放化疗虽然能够提高局部控制率，但不能降低远处转移的风险；最后，同步放化疗可能增加术后并发症及死亡风险，抵消了部分获益趋势。国内医科院肿瘤医院翟医蕊、惠周光等认为术前同步放化疗的优势在于：循证医学的证据较多，多数更为一致；整体的 pCR 优于术前化疗；能够提高 R0 切除率；潜在的适用病理类型可能更广泛。而术前化疗的优势在于：理论上的并发症更轻，无放射性肺炎等严重的并发症；治疗周期相对较短，对手术的时间影响最小；放疗技术要求更为高精尖，难以在短时间内迅速推广。在以上专家共识之外，笔者认为，结合目前国情，对于分期较晚、局部肿块较大及淋巴结多发转移的鳞癌患者，如果行直接手术有困难，这部分患者可能从新辅助放化疗中获益更明显。

值得注意的是，以上研究纳入的西方患者多以腺癌为主，而我国食管癌以鳞癌为主，目前关于食管鳞癌新辅助不同模式对比的研究尚较少，目前仍有数项研究在开展这方面的前瞻性随机对照研究，包括西方国家在进行的 ESOPEC 和 Neo-AEGIS 研究，以及来自日本的 JCOG1109 研究。JCOG1109 研究在 JCOG9204 及 JCOG9907 的基础上，随机分为 3 组，分别为术前 CF 化疗组、术前 DCF 化疗组及术前 CF 同步放化疗组。此外，于振涛教授牵头中国的 CMISG1701 多中心研究（NCT03366853），该研究计划入组 264 例食管鳞癌患者，对比紫杉醇 +DDP+5-FU 3 药联合与紫杉醇 +DDP 配合同步放疗在局部晚期食管鳞癌新辅助治疗效果，手术采用微创食管癌切除术式。这些研究将为食管癌新辅助治疗的选择提供更多的数据，尤其对于食管鳞癌的指导意义更大，结果值得期待。此外，免疫治疗如何在食管癌新辅助治疗中发挥作用？采用放化疗联合免疫同步，或是化疗联合免疫治疗模式等，也是非常值得进一步开展研究的。

4.8.6 总　结

综上所述，对于食管腺癌，新辅助化疗及放化疗均能提高 R0 切除率，改善患者生存，但放化疗是否优于单纯新辅助化疗，仍无定论，需要进一步前瞻性研究。对于中国较多发的食管鳞癌，目前新辅助化疗作用尚未得到证实，新辅助放化疗对于局部晚期食管癌可显著提高疗效，但目标人群、放疗剂量、化疗方案及手术间隔时间等，需要进一步研究。尤其近年来，如何预测新辅助放化疗的疗效及早期识别 pCR 的患者是食管癌新辅助领域的研究热点，对于放化疗后达到完全病理的患者，有可能采用观察 - 等待策略（watch and wait），以避免过度手术治疗，从而保留器官功能，提高生活质量。此外，食管癌新辅助放化疗后患者复发及转移模式，部分患者是否需要进行术后辅助治疗等，都是值得进一步研究的课题。免疫治疗逐渐成为热点，有可能改变目前食管癌新辅助治疗的格局。

杨　洋

4.9　食管鳞癌术后辅助治疗

早期食管癌预后好，肿瘤一旦侵犯外膜或淋巴结转移，5 年生存率不超过 60%；病理淋巴结转移者 5 年生存率不超过 50%，转移数 1~2 个、3~6 个、7 个以上 5 年生存率分别为 52.5%、31.6%、12.3%。食管鳞癌根治术后总治疗失败率高达 40%~70%，病理淋巴结阴性仍有高达 40%~50% 的总治疗失败率；治疗失败中局部区域复发占比约 40%~60%，是主要的失败形式之一（表 4.9.1）。从食管的解剖比邻及淋巴引流规律看，病变位置越高，手术彻底性越难保证；中国食管癌以鳞癌占绝大部分，2/3 病变位于中上段食管，因此，手术根治难度较大。

术前同步放化疗可提高 R0 切除率，改善远期生存率，已经成为可手术或潜在可手术食管癌的标准治疗。但术前新辅助放化疗有可能增加围手术期并发症的发生率和死亡率，因此，这种治疗模式对患者的一般状况、手术者的手术技巧及围手术期管理等要求较高，不可能大范围推广使用，初治食管癌时大部分仍需接受手术治疗。与新辅助治疗比较，手术所见、术后病理指导下的放射治疗目标人群更为明确，照射野设计也更合理。

4.9.1　术后辅助放疗

5 项前瞻性随机对照研究显示：术后辅助放疗不能改善生存率；大分割照射胸腔胃并发症的发生率明显增加，生存率反而下降（表 4.9.2）。目前，权威机构仍不推荐食管癌根治术后辅助放疗。尽管如此，食管癌术后辅助放疗的探索性研究和实际临床使用仍不减热度：既往研究采用的放射治疗技术落后，靶区设计、分割剂量不合理；纳入了部分低危复发患者；传统手术操作及围手术期管理不善使得患者术后辅助治疗耐受性下降，往往不能完成计划性术后辅助治疗；放射治疗有可能增加非癌死亡。因此，严格的患者筛选、合理的术后放射治疗野设计和现代放射治疗技术运用，有可能在降低局部区域复发基础上改善远期生存。

1. 病理局部晚期（pT_4 或 pN+）术后辅助放疗

大多数研究显示：术后辅助放疗可明显降低局部区域复发；对高危局部复发者，术后辅助放疗不仅降低局部区域复发，而且改善生存率。Xiao 等大样本随机对照研究显示：术后放疗显著降低吻合口、颈部、纵隔复发；亚组分析显示：术后辅助放疗生存获益仅见于 III 期（pT_4N_{0-1}，pT_3N_1）患者；对淋巴结转移数进行分层分析：术后辅助放疗生存获益主要见于淋巴结转移数 ≥ 3 个的患者。Schreiber 等回顾分析 358 例 $pT_{3-4}N_0$ 或 pN+ 胸段食管鳞癌患者，其中 118 例接受术后辅助放疗，两组中位生存时间分别为 17 个月和 24 个月；3 年生存率分别为 28.4% 和 35.7%（$P=0.049$）；亚组分析显示：

术后辅助放疗生存获益仅见于Ⅲ期。Chen 等回顾分析 1993 年到 2007 年间接受三野淋巴结清扫的 945 例 pN（＋）食管鳞癌患者，术后放疗组和单纯手术组 5 年生存率分别为 38.0% 和 29.6%（$P=0.001$）；淋巴结转移 3 个以上、转移淋巴结位于上纵隔和锁骨上区的患者，术后放疗生存获益最大，而单纯下纵隔上腹部淋巴结转移患者，术后放疗对生存影响较小。采用现代放射治疗技术（调强放疗，IMRT），Cheng 等回顾分析 538 例接受根治术胸段食管鳞癌患者，190 例接受术后辅助调强放疗，结果显示：术后辅助放疗可显著改善Ⅲ期和 pN+ 患者的 DFS 与 OS；ⅡB 期患者无益；术后放疗显著降低颈部（10.5% → 6.1%）、纵隔（26.5% → 13.4%）和吻合口（3.0% → 0.6%）复发，但不能降低上腹部淋巴结复发，对远处转移也无影响，两组远处转移失败率高达 30% 左右，说明需要更有效的全身治疗手段来进一步改善生存率。

病理局部晚期（pT_4 或 pN+）术后辅助放疗可显著降低局部区域复发，而且转化为生存获益（尤其是对于病变位置较高、转移淋巴结位于中上纵隔者），但同时远处转移（包括非区域淋巴结转移）失败成了主要的治疗失败形式。

2. 病理淋巴结阴性（pN_0）辅助放疗

pN_0M_0 患者，一般不考虑术后辅助放疗，但部分 pN_0 患者仍具有一定的复发率。Nakagawa 等报道 171 例行三野淋巴清扫术胸段食管鳞癌，pN_0 复发转移率为 16.1%，而 $pT_{3-4}N_0$ 高达 58.2%；Kato 等报道 160 例行二野或三野淋巴清扫胸段食管鳞癌，pN_0 期复发率为 15.4%，而 pT_4 期复发率为 62.5%；回顾分析 208 例二野淋巴结清扫 $pT_3N_0M_0$ 胸段食管鳞癌，总复发率为 41.8%（87/208），局部区域和远处转移失败率分别为 34.6%（72/208）和 16.8%（35/208），其中单纯局部区域复发占 59.8%（52/87），而且病变位置越高，复发率越高；Guo 等回顾分析 112 例 pN_0 胸段食管鳞癌，治疗失败率为 40.2%，其中局部区域失败占比 84.4%（38 例），血行转移占比 15.6%（7 例），病变位置高、pT_{3-4} 具有较高复的发率。因此，pT_3 术后也有较高的治疗失败率，其中局部区域复发占主要失败形式，尤其病变位置较高的 pT_3，这种病理期别的食管癌在中国占有较大的比例。

陈等回顾分析 859 例 pN_0 食管鳞癌患者，其中 89 例接受术后辅助放疗，放疗范围包括瘤床及中上纵隔双侧下颈部，剂量 50Gy/25F，结果显示：术后放疗不能改善生存率，但 pT_4 患者、食管病变长度 >5cm（根据钡餐造影）者的术后放疗可显著改善生存率。Yang 等回顾分析 678 例行根治性手术的食管鳞癌，其中 95 例接受术后辅助放疗，放疗范围包括瘤床、吻合口、淋巴引流区，采用三维适形放疗，剂量 50Gy~60Gy，两组 3、5 年 DFS 分别为 73.3%、71.8% 和 58.2%、49.2%（$P=0.001$）；两组 3、5 年生存率分别为 80.7%、75.2% 和 69.6%、58.5%（$P=0.004$）；倾向评分匹配后（每组 83 例）分析：术后放疗组在 DFS 和 OS 仍明显优于单纯手术组。Gao 等分析 2000 年到 2016 年间 SEER 数据库提取的 2862 例 $pT_{1-3}N_0M_0$ 食管癌患者，72% 为腺癌，其中 274 例接受术后辅助放疗，结果显示：接受术后辅助放疗患者生存率反而下降，但对 pT_3

病变长度 ≥ 5cm 患者，术后放疗可以改善生存率。

从上述回顾性研究看，pN_0 术后接受辅助放疗的比例较低，说明其不为广泛接受，而且回顾性研究不能消除选择偏差；但对 pT_{3-4} 且病变位置较高、病变较长的患者可谨慎选择术后辅助放疗。最近 Deng 等针对 $pT_{2-3}N_0M_0$ 患者术后辅助放疗，设计了一项前瞻性随机对照研究，将 167 例 $pT_{2-3}N_0M_0$ 胸段食管鳞癌随机分为单纯手术组和术后放疗组，放疗范围包括双侧下颈部纵隔，双侧下颈部剂量 50.4Gy，纵隔 56Gy，主要研究终点两组 3 年 DFS 率分别为 75.1% 和 58.7%（$P=0.030$）；两组局部区域复发率分别为 10.0% 和 32.5%（$P=0.001$）；但远处转移率和长期生存无差异，可能与单纯手术组局部区域复发后较多患者接受成功挽救性放化疗有关。

综述所述：pN+ 和 pT_4 是术后辅助放疗的主要目标人群；选择性 pT_3N_0 患者（病变位置较高、病变较长、肿瘤分化程度较差、淋巴结清扫个数及范围不够）可考虑术后辅助放疗；$pT_2N_0M_0$ 完整切除，5 年生存率可达 60% 左右，一般不考虑辅助治疗（表4.9.3）。

4.9.2　根治术后辅助化疗

食管腺癌、食管胃交界处癌和贲门癌在 R0 切除术后辅助化疗能够改善生存率，但食管鳞癌和食管腺癌术后转移复发形式不同，鳞癌以局部区域治疗失败为主。

有两项针对食管鳞癌术后辅助化疗的前瞻性随机对照研究。早先来自日本的一项前瞻性研究共纳入 205 例根治术后胸段食管鳞癌，其中 75% 患者病理淋巴结阳性，术后辅助化疗为 2 周期 DDP+VDS。结果显示：术后辅助化疗对生存无益，即使病理淋巴结阳性术后化疗，也不能带来生存益处。随后报道的一项前瞻性随机研究针对局部晚期（p ⅡA，ⅡB，Ⅲ，M1a），化疗方案改为 2 个周期 5-Fu+DDP 方案，共纳入 242 例，其中 82% pN+，18% pM1a；中位随访 62.8 个月，术后辅助化疗改善 pN+ 患者 5 年DFS 率（45% vs 55%，$P=0.037$）；两组 5 年生存率分别为 52% 和 61%（$P=0.13$），生存有延长趋势。Lee 等前瞻性纳入 40 例根治性切除术后 pN+ 的胸段食管鳞癌，接受 3 周期术后辅助 5-FU+DDP 方案化疗，与同期未行术后辅助化疗的 52 例进行比较，结果显示：术后辅助化疗改善 3 年 DFS 率（47.6% vs 35.6%，$P=0.049$），但不能改善生存率。

一些回顾性分析也显示：淋巴结阳性患者术后辅助化疗可改善生存率。2018 年Zhao 等对 2018 年前发表的 9 项随机和非随机研究（其中 3 项为随机研究）共 1684例 R0 切除术后的胸段食管鳞癌进行荟萃分析显示：术后辅助化疗明显改善 DFS（$RR=0.72$，$P<0.001$）和 OS（$RR=0.78$，$P=0.002$）。

综上所述，术后辅助化疗仅延长转移复发时间，对于所有患者而言，术后辅助化疗生存获益有限，但对淋巴结转移的患者术后辅助化疗可能带来生存获益。

4.9.3 根治术后辅助放化疗

食管癌术后单纯化疗或单纯放疗后仍有较高局部区域复发和远处转移发生率，同步放化疗有望进一步提高疗效。

1. 术后辅助放化疗与单纯手术比较

一项有关 $pT_{3\sim4}$/pN+ 期胃和胃食管交界处肿瘤术后辅助放化疗的大样本前瞻性国际多中心随机对照研究显示：术后辅助化放疗（45Gy/25F+CF+5-FU）能够显著改善 3 年 DFS 率（31% vs 48%，$P<0.001$）和 3 年 OS 率（50% vs 41%，$P=0.005$）。但目前缺乏针对食管鳞癌术后辅助放化疗高质量前瞻性多中心随机对照研究。

曹秀峰等将 158 例 Ⅱ ~ Ⅲ 期的胸段食管鳞癌术后随机分为化放疗组（78 例）和观察组（80 例），术后放疗包括高危淋巴引流区，同步 Taxol+DDP 化疗 2 周期（3 周方案），结果显示：术后化放疗组和单纯手术组局部区域复发率分别为 14.9% 和 36.4%（$P=0.044$）；两组远处转移无差异（31.1% vs 37.7%，$P=0.163$）；两组 3 年生存率分别为62.8% 和 51.3%（$P=0.0389$）；3 年无进展生存率分别为 61.1% 和 49.3%（$P=0.0319$）；急性和迟发性毒副反应两组相似。这是至今公布的唯一一项前瞻性随机研究，但为单中心研究，包含了部分姑息性切除患者（两组各 13 例）。

Hsu 等回顾分析 290 例接受右进胸根治性手术治疗的食管鳞癌，其中 104 例接受术后辅助化放疗，结果显示：对 pN+ 患者，术后化放疗显著改善 DFS（$P=0.002$）和OS（$P=0.016$），pN_0 患者术后放化疗无益；术后放化疗降低局部区域复发率（69.5% vs40.4%，$P=0.002$），对远处转移无作用（75% vs 54%）；倾向匹配分析（每组各 100 例）分析显示：术后放化疗改善全组患者 OS（$P<0.001$）和 pN+ 患者 OS（$P=0.002$），但不能延 DFS。2016 年更大样本量的倾向匹配分析（每组各 213 例）显示：术后辅助放化疗降低局部区域复发率（11.3% vs 19.7%，$P=0.016$）；延长 DFS（30.6 个月 vs 17.6 个月，$P=0.006$）；改善生存时间（36.5 个月 vs 22.8 个月，$P=0.006$），但对远处转移发生无明显影响；多因素分析显示：术后化放疗是与生存相关的独立预后因素。Zou 等回顾分析 265 例行 R0 切除术的 p Ⅱ ~ Ⅲ 期胸段食管鳞癌，其中 105 例接受了术后辅助化放疗（同步或序贯），放射治疗采用 3-DCRT 或 IMRT，结果显示：术后放化疗不仅显著降低局部复发率（52.5% vs 39%，$P=0.003$）；也明显减少远处转移率（28.8% vs 14.3%，$P=0.007$）；改善长期生存时间（26 个月 vs 34 个月，$P=0.048$），这种差异在Ⅲ期患者中明显，在Ⅱ期患者中不明显。

前瞻性研究和回顾性研究显示：术后辅助化放疗可以降低局部区域复发，有可能减少远处转移，并且改善长期生存，治疗获益主要见于 p Ⅲ 期。

2. 术后辅助放化疗与术后辅助放疗比较

术后辅助放疗可显著降低局部区域复发，在此基础上增加化疗能否进一步改善局部区域控制，降低远处转移呢？

　　两项单中心小样本前瞻性研究显示：$pT_{3-4}N_{0-1}$ 和病理 III 胸段食管鳞癌术后辅助放疗基础上加用同步化疗可降低局部区域复发和远处转移，提高生存率。

　　Chen 等回顾分析 304 例行三野淋巴清扫的 pN+ 胸段食管鳞癌患者，140 例接受术后辅助放疗，164 例接受术后 TP 方案同步化放疗，放射治疗剂量 50Gy，照射范围包括瘤床、中上纵隔及双侧下颈部。结果显示：两组局部复发率分别为 32.1% 和 24.4%（P>0.05）；远处转移率分别为 30.1% 和 20.0%（P=0.046）；中位生存时间分别为 41.7 个月和 53.5 个月（P=0.03），病理转移淋巴结数目越多，放化疗获益幅度越大；放化疗组血液学毒性、食管炎、胃肠道毒副反应的发生率较高，迟发性毒副反应两组无差异；81.7% 患者接受 2 个以上周期化疗，说明放化疗总体耐受性尚可。其他一些回顾性研究也显示：术后放疗基础上加用化疗可以降低远处转移率，改善生存率，获益主要见于淋巴结转移患者，毒副反应尚可耐受。

　　前瞻性和回顾性分析显示：术后辅助放疗基础上加用化疗有可能进一步降低局部区域复发和远处转移，提高生存率。

3. 术后辅助放化疗与术后辅助化疗比较

　　术后辅助化疗与辅助化放疗的比较性研究较少。究其原因可能与术后辅助放疗在亚洲使用更为广泛、更易被接受等有关。

　　目前唯一一项前瞻随机研究来自日本，术后化疗采用 5-FU 300mg/m^2，连续静脉输注，共 5 周 +DDP 50mg/m^2,d1、15，放射治疗靶区包括瘤床上下外放 2cm。结果显示：术后化疗基础上加放疗没有降低局部区域复发，也未能改善生存（P=0.97），即使对淋巴结转移患者也未带来生存获益。但该项研究样本量偏少（总共 45 例）；化疗方案毒性较大，两组有近一半的患者不能完成全剂量化疗；3/4 患者 pN+，1/3 患者 pM1（lym）；而且照射范围仅包括瘤床，没有照射淋巴引流区是研究阴性结果的主要原因。

　　综上所述：术后辅助同步放化疗通过化放疗协同作用来增加局部区域控制、降低远处转移发生率，是一种极有可能带来生存获益的治疗手段，值得进一步探索研究（表 4.9.4）。但这种联合治疗方式对患者的一般状况要求较高，需非常好地平衡疗效与毒副反应之间的关系。

4.9.4　总　结

　　食管鳞癌单纯手术的疗效欠佳，术后局部区域失败是主要失败形式之一；对高危局部区域复发者来说，术后辅助放疗或辅助放化疗可显著降低局部区域复发，改善生存；现有的辅助治疗手段对远处转移失败的影响较小，未来须探索疗效好、毒副反应低的辅助全身治疗手段，如针对 PD-1 和 PD-L1 的免疫治疗等。否则，术后辅助治疗的总体疗效很难再有大的提高，2020 年欧洲肿瘤内科学会（European Society for Medical Oncology, ESMO）报道的 CM577 研究探讨新辅助化放疗后未达 pCR 患者术后辅助 1 年 Ninolumab

治疗的价值，结果显示：中位 DFS 从 11 个月延长到 22 个月（HR 0.69，$P=0.0003$），这个研究结果给停滞不前的辅助全身治疗带来了一线希望；食管鳞癌的术后一般状况欠佳，如何提高患者术后辅助治疗的耐受性也是未来需要进一步研究的课题，如通过改进手术技巧（微创手术、机器人手术等）来缩短术后恢复时间、降低围手术期并发症发生率，使用现代放射治疗技术（IMRT、Tomotherapy）减少正常组织损伤等；随着新辅助放化疗及新辅助免疫联合化疗的进展，术后辅助治疗价值又得重新评价。

表 4.9.1　食管鳞癌单纯术后复发部位分析

著作者	临床病理特点	总观察例数（人）	术后复发例数（%）	局部区域复发占比（%）					远处转移占比（%）
				颈部	纵隔	腹部	吻合口	瘤床	
Naka-gawa	SCC LN+ 三野清扫	171	74（43） LR 30 LR+DM 5 DM 24	13.5（10/74）	29.7（22/74）	8.1（6/74）	1.4（1/87）	0（0）	39.2（29/74）
Chen	SCC LN+ 三野清扫	590	216（36.6）	35.1（76/216）	44.9（97/216）	15.7（34/216）	0（0）	7.9（17/216）	62.0（134/216）
Liu	SCC 82.6% 二野清扫	414	207（50） LR 158 LR+DM 15 DM 34	29.5（61/207）	46.9（97/207）	12.6（26/207）	6.3（13/207）	0（0）	23.6（49/207）
李成林	SCC 二野清扫		LR 134	41.1（55/134）	75.4（101/134）	12.7（17/134）	9.7（13/134）	3.7（5/134）	0
刘俊	SCC 左进胸		LR 104	33.7（35/104）	75.9（79/104）	8.7（9/104）	8.7（9/104）	3.9（4/104）	0
Cai	SCC	685	140	50		28	19	0	47
王玉祥	SCC pT3N0	208	87（41.8） LR 52 LR+DM 20 DM 15	10.3（9/87）	75.9（66/87）	4.6（4/87）	18.4（16/87）	16.1（14/87）	40.2（35/87）
王玉祥	SCC Ⅲ期	395（86 例术后辅助放疗）	299（75.7） LR 191 LR+DM 17 DM 64	20.6（56/272）	53.3（145/272）	15.1（41/272）	7.4（20/272）	0（0）	29.8（81/272）
肖泽芬	SCC		195 LR 143 LR+DM 36 DM 16	34.9（68/195）	53.9（105/195）	20.0（39/195）	14.9（29/195）	7.2（14/195）	26.7（52/195）
Liu	胸下段 SCC		LR 108	34.3（37/108）	62.0（67/108）	13.0（14/108）	4.6（5/108）	0	

注：SCC，鳞癌；LR，局部区域复发；DM，远处转移。

表 4.9.2　食管癌术后辅助放疗前瞻性研究

著作者	临床病理特点	病例数(人)	放疗剂量（Gy）	生存率（%）			P
				1 年	3 年	5 年	
Teniere	S	119	45~55	—	—	17.6	>0.05
	S+RT	102		—	—	18.6	
Fok	S	30	49（3.5/F）		22		0.02
	S+RT	30			11		
Zieren	S	35	30.6~55.86	57	22	—	>0.05
	S+RT	33		53	20	–	
梅泽如	S	104	50	—	—	43.3	>0.05
	S+RT	61		—	—	54.1	
肖泽芬	S	275	50~60	79.1	43.5	37.1	>0.05
	S+RT	220		79.3	50.9	41.3	

注：S 表示手术；RT 表示放疗。

表 4.9.3　术后辅助放疗可能获益人群

著作者	临床病理特点		例数（人）	生存率（%）		P
				3 年	5 年	
吉占全	全组	S	242	54.5	31.4	>0.05
		S+RT	326	60.1	39.0	
	Ⅲ	S	139	—	11.5	<0.01
		S+RT	190	—	34.2	
陈俊强	LN 1~2	S	306	—	41.2	>0.05
		S+RT	181	—	50.7	
	LN3~5	S	173	—	23.1	<0.05
		S+RT	109	—	30.5	
	LN > 5	S	111	—	8.9	<0.01
		S+RT	65	—	16.7	
肖泽芬	全组	S	275	43.5	37.1	>0.05
		S+RT	220	50.9	41.3	
	Ⅲ	S	143	—	13.1	<0.01
		S+RT	129	—	35.1	
肖泽芬	LN 1~2	S	80	35.5	23.5	>0.05
		S+RT	79	43.4	45.1	
	LN ≥ 3	S	52	16.1	0	<0.05
		S+RT	69	33.0	20.6	
Schreiber	Ⅱ	S	126			>0.05
		S+RT	39			

续表

著作者	临床病理特点		例数（人）	生存率（%）		P
				3 年	5 年	
Schreiber	Ⅲ	S	114	21.7		<0.05
		S+RT	79	33.4		
Xu	Ⅱ	S	52			>0.05
		S+RT	20			
	Ⅲ	S	415	33.7		<0.05
		S+RT	238	44.9		

表 4.9.4　术后辅助化放疗研究

类别	著作者	入组条件	组别	例数（人）	放化疗	中位生存时间（月）	P	局部复发率（%）	P	远处转移率（%）	P
手术 vs 术后辅助放化疗	曹秀峰（2010，随机对照研究）	Ⅱ、Ⅲ期SCC（17% 姑息手术）	S	80	PC*2 RT：纵隔＋锁骨上（上段）＋上腹部（胃左阳性），50Gy	37	<0.05	36.4	0.044	37.7	0.163
			S+CRT	78		53.5		14.9		31.1	
	Hsu（2014，回顾性分析）	N+SCC	S	62	PF RT：瘤床上下外 5cm＋纵隔、上腹 45~50.4Gy	16	<0.001	RFS：9.0 月			0.002
			S+CRT	86		31		RFS：16.0 月			
	Hsu（2016，回顾性PSM分析）	SCC R0 切除	S	213	放化疗未特别叙述	22.8	0.006	20	0.016	20	0.546
			S+CRT	213		36.5		11		20	
	Zou（2016，Ⅱ、Ⅲ期回顾性分析）	SCC	S	160	≥2 个周期含铂化疗，RT：>40Gy同步或序贯	26	0.048	52.5	0.033	28.8	0.007
			S+CRT	105		34		39.0		14.3	
术后辅助放疗 vs 术后辅助放化疗	Liu（2005，前瞻性非随机研究）	T3~4N0-1 SCC	S+RT	30	DDP（PF）RT：瘤床上下外放 5cm,55~60Gy	20.7	0.003	60	<0.05	57	<0.05
			S+CRT	30		30.9		40		27	
	关春文（2008，Ⅲ期随机对照研究）	SCC	S+RT	28	PF RT：大 "T" 50~60Gy	3 年 OS率：14.2%	<0.05				
			S+CRT	28		3 年 OS率：39.8%					

续表

类别	著作者	入组条件	组别	例数（人）	放化疗	中位生存时间（月）	P	局部复发率（%）	P	远处转移率（%）	P
术后辅助放疗 vs 术后辅助放化疗	Chen（2014，回顾性分析）	LN（+）SCC 三野清扫	S+RT	164	3-F 清扫 TP RT:"T"野,50Gy	41.7	0.03	32.1	>0.05	30.0	0.046
			S+CRT	140		53.5		24.4		20.1	
	Song（2020，回顾性 PSM 分析）	Ⅱ、Ⅲ期 SCC 二野清扫 R0	S+RT	87	TP×2 次 IMRT：瘤床、吻合口、高危淋巴引流区 50Gy	5 年 OS 率：31.9%	0.022	31.0	0.124	37.9	0.044
			S+CRT	87		5 年 OS 率：45.1%		32.2		18.4	
术后辅助化疗 vs 术后辅助放化疗	Tachibana（2003，前瞻性随机对照研究）	SCC R0 三野清扫	S+CT	23	PF RT：瘤床上下外放 2cm，45~50Gy	31	0.97	35	>0.05		
			S+CRT	22		28		41			

注：SCC 表示鳞癌；PSM 表示倾向评分匹配分析；S 表示手术；RT 表示放疗；CRT 表示放化疗；OS 表示生存；RFS 表示无复发生存。

裘国勒

第 5 部分　纵隔肿瘤

5.1　纵隔解剖及影像

5.1.1　纵隔解剖

纵隔是左右纵隔胸膜之间内容物的总称，其前为胸骨，后为脊柱，两侧为纵隔胸膜，上为胸廓上口，下为膈肌。其包含有食管、气管、胸腺、心脏及其发出的大血管等重要组织。

以胸骨角和第 4 胸椎下缘的假想平面将纵隔分为上纵隔和下纵隔，此假想平面略高于心包上界。

上纵隔：自前向后分三层。前层有胸腺，头臂静脉和上腔静脉。中层有主动脉弓及其分支、膈神经和迷走神经。后层有气管、食管和胸导管、左喉返神经等。

下纵隔可分为前、中、后三部分，以心包所占空间为界分为前后纵隔，心包前者为前纵隔，心包后者为后纵隔，心包为中纵隔。

胸腺：分左右两叶，呈蝴蝶状。其前为胸骨，后附于心包和大血管表面，上达胸廓上口，下至前纵隔。胸腺动脉来自胸廓内动脉和甲状腺下动脉，伴行静脉注入头壁静脉或胸廓内静脉。治疗重症肌无力时，由于异位胸腺组织的存在，需切除全胸腺及胸腺范围和双侧膈神经之内的所有脂肪组织。

上腔静脉：由左右头壁静脉汇合而成，注入右心房，进入心包前有奇静脉注入。

头臂静脉：由颈内静脉和锁骨下静脉在胸锁关节后方汇合而成，左头臂静脉长 6~7cm，胸腺时常覆盖于左头臂静脉前面，左头臂静脉常有小静脉分支进入胸腺组织，行胸腺切除时需仔细解剖左头臂静脉及其分支，以防破裂出血。左胸清扫第 6 组淋巴结时，也有可能伤及左头臂静脉。（图 5.1.1、图 5.1.2 和图 5.1.3）

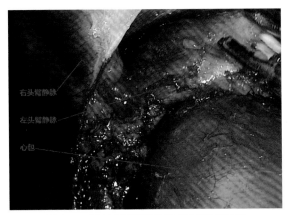

图 5.1.1 经剑突下腔镜视角下的左头臂静脉

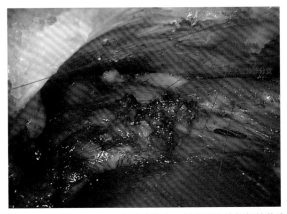

图 5.1.2 经剑突下腔镜视角下左头臂静脉及其发到胸腺组织的静脉分支

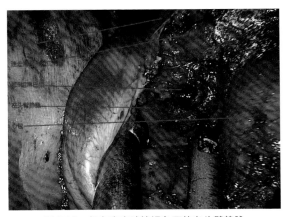

图 5.1.3 经左胸胸腔镜视角下的左头臂静脉

主动脉弓：其凹侧发出支气管动脉，凸侧发出头臂干、左颈总动脉和左锁骨下动脉。在主动脉弓下，左膈神经、左迷走神经和左肺动脉根部围成动脉导管三角，为寻找动脉韧带解剖标志，左喉返神经从迷走神经发出绕动脉韧带向后上行走，在清扫4L组纵隔淋巴结时特别注意保护左喉返神经。（图5.1.4、图5.1.5）

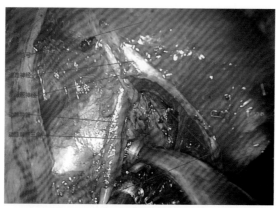

图 5.1.4　经左胸腔镜下左喉返神经起始部及绕主动脉弓处、迷走神经、膈神经、动脉韧带、动脉导管三角

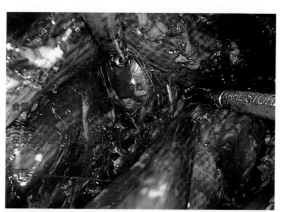

图 5.1.5　经右胸腔镜下的左喉返神经（已绕过主动脉弓沿食管气管沟行走段）

下纵隔：分前、中、后纵隔。

前纵隔：内有胸腺下部、纵隔前淋巴结和疏松结缔组织。

中纵隔：含心包、出入心大血管根部、膈神经和心包膈血管等。

心包横窦：在心包腔内，位于升主动脉、肺动脉和上腔静脉、左心房前壁之间的间隙，可通过一指。心和大血管手术时，可在此处钳夹升主动脉和肺动脉以暂时阻断血流。

后纵隔：含食管、迷走神经、胸主动脉、奇静脉、半奇静脉、副半奇静脉、胸导管等。

食管胸上段的动脉来自肋间后动脉和支气管动脉，胸下段的动脉来自胸主动脉发出的食管动脉,游离食管时需小心处理胸主动脉发出的食管动脉支,若离断后出血,因其向胸主动脉侧回缩,造成残端短且暴露不佳、处理困难,处理不当可造成胸主动脉破裂出血。

奇静脉弓为奇静脉汇入上腔静脉的通道,横跨食管右侧,在游离时可将其离断以方便食管游离,清扫上纵隔 4R 及 2R 组淋巴结时,若清扫困难,亦可将其离断,方便清扫。

胸导管:起自乳糜池,经主动脉裂孔进入胸腔,行走于胸主动脉与奇静脉之间,约第 5 胸椎高度经食管和脊柱之间斜行,在食管和左侧纵隔胸膜之间上行至颈部。游离食管时易损伤胸导管而导致乳糜胸,建议术前服用橄榄油等油类物质,术中可清晰显示胸导管。若损伤胸导管,建议在胸腔下部在奇静脉和胸主动脉间寻找胸导管并结扎之,注意胸导管常有变异分支,若损伤,亦需仔细结扎。(图 5.1.6、图 5.1.7)

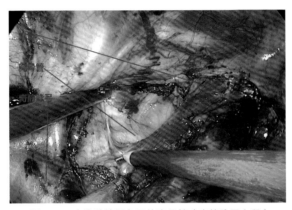

图 5.1.6 右胸腔镜视角下的胸导管(奇静脉弓上段)

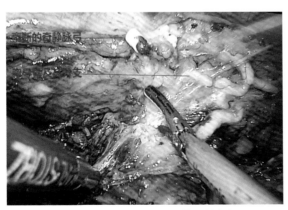

图 5.1.7 经右胸腔镜下胸导管及其分支

(奇静脉弓上段,此处奇静脉弓已离断,术前口服食用油使胸导管充盈)

5.1.2 纵隔常见肿瘤及其CT影像学表现

1. 胸腺瘤（图5.1.8）

CT表现：多位于胸骨后、主动脉弓至肺门的前上纵隔，呈类圆形，边界清楚，可有囊变、钙化，增强均匀强化。（胸腺癌）侵袭性肿块大，边缘不规则，脂肪间隙模糊，肿块与纵隔大血管分界不清，甚至可侵入心包，伴有胸膜结节，胸腔积液或心包积液。

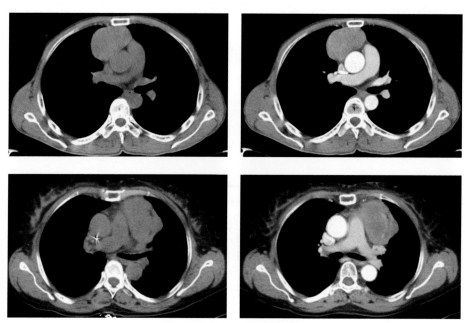

图 5.1.8　侵袭性肿块：胸腺癌

2. 畸胎瘤（图5.1.9）

CT表现：常见于前中纵隔。囊性畸胎瘤呈厚壁囊肿，单房或多房，多为良性，边缘光整或呈大分叶状，囊壁常有蛋壳样钙化，其内常为均一液体密度，可见分隔。实性畸胎瘤内含脂肪、钙化或骨骼和软组织成分。恶性者常表现为不均匀强化，边界不清，周围脂肪间隙密度增高，侵犯胸膜，甚至心包。

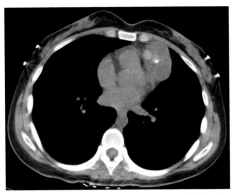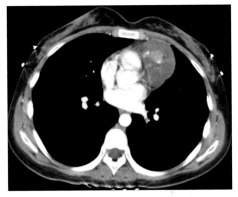

图 5.1.9　实性畸胎瘤

3. 淋巴瘤（图 5.1.10）

CT 表现：多发纵隔淋巴结肿大，分布以前纵隔和中纵隔的支气管旁最多见，可分散或融合存在，增强后轻至中度强化。可侵犯胸膜、心包及肺组织，表现为胸腔积液、胸膜结节、心包积液、肺内肿块等。

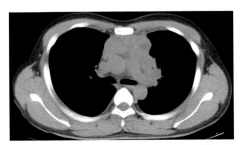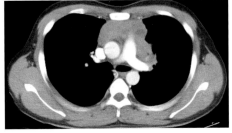

图 5.1.10　淋巴瘤

4. 支气管囊肿（图 5.1.11）

CT：病变一般紧邻气道，壁薄光滑整齐，其内密度可因含有不同物质呈高低不等。囊肿若与气管相通，可见含气影或气液面。

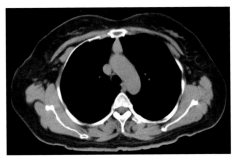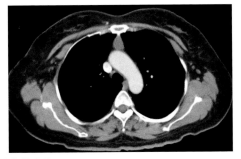

图 5.1.11　支气管囊肿

5. 神经源性肿瘤（后纵隔多见）（图 5.1.12）

CT 表现：多见于后纵隔，密度多较低，可有钙化，边缘光滑锐利，典型者呈哑铃状，两头分别位于椎管内外，椎间孔扩大并压迫性骨吸收，增强后可有强化，恶性者边界不清。

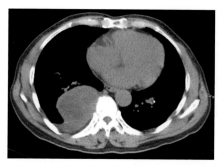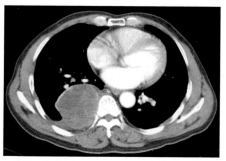

图 5.1.12 神经源性肿瘤（后纵隔多见）

5.1.3 纵隔肿瘤检查

1. 影像学检查

X 线检查：有初步检查作用，可发现可疑纵隔占位，并可大致查看肿瘤外形、密度、有无钙化等，食管钡餐检查可了解食管有无受压。

CT 检查：诊断纵隔肿瘤的主要检查手段，可明确肿瘤的位置、大小、形态、密度、有无钙化，与周围组织及血管的关系，为诊断及有无手术可能提供主要依据。

纤维支气管镜：对 CT 发现支气管可疑受压或侵犯的患者进一步检查，有助于明确支气管有无受压情况与程度、有无侵入支气管。

MRI：对于 CT 查看不够清晰（特别是无法行增强 CT 检查患者）的肿块可进一步查 MRI，其可以将肿瘤与血管、支气管等正常结构区分。特别是评估肿瘤对大血管、心脏和胸壁的侵犯以及鉴别囊肿及实性肿瘤方面，MRI 较 CT 有优势。

颈部淋巴结活检：支气管淋巴结结核和淋巴瘤，常为纵隔占位的同时伴颈部淋巴结肿大，颈部淋巴结活检有助于诊断。

PET/CT 检查：可利用肿瘤组织糖摄取活性来判断肿瘤的良恶性。

2. 活检

经皮穿刺活检：对于诊断不明且不能手术彻底切除病变的，可考虑行经皮穿刺活检，有助于明确诊断。

纵隔镜检查：对于诊断不明、难以手术彻底切除的患者，建议纵隔镜活检，有助于明确诊断。

胸腔镜或开胸活检：对于诊断不明且不能手术彻底切除及穿刺不能明确诊断的病

变，可考虑行胸腔镜或开胸活检，一般建议胸腔镜活检，有助于明确诊断。

3. 诊断性治疗

放射性核素检查：怀疑胸内甲状腺肿患者，可做放射性核素 ^{131}I 检查，有助于明确诊断。

诊断放射性治疗：怀疑恶性淋巴瘤，经其他检查未能明确诊断时，可考虑试用放射治疗，淋巴结对放射治疗敏感度高，照射 20~30Gy 时肿瘤可迅速缩小。

血液检查：婴儿或儿童伴后纵隔椎旁占位，怀疑为神经母细胞瘤和神经节细胞瘤时，应检测去甲肾上腺素和肾上腺素水平。

青年男性前纵隔占位，怀疑非精原生殖细胞瘤时，建议检测 AFP 及 β–HCG，此两种中可一种或两种同时升高。

对胸腺瘤患者，建议检测乙酰胆碱受体水平，以排除亚临床重症肌无力。

纵隔淋巴瘤患者可有血清白介素 –2 受体水平的升高。

胸腺类癌伴异位促肾上腺皮质激素（adreno corticotropic hormone，ACTH）分泌功能患者可伴有低钾血症、高皮质醇血症及高 ACTH 血症。

蔡　磊

5.2 纵隔肿瘤的手术学

5.2.1 开放性手术

5.2.1.1 前纵隔手术

纵隔肿瘤涵盖的疾病范围甚广，手术入路最多，基本包括了胸外科常用的所有开胸手术途径。对于手术切口的选择，要考虑肿瘤的部位、切除的范围、手术的难点及术者的操作习惯等。前纵隔肿瘤开胸的手术切口包括前外侧切口、胸骨正中切口、半蚌壳式切口、蚌壳式切口、胸骨切迹上横切口等。纵隔肿瘤为一组疾病，操作上没有固定的手术步骤，原则上应彻底、完整、广泛地切除肿瘤。前纵隔肿瘤最常见的是胸腺瘤，目前认为所有胸腺肿瘤都具有恶性潜能，即使包膜完整的 I 期肿瘤术后也有复发可能，普遍认为恶性程度较低的 A 型胸腺瘤也可存在复发转移的风险。因此，目前对所有的胸腺肿瘤推荐行全胸腺切除，对有重症肌无力的患者应进行扩大的胸腺切除术。这里以最常用的胸骨正中切口胸腺瘤切除手术举例说明。

手术步骤如下。

（1）患者取仰卧位，双上肢放于身体两侧，胸部背侧垫胸科垫，成扩胸位，根据手术切除范围，可选择胸骨正中切口：从胸骨切迹上 1cm 至剑突下做一直切口，或胸骨部分劈开切口：自胸骨上切迹，沿胸骨中线至第 3 肋间隙平面，横断胸骨。逐层切开皮肤、皮下组织、筋膜、胸骨骨膜，分离胸骨切迹上缘的颈前肌附着点，用手指钝性分离胸骨后组织间隙，用胸骨电锯沿胸骨正中线劈开胸骨，对于胸骨断面的渗血用骨腊封涂。将胸撑放入切口，撑开胸骨。

（2）全面探查肿瘤与肺、胸膜、心包、膈神经、上纵隔大血管的关系。

（3）打开肿瘤表面的纵隔胸膜，用电刀锐性分离肿瘤与心包之间的粘连。从胸腺下级开始，沿心包及两侧纵隔胸膜将胸腺向上锐性剥离两侧范围达到膈神经。内乳动脉供应胸腺的血管分支予以游离切断。继续向上分离，直至暴露胸腺上级，将其从无名静脉以上水平分离下来。通常可见 1、2 支胸腺回流静脉汇入无名静脉，予以结扎切断。胸腺上级毗邻无名静脉、上腔静脉，游离时需仔细辨别，并避免损伤上级附近的甲状旁腺。切除范围：上至颈根部，下至横膈，两侧至膈神经之间的胸腺及脂肪组织。若肿瘤同时侵犯心包、肺、左无名静脉、膈神经等组织或器官时，可同期行心包部分切除、肺楔形切除、左无名静脉成形或离断及膈神经切除。

（4）彻底止血，冲洗手术区域，放置引流管。用医用钢丝经胸骨穿孔或绕胸骨左右缘 3~4 针固定合拢胸骨。间断缝合皮肤。

5.2.1.2　后纵隔手术

后纵隔肿瘤以神经源性肿瘤居多，多数起源于周围神经干或交感神经节与神经链，其根部位于脊椎旁沟内。少数恶性肿瘤可以侵犯椎体和椎管，手术需谨慎，对于这一类哑铃形的神经源性肿瘤，可以请脊柱外科医师会诊。手术切口以后外侧开胸切口为多，多数神经鞘瘤可以在包膜内切除，将瘤体剥除即可，避免损伤周围神经，不可切断神经束。对于瘤体巨大的神经源性肿瘤，要扩大切口，在出血可控的情况下，可考虑分块切除。创面渗血往往较多，术前需充分备血，术中使用超声刀和氩气刀操作，减少出血。后纵隔神经源性肿瘤与脊髓和脊神经关系密切，特别是肿瘤恶性或瘤体巨大时，手术容易造成神经损伤，手术路径可不拘泥于某种标准切口，以获得良好的暴露。

5.2.2　胸腔镜手术

5.2.2.1　前纵隔手术

前纵隔肿瘤的胸腔镜手术主要包括单侧胸腔镜手术、双侧胸腔镜手术、经剑突肋缘下胸腔镜手术。其中，经剑突下胸腔镜胸腺切除由于可以获得与胸骨正中切口类似的手术视野，充分暴露颈根部和双侧胸腔，目前已成为近年微创胸腺切除的热点术式之一。这里以目前常用的经剑突肋缘下胸腔镜手术举例。

手术步骤如下。

（1）患者取仰卧位，分腿，主刀医师可站在患者两腿之间操作。麻醉完成后，在剑突下做 2~3cm 的纵行切口，逐层切开皮肤、浅筋膜、腹直肌鞘前层，剑突既可保留也可切除以利于暴露。手指向上沿胸骨后方钝性分离，使两侧纵隔胸膜之间、膈肌上方及胸骨后方的胸膜外间隙充分扩展。钝性分离腹膜前间隙，在食指引导下分别在左右两侧肋骨下缘置入 5mm trocar，即为操作孔，剑突下切口为观察孔，充二氧化碳气体（8~10cmH2O），完成手术系统的建立。

（2）超声刀至下而上游离胸骨后间隙，打开胸膜，紧贴胸骨后游离纵隔胸膜至双侧胸廓内静脉，切除心包前脂肪组织，两侧至膈神经，向上游离至胸廓内静脉汇入上腔静脉处，彻底游离心包及膈神经之间的脂肪及胸腺。向下牵拉胸腺，暴露无名静脉，切断胸腺静脉，向上游离，显露出颈根部的甲状腺下极和胸腺上极，然后向肛侧牵拉胸腺上极，从胸腺上极的近端开始向远端切除颈部胸腺上极及周围脂肪组织，完整切除颈部胸腺的左右上极。骨骼化无名静脉及周围动脉；沿双侧膈神经向下分别清扫左右心膈角脂肪；彻底清扫上腔静脉主动脉沟、无名静脉周围、主动脉窗、膈神经周围处脂肪组织。

（3）通过剑突下切口将标本袋放至右侧胸腔，将胸腺、胸腺瘤体组织及前纵隔清扫的脂肪组织放入标本袋取出。检查无出血后，从一侧肋弓下切口安置胸腔闭式引流管，逐层关闭手术切口。

具体见图 5.2.1、图 5.2.2、图 5.2.3、图 5.2.4。

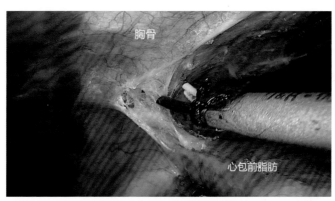

图 5.2.1　超声刀游离胸骨后间隙

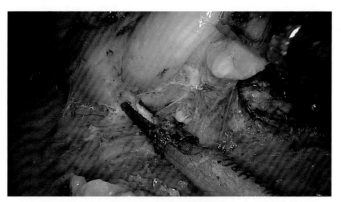

图 5.2.2　游离心包前脂肪

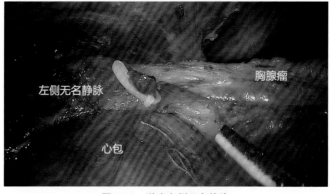

图 5.2.3　游离左侧无名静脉

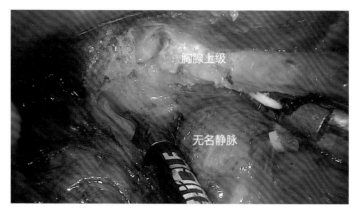

图 5.2.4　游离胸腺上级

5.2.2.2　后纵隔手术

　　手术步骤：麻醉成功后，患者取侧卧位，胸腔镜套管切口一般位于腋中线第 6 或 7 肋间。2 个操作孔根据肿瘤位置而定，布局呈三角形，但其中一个最好置于肿瘤附近，以备术中操作困难或瘤体较大时加做小切口开胸辅助。进胸后，先探查肿瘤与周围组织的关系，估计是否能切除。神经源性肿瘤在包膜内切除即可，用电钩打开肿瘤表面纵隔胸膜和肿瘤包膜，从肿瘤包膜内钝性结合锐性剥离肿瘤，直至将其完整剥除。肿瘤滋养血管可以用超声刀凝固或 Hem-lock 夹处理；走行于瘤体表面的神经和血管尽可能予以保留。若瘤体较大，可延长主操作孔后取出标本。位于胸膜顶的肿瘤手术的难度较大，容易损伤神经，手术时需谨慎。

　　具体见图 5.2.5~ 图 5.2.9。

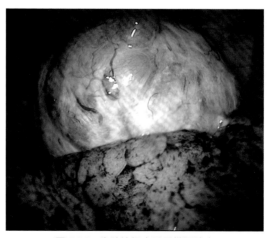

图 5.2.5　胸腔镜探查见后纵隔肿瘤

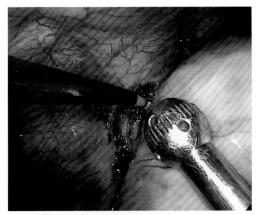

图 5.2.6　电凝钩切开肿瘤包膜，游离肿瘤

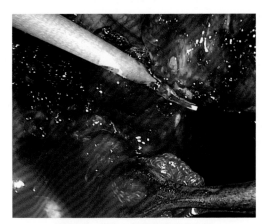

图 5.2.7　超声刀凝固肿瘤滋养血管

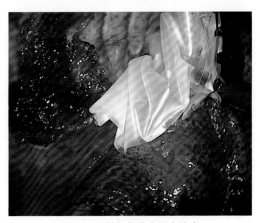

图 5.2.8　从取物袋中取出肿瘤

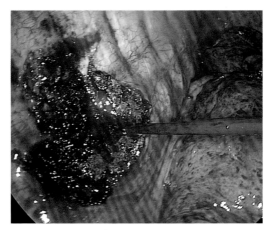

图 5.2.9　肿瘤剥离后创面止血

5.2.3　纵隔肿瘤术后管理及常见并发症与处理

纵隔肿瘤术后管理与一般胸外科手术类似，主要包括：生命体征、引流管和术后出血量的观察，胸管拔除前后复查胸片，呼吸功能的监测和呼吸管理，血氧饱和度的监测，循环系统的监测（心电监护），血流动力学监测（动脉血压及中心静脉压的监测），心律失常的处理，水电解质及酸碱平衡的监测及处理。

常见并发症的处理如下。

1. 出血

纵隔手术后的大出血大多出现在术后 24h，可局限在纵隔，也可破入胸腔。常见的出血部位如胸廓内动脉、肋间动脉、支气管动脉、切口等，可表现为纵隔填塞、低血容量休克。若术后短期出血量大，血压下降，经积极抗休克治疗后血压不升，或出现纵隔填塞症状者，应考虑急诊手术止血。

2. 肺部并发症

常见的肺部并发症包括肺部感染、气胸、肺不张、急性肺水肿、脓胸、肺持续漏气等。严重者可导致急性呼吸窘迫综合征 ARDS。特别是对于术中膈神经损伤、膈肌功能受限的患者，要注意预防肺不张及肺炎。主要的处理包括：积极治疗肺部原发疾病，镇痛，化痰，使用抗生素，鼓励患者咳痰，积极胸腔闭式引流，对于肺不张的患者应早期进行床边纤支镜吸痰。对于因双侧膈神经损伤而导致患者呼吸困难，重症者严重缺氧，需考虑呼吸机辅助通气和气管造口。

3. 心律失常

术后疼痛、发热、缺氧、电解质紊乱等均可引起心律失常，老龄且有心血管基础疾病的患者更易发生。术后应注意心电监护及血流动力学监测，一旦发现严重心律失常，必须及时处理。

4. 胸骨正中劈开的并发症

胸骨裂开为严重并发症，主要是由于胸骨固定钢丝断裂引起，需及时行二次手术重新固定。切口感染可表现为切口红肿、渗液、发热，需及时切口敞开引流，根据引流液培养结果来选用敏感抗生素。

5. 胆碱能危象和重症肌无力危象

两者均可表现为严重肌无力和通气功能障碍，但处理上完全不同，需要仔细鉴别。腾喜龙试验是经典的鉴别手段。一旦确诊，应立即行气管插管、呼吸机辅助通气，对于病情严重和长时间无法脱机的患者，建议及时行气管切开。

汪　亮

5.3　达芬奇机器人手术——纵隔肿瘤手术学

5.3.1　达芬奇机器人在纵隔手术中的应用

　　2001 年，由 Yoshino 等首先报道了首例机器人系统辅助下胸腺瘤切除术。国内最早由上海胸科医院于 2009 年 5 月实施首例达芬奇胸腺瘤切除手术。本中心于 2014 年 9 月完成首例纵隔肿物切除，至 2019 年 11 月，共完成 59 例纵隔肿物切除、涵盖纵隔肿瘤切除、全胸腺切除、扩大全胸腺切除术等，病理类型以胸腺囊肿、胸腺瘤、畸胎瘤、胸腺增生、胸腺癌、淋巴瘤等为主。达芬奇机器人手术系统可以完成经典胸腔镜下的所有纵隔肿瘤手术，在前、中、后纵隔肿瘤的治疗上，机器人手术均显示出良好的临床疗效和安全性。随着微创手术在纵隔肿瘤中的广泛应用，越来越多的胸腔镜手术代替经胸骨正中切口手术，但胸腔镜的固有缺点使得其在处理上纵隔及胸膜顶病变时力不从心，容易造成误操作，达芬奇机器人系统独有的机械臂系统及 3D 视野、10~15 倍的放大视野则克服了胸腔镜的不足，在前纵隔肿瘤手术上有着更大的优势。与电视胸腔镜手术相比，达芬奇机器人胸腺肿瘤切除在手术疗效、中转开胸率、手术时间、住院时间、胸腔引流时间及手术安全性等上与胸腔镜相似，但在处理位于纵隔顶部或与神经、血管解剖关系不清的胸腺瘤时，机器人手术则显现出更容易操作且安全性更高的优势。但手术费用较高仍是限制达芬奇手术广泛应用的主要限制因素。

5.3.2　手术应用

　　麻醉：一般采用全身麻醉双腔气管插管、健侧单肺通气，或者单腔插管联合，或者不联合封堵管，人工气胸辅助。

　　体位：一般可选择术侧上半身抬高 30°~45° 半仰卧位（患侧上肢外展暴露腋窝，固定于麻醉架上），剑突下则采用截石位。

　　切口：对于机器人纵隔手术，手术体位及切口选择目前因主刀个人偏好而各有不同，目前主流的入路是经肋间及剑突下。经肋间入路，可以依据肿瘤所处的部位、肿瘤大小，选择切口位置。经肋间入路的优势在于手术视野直观，操作距离短，相对方便，但存在肋间神经损伤、实体大肿瘤标本难以取出等缺点。对后纵隔肿瘤及良性前纵隔肿瘤病变等，经肋间入路相对比较简单。经剑突下入路的优点在于不损伤肋间神经，术后疼痛较经肋间入路减轻。同时，可以充分暴露双侧胸腔等，充分清除前纵隔及两侧组织，在人工气胸或者胸管拉钩辅助下更佳，尤其适用于前纵隔胸腺瘤、重症肌无力的治疗等，但对后纵隔肿瘤等的显露较为困难。

　　经肋间入路切口：机器人镜孔（患侧腋中线第 5 肋间），操作臂孔（患侧腋前线第

3 肋间), 操作臂孔 (患侧锁骨中线第 5 肋间)。

　　剑突下手术切口：机器人镜孔于剑突下，剑突 2 侧旁 10cm 肋骨下置小切口。除此之外，根据纵隔病变位置及主刀习惯可适当调整切口的位置及体位等，主要设计原则是面向肿瘤、三角分布打孔，操作臂孔、镜孔、病变距离 4 指以上，避免机械臂干扰。

5.3.3　手术步骤（以剑突下纵隔肿物切除为例）

　　助手在手术台上完成切口选择及器械安装，手术切口：腔镜孔剑突下，在剑突左侧旁 10cm 肋弓下置入双极电凝，在剑突右侧旁 10cm 肋弓下置入超声刀，在右侧第 7 肋间隙腋前线置入抓钳或电钩。

　　在剑突下及两侧切口钝性分离并向上游离至胸腔，沿心包逐渐向上游离脂肪及胸腺组织（图 5.3.1）。

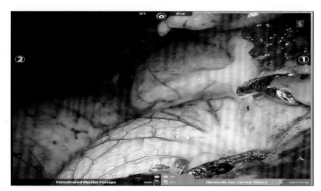

图 5.3.1　剑突下及两侧切口钝性分离并向上游离至胸腔，沿心包逐渐向上游离脂肪及胸腺组织

　　两侧游离至膈神经内侧，注意保护膈神经（图 5.3.2）。

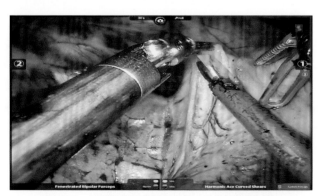

图 5.3.2　两侧游离至膈神经内侧，注意保护膈神经

向上逐渐显露左无名静脉及上腔静脉（图 5.3.3）。

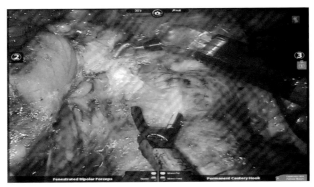

图 5.3.3　向上逐渐显露左无名静脉及上腔静脉

游离胸腔上极并取出胸腺组织（图 5.3.4）。

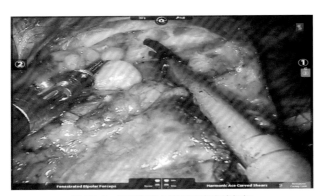

图 5.3.4　游离胸腔上极并取出胸腺组织

胡　坚　倪彭智

5.4 纵隔肿瘤术后常见并发症及处理

5.4.1 肺部并发症

纵隔肿瘤术后肺部常见并发症包括肺炎、肺不张、胸腔积液、呼吸功能不全或呼吸功能衰竭需要再次气管插管、呼吸机辅助通气等。开胸术后患者常因切口疼痛，不能进行有效的咳嗽、咳痰，容易合并肺部并发症。纵隔肿瘤术后部分未放置胸腔引流管或引流管位置较高，双侧下胸腔可出现少许胸腔积液或液化脂肪，若不及时引流或吸收，也容易出现局部外压性不张、肺炎等。对于肺部并发症，应早期处理，术后应当鼓励患者早期下床活动，主动咳嗽、排痰，雾化吸入以预防肺炎的发生。若出现肺炎表现，及时留置痰培养并根据药物敏感试验合理有效使用抗菌药物。出现气胸的患者，若对胸腔闭式引流治疗无效，也可考虑进行手术修补。

5.4.2 出 血

术后出血常由术中止血不严密造成，纵隔肿瘤切除出血部位多见肿瘤营养血管支、胸腺静脉、无名静脉、胸廓内动静脉。为了预防术后出血，术者应熟悉解剖层次，术中充分清晰暴露视野，谨慎操作，必要时采用双极电凝、结扎或钛夹夹闭、超声刀离断，必要时镜下缝合；无名静脉损伤时，必要时可切割离断；上腔静脉等大血管出血时，若微创手术时止血困难，应果断中转开胸或胸骨劈开。纵隔肿瘤术后应当严密观察患者的生命体征，尤其注意血压变化，必要时行有创血压动态监测，记录出入量。若术后患者存在低血容量，应及时纠正，维持血压在 90/60 mmHg 以上，中心静脉压 10~12cmH2O。维持胸腔闭式引流管有效引流，密切观察并详细记录引流液的色、量、质，如引流液 >100mL/h 且颜色鲜红，常提示有活动性出血，应及时行二次手术处理。

5.4.3 神经损伤

纵隔手术中最容易损伤的神经有膈神经和喉返神经，多发于肿瘤与神经粘连的患者。术中要尽量避免这类损伤，操作要轻稳，不挫伤组织，尽量分离组织。膈神经损伤包括单侧和双侧，大多数单侧膈肌麻痹的患者没有症状且无须进行治疗。在无新发或基础肺病的情况下，麻痹几乎不具有临床意义。当呼吸困难与体力活动的程度或肺病的严重程度不相符时，可能需考虑对膈肌麻痹进行治疗。若患者合并肺部并发症，可行短暂的通气支持，待肺部并发症好转。对于双侧膈神经损伤，术后常需要机械通气维持。此外，还可行膈神经重建术或者膈肌折叠术进行治疗，但是目前还存在争议，需要严格评估治疗适应证。单侧喉返神经损伤的表现为术后声音嘶哑以及误吸呛咳，术后无特殊处理，待患者自行恢复。若术后 6 个月仍未恢复，则考虑永久性声音嘶哑，麻痹声带内移后可通过对侧有功能的声带来关闭喉腔，从而改善吞咽和发音。侧位声带麻痹可以通过注射脂肪来暂时性内移声带，或可注射胶原蛋白来内移麻痹声带。部分患者可能存在永久性的声音嘶哑。双侧喉返神经损伤则会导致窒息，术后不能拔管，甚至要行气管切开。

5.4.4 纵隔炎

术后纵隔炎的发病机制比较复杂，涉及多种因素。其中，最重要的原因还是术中切口污染，大多为单一微生物感染，其危险因素包括糖尿病或围术期高血糖、肥胖、外周动脉疾病、吸烟等。纵隔炎的临床表现包括发热、心动过速、胸痛或胸骨不稳定、胸骨切口感染征象或纵隔区域脓性分泌物溢出等，CT 检查发现术后纵隔积液或积气持续超过 3 周且伴有其他感染征象，常提示纵隔炎。其治疗需要手术清创和抗生素联合。手术清创是术后纵隔炎的主要治疗方法，之后可立即缝合，或切口敞开治疗一段时间后行延迟一期缝合或皮瓣缝合。对于因胸骨切开术后纵隔炎行清创术且胸骨切口开放的患者，在行胸部或大网膜皮瓣延迟修复之前，常采用局部负压伤口治疗或负压辅助闭合。经验性抗菌治疗方案应广谱覆盖革兰阳性球菌（如果院内流行耐甲氧西林金黄色葡萄球菌，也应覆盖）及革兰阴性杆菌，之后可根据培养结果及药敏数据进行调整。抗生素治疗的持续时间通常为 2~6 周。

5.4.5 巨大纵隔肿瘤并发症

巨大纵隔肿瘤常由于压迫邻近组织和器官而产生更多的并发症。肿瘤长期压迫患侧肺，可引起肿瘤切除后急性复张性肺水肿，如抢救不及时，极易引起死亡。患者表现为突然呼吸急促、烦躁、脉搏增快或咳出粉红色泡沫痰。处理原则包括保持呼吸道通畅，给予有效的氧疗和正压通气，并及时给予气管插管或气管切开行呼吸机辅助呼吸，保持 SaO2 持续在 90% 以上。使用强心、利尿、扩血管药物，酌情使用激素药物。纠正低蛋白血症和低血容量，提高血浆胶体渗透压。肿瘤长期压迫心脏，术后由于心脏压迫的突然解除以及神经内分泌系统（多见于胸腺瘤）的功能失衡，极易出现心律失常或心功能衰竭，术后应当常规行心电监护，及时针对各种心律失常进行处理。此外，肿瘤长期压迫腔静脉，手术解除梗阻后，监测中心静脉压和动脉压。术后每 10~15min 测量 1 次，病情稳定后逐渐延长间隔时间，对于动脉压不平稳者，不定时监测中心静脉压，根据中心静脉压调整输液、输血的速度，动脉压较高时可遵医嘱给予降压药维持。

5.4.6 肌无力危象

肌无力危象主要见于胸腺瘤合并重症肌无力患者。出现该并发症的危险因素包括年龄、手术时机、术前药物的用法与用量、术前 AChR-Ab 滴度、胸腺瘤 Osserman 分型等，术前很难准确判断，发生率大致达 5%~33%。肌无力危象重在预防，术前调整好最适的胆碱酯酶药物剂量。对于症状较重、术后可能发生危象的全身型肌无力患者，术后适当延迟拔管或无创呼吸机辅助呼吸支持，必要时辅助激素或免疫球蛋白冲击，同时减少疼痛、睡眠、感染等因素的影响。若危象发生后应在保持呼吸、循环稳定的情况下，逐渐调整抗胆碱酯酶的药物剂量，稳定后脱呼吸机，避免反复插管而加重损伤。

5.4.7 其 他

其他术后并发症包括切口裂开、切口感染、疼痛以及长期卧床而引起深静脉血栓等常见外科并发症。对于劈胸骨手术，术后还可能出现胸骨裂开，这是一种少见但严重的并发症，往往是纵隔感染的前兆。对于有一个或更多胸骨裂开危险因素的患者，建议在初期胸骨闭合时采用胸骨旁（环扎）钢丝固定技术而非简单的经胸骨钢丝固定。

娄晓峰

5.5　纵隔肿瘤的综合治疗

纵隔是左右纵隔胸膜间全部器官、结构及结缔组织的总称。纵隔内器官、组织来源复杂，因此，纵隔内可发生各种类型的肿瘤和囊肿，病变的结构也多样。纵隔常见的肿瘤包括胸腺上皮肿瘤、神经源性肿瘤、纵隔畸胎瘤、胸骨后甲状腺肿、纵隔淋巴源性肿瘤、结节病以及纵隔囊肿等。其中以胸腺上皮肿瘤较为常见。

胸腺上皮肿瘤主要是指来源于胸腺上皮细胞的肿瘤，包括胸腺瘤和胸腺癌。

Giannopoulou A 等报道胸腺瘤是前纵隔最常见的肿瘤（成人为 50%）。手术、放疗和化疗是胸腺瘤主要的治疗方式。Julka P K 等发现胸腺瘤 Masaoka 分期是影响生存率的独立预后因素，所有局限性胸腺瘤病例均应考虑根治性手术。因此，认为手术是治疗胸腺瘤的基石，是最有效的治疗方法。Masaoka 分期 Ⅰ、Ⅱ 期患者手术治疗预后良好。Ⅳ B 期胸腺瘤由于发现时有血道及淋巴道转移，因此预后差。对于 Ⅲ～Ⅳ A 期胸腺瘤患者，手术仍为主要的治疗手段，根治性手术仍是影响预后的关键因素。Mangi 等认为 Ⅲ～Ⅳ A 期胸腺瘤根治术、部分切除术和活检术的 5 年生存率分别为 80%、59% 和 26%，根治性手术的 5 年生存率明显高于部分切除以及活检术。但是 Ⅲ～Ⅳ A 胸腺瘤与 Ⅰ～Ⅱ 期相比，根治性切除率低且术后复发率高，提高 Ⅲ～Ⅳ A 期胸腺瘤的根治性切除率、减少术后复发为治疗关键。因此，辅助治疗得到广泛应用。

5.5.1　术前新辅助治疗

5.5.1.1　术前新辅助化疗

胸腺瘤的术前新辅助化疗，以顺铂为主的联合化疗对于估计难以根治性切除的 Ⅲ 期以及 Ⅳ 期胸腺瘤具有相当好的疗效。Fornasiero 等报道，用 ADOC（顺铂、多柔比星、长春新碱、环磷酰胺）方案化疗，获得的临床有效率为 70%，而且多项研究数据表明术前新辅助化疗可以将手术根治率从 36% 提高到 76%，并由此延长患者术后长期生存时间。Cardillo 等对 61 例 Ⅲ～Ⅳ a 期胸腺瘤患者中的 31 例进行术前化疗，另外 30 例进行单纯手术治疗，新辅助化疗组的 10 年生存率为 57.9%，单纯手术组的为 38.1%，两者有显著性差异。可见，术前新辅助化疗对于难以根治性切除的 Ⅲ 期以及 Ⅳ 期胸腺瘤可降期从而实现手术切除，需要注意的是术前新辅助化疗是否会导致组织发生粘连、纤维化等从而增加手术难度以及术前新辅助化疗的周期目前尚无定论，有待进一步的研究。

5.5.1.2 术前新辅助放疗

放射治疗（radiation therapy,RT）在胸腺瘤中的作用长期以来一直存在着相当大的争议。RT 的主要作用一直以来是用于肿瘤手术切除后的辅助治疗，尤其是在晚期或不完全切除的病例。然而，最近的研究表明，即使对于胸腺瘤早期阶段的完全切除患者，也可以从术后辅助放疗中获益。对于预计可切除的患者，术前新辅助放疗可与新辅助化疗联合使用，使肿瘤降期，从而达到可能切除肿瘤的目的。

Cardillo 等报道如果新辅助化疗后，通过术前评估，肿瘤仍无法根治性切除，可以采用同期放化疗的方法最大限度地使肿瘤降期。Wright 等总结了自 1997 年至 2006 年 10 例Ⅲ~ⅣA 期胸腺瘤的治疗经验，10 例患者均采用 CE（Cisplatin Etoposide）方案化疗 2 周期并同期放疗，其手术根治率为 80%，无围手术期死亡，5 年生存率为 69%。Korst R J 等研究了 22 例胸腺瘤患者，21 例完成诱导治疗（1 例患者在开始诱导治疗前退出），9 例出现 3 级或 4 级毒性反应。共有 10 例患者有部分放射线反应，11 例患者病情稳定。在 21 例患者中，17 例接受了 R0 切除术，3 例接受了 R1 切除术，1 例接受了减瘤术。手术并发症 8 例，死亡 2 例。在 21 例患者中，13 例患有胸腺癌或 b3 型胸腺瘤，15 例患有 masaoka Ⅲ期或Ⅳ期疾病。因此，他们认为诱导化放疗是可以耐受的，并导致了完全手术切除率的提高。当然，需要注意的是较大的放疗剂量会使组织发生粘连、纤维化以及放射性肺炎等并发症从而增加手术的难度，对术前同期放化疗加巩固化疗的放疗剂量和化疗周期数仍需做进一步的研究。

5.5.2 术后辅助治疗

5.5.2.1 术后辅助化疗

即使包膜和邻近纵隔组织受累，Ⅱ期胸腺肿瘤完全切除也相对容易，然而，在这一阶段，也可能出现复发，特别是 B2、B3 和胸腺癌，这就需要进行术后辅助治疗，辅助化疗的标准仍存在争议，目前尚不清楚患者是否能从中受益。

Attara 等报道尽管胸腺瘤对化疗药物高度敏感，而且在晚期胸腺瘤中使用化疗作为主要的治疗方式之一，但目前的数据并不支持在晚期胸腺瘤中将术后化疗作为单独辅助的治疗方式。因此，他们认为，对于胸腺瘤患者，外科切除加或不加放射治疗是早期疾病（Ⅰ和Ⅱ期）的金标准治疗。对于 masaoka Ⅲ期（A 和 B）或以上的患者，应考虑辅助放疗 / 放化疗，同时建议所有胸腺活检术患者即使是Ⅰ和Ⅱ期，也增加辅助化疗。但是没有证据表明化疗可以提高完全切除Ⅲ期和Ⅳ期胸腺瘤和胸腺癌患者的生存率。然而，对于有放射照野外病灶的患者，化疗可以潜在地提高生存率，但是没有这样的患者的随访数据。Kim S 等报道了从 2004 年到 2013 年，他们选择了 632 例Ⅱ期和Ⅲ期胸腺瘤的外科患者进行分析。在ⅡB 期患者中，辅助化疗组与单纯手术组相比，生存率有所提高（$P=0.01$），尽管两组之间的 R0 切除的患者生存率没有差异（$P=0.59$）。在多变量分析中，年龄（$P=0.001$）和Ⅲ级和Ⅳ级（$P=0.02$）负面影响总生存，辅助化疗提高总生存率（$P=0.02$）。对于Ⅲ期患者，无论边缘状态如何，辅助化疗组与单纯手术组相比，总生存有所提高。在多变量分析中，肿瘤大小超过 70mm（$P=0.02$）和阳性边缘（$P=0.01$）对总生存产生负面影响，辅助化疗提高总生存（$P=0.01$）。因此，认为对于行 R0 切除的Ⅱ期患者，辅助化疗显示没有益处。但对于ⅡB 期边缘呈阳性的患者和所有Ⅲ期患者，应强烈考虑使用辅助化疗。Carillo C 等回顾性分析了 88 例Ⅱ期胸腺肿瘤患者，其中 59 例胸腺瘤或胸腺癌患者接受纵隔放疗（40~55Gy）、化疗或联合化疗的辅助治疗。发现对Ⅱ期 B 型胸腺瘤和胸腺癌患者进行辅助化疗有助于降低复发率和提高长期生存率。

另外，对于胸腺瘤胸膜复发患者，胸腔内热化疗似乎也是一个可行的选择。Maury J M 等研究发现胸腔内热化疗给患者带来长期的局部控制，而且没有重大的安全问题，并在特定患者中能够延长生存。

因此，目前认为对于行 R0 切除的胸腺瘤Ⅱ期患者，辅助化疗显示没有益处。但对于ⅡB 期边缘呈阳性的患者和所有Ⅲ期患者，进行辅助化疗有助于降低复发率和提高长期生存率，应建议考虑使用辅助化疗。另外，胸腔内热化疗给特定患者带来长期的局部控制，并能够延长生存。

5.5.2.2 术后辅助放疗

Ⅰ期胸腺瘤患者，完全切除病灶后复发率极低（0.9%），术后辅助放疗不能延长术后生存期。

Ⅱ期胸腺瘤有肉眼包膜、纵隔周围脂肪组织侵犯，或胸腔粘连，术后复发风险增加。Ⅱ期胸腺瘤 5 年生存率为 98%，复发率为 4%。根治性切除术后的Ⅱ期胸腺瘤患者是否需要辅助治疗，目前尚存在争议。

许多胸外科医师建议对根治性切除后的Ⅱ期胸腺瘤行术后辅助放疗。Jackson 等研究了 2004 年至 2012 年间的 4056 例患者，其中 2001 例接受术后辅助放疗。在年龄、WHO 组织学亚型、masaoka-koga 分期、手术切缘以及术后辅助化疗相对应的胸腺瘤队列总生存多因素分析中，术后辅助放疗的患者有更长的总生存（HR=0.72，$P=0.001$）。进一步分析证实了术后辅助放疗具有的生存优势。另外，分析显示术后辅助放疗能延长Ⅱ期胸腺瘤（HR= 0.61，$P=0.035$）、Ⅲ期胸腺瘤（HR= 0.69，$P=0.020$）和阳性切缘（HR= 0.53，$P=0.001$）胸腺瘤患者的总生存。而对于Ⅰ期和ⅡA 期患者的影响不显著（HR=0.76，$P=0.156$）。因此，他们认为ⅡB 到Ⅲ期及切缘阳性胸腺瘤进行术后辅助放疗能够提高总生存。Patel S 等报道他们分析了 1464 名胸腺瘤病例，其中 1254

名患者被确诊为恶性胸腺瘤。发现放射治疗能够提高 masaoka Ⅱ～Ⅲ期患者的总生存（$P=0.002$）。胸腺瘤切除术后放射治疗的应用显著改善了局部疾病患者的总生存。

也有研究者则认为根治切除的 Ⅱ期胸腺瘤复发罕见，术后不需要行辅助放疗。Mangi 等总结了 49 例Ⅱ期胸腺瘤完整切除术后的患者资料，14 例手术后辅助放疗，35 例单纯手术，结果发现放疗组无复发，单纯手术组 1 例复发，术后辅助放疗组和单纯手术 10 年生存率均为 100%（$P=0.87$），术后辅助放疗没有改变Ⅱ期患者的总生存率（$P=0.91$）和无病生存率（$P=0.88$）。Kondo 等总结了 208 例Ⅱ期胸腺瘤治疗经验，根治性切除率为 100%，手术组术后复发率为 4.1%，手术＋术后辅助放疗组复发率为 4.7%，两组术后复发率及生存率差异无统计学意义。因此，认为Ⅱ期胸腺瘤患者通常可以接受完整切除，复发率低，不推荐术后辅助放疗，术后随访即可。Fernandes A T 等报道与单纯手术相比，Ⅱ期患者的总体生存率无显著变化（$P=0.09$）。Lim Y J 等报道他们对 1724 例患者进行回顾性分析。几乎所有的患者都接受了完整切除术。发现术后辅助放疗能使完整切除的局部进展期胸腺瘤患者获益，但不适用于 Ⅱ期疾病。Mariano C 等对 171 例胸腺肿瘤患者进行分析。Ⅰ、Ⅱ、Ⅲ、Ⅳ 期患者 5 年总生存率分别为 93.3%、88.7%、74.6%、43.4%。胸腺瘤患者的生存率与胸腺癌患者相比差异显著。在Ⅱ期患者中，术后辅助放疗并没有提高患者的总体生存或无疾病复发生存。Mou 等研究了 2234 例患者，术后辅助放疗组比单纯手术组的总平均生存期（OS）和癌症特异性生存期（CSS）更长（OS: 172.3 个月 vs 155.3 个月，$P=0.005$; CSS: 247.3 个月 vs 241.8 个月，$P=0.04$）。术后辅助放疗显著改善了Ⅲ / Ⅳ期患者的 OS 和 CSS，但降低了 Ⅰ期 / ⅡA 期患者的 CSS。虽然接受术后辅助放疗组的患者继发癌的发生率较高，但两组间无病间隔时间的差异不显著。所以，他们认为术后辅助放疗对胸腺瘤患者，尤其是进展期患者有很大的好处。然而，它也增加了发生第二个恶性肿瘤的风险。

还有许多研究者主张根据 WHO 组织学分型决定是否术后辅助放疗。Utsumi 等回顾性分析了 1970—2005 年 324 例完全切除的胸腺瘤患者的预后，认为术后辅助放疗和未行辅助放疗者的 10 年疾病特异生存率分别为 92.8% 和 94.4%（$P=0.22$），差异无统计学意义。未行术后辅助放疗的 Masaoka Ⅰ～Ⅱ期和 WHO 细胞学分类为 A、AB 和 B1 型患者的 10 年疾病特异生存率为 100%；而无论术后是否放疗，B2 型患者的 10 年疾病特异生存率不受术后辅助放疗影响。因此，他们认为对 Masaoka Ⅰ～Ⅱ期和 WHO 细胞学分类 A、AB、B1 型的胸腺瘤患者仅给予手术切除肿瘤即可，而治疗分期更高的患者则需采取进一步的综合治疗方案。

另外，还有一些学者认为需要通过进一步的研究继续探索。Berman A T 等研究了 74 例 masaoka Ⅱ期患者切除，62 例完全切除，术后随访充分。37 例接受辅助放射治疗，25 例随访观察。所有患者的平均随访时间为 52 个月，局部复发率为 3.2%。单纯手术组复发率为 8%，术后辅助放疗组复发率为 0%（$P=0.15$）。肿瘤大小不是复发的独立预测因子（$P=0.81$）。放射治疗没有三四级的并发症。因此，认为Ⅱ期胸腺瘤切除术后无论是否行术后辅助放疗复发率均较低。术后辅助放疗虽然耐受良好，但不能显著降低局部复发率。基于手术切除的完整性、世界卫生组织的组织学分类和肿瘤的大小等因素的影响，在未来对局部复发风险较高的患者的研究中可能会观察到差异。Rimner A 等报道尽管接受术后辅助治疗 II ~ IV 期胸腺瘤的患者很少出现照野内复发，但仍有很高的照野外复发率。为了确定更好的治疗方法，防止胸膜复发，有必要进一步对此进行研究。Gomez D R 等报道对于胸腺恶性肿瘤，术后放射治疗通常用于最初切除的 masaoka III 期或更高期疾病，对于 II 期疾病的治疗仍有争议。Yan 等回顾性研究了华盛顿大学医学中心 1996 年 7 月至 2013 年 1 月的 175 例胸腺瘤患者，选取了其中的 88 例，22 例为 II 期，18 例为 III 期。对于所有 II 期和 III 期患者，术后辅助放疗都不是影响患者无进展生存（P=0.95）或总生存（P=0.63）的重要预测因子。手术切缘则是影响总生存的重要因素（HR=7.1; P=0.004）。进一步的研究发现切缘阳性患者手术加术后辅助放疗的总生存高于单纯手术（P=0.006）。因此，他们认为对于 II 期和 III 期胸腺瘤，术后辅助放疗不影响患者的无进展生存或总生存。术后辅助放疗对于切缘阳性的患者有潜在的好处，因此，可以考虑在这个患者群体中使用。但是需要注意的是以上的研究皆为回顾性病例分析，在病例分组、治疗方案选择等方面必然存在偏倚。因此，术后辅助治疗的意义仍需要多中心前瞻性随机研究证实。

目前，一些新的治疗方式也有望改变术后辅助放疗的模式，Vogel J 等研究发现质子来射线疗法（proton beam therapy，PBT）可以达到一定的目标覆盖率，但大大降低了临近正常结构的剂量，这可能导致较之 IMRT 更少的继发恶性肿瘤。通过减少预期的远期并发症，质子治疗可以提高 II 期胸腺恶性肿瘤患者辅助放疗的治疗率。Kojima H 等报道了他们对局部晚期胸腺瘤进行了术前质子疗法，随后完成了全切除，认为术前质子疗法可能是减小肿瘤大小、促进完全切除和防止放射治疗毒性的有效方法。Parik 等研究认为对于胸腺瘤的术后辅助放疗，与调强放射治疗（intensity modulated radiation therapy，IMRT）相比，质子来射线治法对肺、食管、心脏的平均剂量分别为 4.6 Gy 和 8.1 Gy（P=0.02），5.4 Gy 和 20.6 Gy（P=0.003），6.0 Gy 和 10.4 gy（P=0.007）。在胸腺瘤手术切除后，PBT 具有良好的临床耐受性，并且在不影响靶体积覆盖范围的情况下，可显著降低临近结构的剂量。当然，目前还需要进行前瞻性评价和长期随访，以评估临床结果和晚期毒性。

由于胸腺瘤通常发展缓慢，具有良好的长期局部控制和生存，必须考虑到纵隔邻近器官的放射性远期毒性，并可能危及患者从放疗中获益，特别是对于预期寿命较长的年轻患者。辐射技术，如强调放疗治疗（intensity modulated RT，IMRT）和质子疗法（proton beam therapy，PBT），已经大大减少了邻近器官对电离辐射的暴露，这可望转化为减少远期毒性。因此，早期胸腺瘤患者 RT 的风险 – 效益比可能有所改善。

胸腺肿瘤在胸膜腔内复发的趋势凸显了采用更有效的方法去鉴别和治疗高危患者的必要性。相信随着诊断技术、放疗技术的进步及术后辅助放疗模式的探索，胸腺瘤的术后辅助放疗会取得更好的效果。

神经源性肿瘤：成人神经源性肿瘤大多为良性，多位于后纵隔，但延迟治疗可导致肿瘤恶变，或向椎间孔内生长，为治疗带来困难。所以，早期发现、早期手术治疗仍为首选。对于不能完整切除的神经肉瘤患者，需要辅助化疗和放疗，但是也有学者认为辅助放化疗并不能影响生存率。对于神经母细胞瘤患者，Ⅱ期和Ⅲ期部分肿瘤切除并行术后辅助放化疗，由于研究较少，仍需要更多的探索以进一步明确。

畸胎瘤：手术切除为畸胎瘤目前唯一的有效治疗手段。但是恶性畸胎瘤患者在就诊时大部分有转移而无法切除。所以，恶性畸胎瘤的治疗以综合治疗为主，手术后常规放化疗，但疗效不佳，有待进一步的研究。

鲁为山

第 6 部分　多学科讨论

6.1　多学科讨论

6.1.1　多学科讨论的概念及要求

1. 多学科讨论

传统上，外科手术是实体肿瘤的首选治疗方案，放疗可以作为局部治疗的补充治疗方案，而化疗则作为全身治疗的首选治疗方案。但是，归根结底而言，肿瘤是一种复杂的全身性疾病。传统的医疗体系将肿瘤的诊疗全过程简单地划分为几个彼此之间相对独立、各自为战的方面，在肿瘤诊疗的相关学科分类越来越细的今天，显然已经不再适用。不同领域的肿瘤医师往往只熟悉自己的专业领域，不甚了解或对其他领域存在着很大的专业偏见，经常导致患者过度治疗或治疗不足，这样显然不利于患者得到最恰当的诊疗，影响患者的生存时间和生活质量，增加医疗费用和其他相关费用。

多学科讨论，又名多学科协作组（multidisciplinary team，MDT），是以疾病为导向，通过建立不同科室、不同医师间的协作机制，综合考虑患者的具体特殊疾病状况，制订出最佳综合治疗方案的医疗模式。肿瘤 MDT 针对肿瘤这一全身性、系统性疾病，顺应当前肿瘤多学科综合治疗的发展趋势，整合最优秀的人才及最系统、最前沿的诊疗知识，提出最具有针对性的个体化治疗方案，避免传统肿瘤治疗的"一刀切"现象，最终达到提高肿瘤治疗效果的目的，是肿瘤个体化综合治疗的组织保障。

MDT 在肿瘤诊疗中的任务，首先是提供恰当、及时的疾病诊断，然后基于诊断为患者制订个体化的综合治疗方案。除此之外，一个良好的 MDT 团队，还可以基于患者的支持性护理需求来完善患者的护理方案，并考虑所有在本中心的可行治疗，使患者的治疗、护理达到最优化。

成熟的 MDT 系统，在制订最优化诊疗方案的同时，还能够为患者提供情绪和心理上的支持，并减少重复性服务，提高服务的协调性，提高患者对既定治疗方案的依从性。对于 MDT 团队内部，学科之间的相互交流可以增加团队成员的学习和受教育机会，更易获得最佳实践和循证护理的建议；同时，成员们共同承担决策制订和治疗实施责任，并为治疗决策的制订寻求专业支持。

2. 多学科讨论的要求

在临床的具体实践中 MDT 能顺利进行，第一，需要成立一个专家团队。肿瘤的 MDT 团队，一般由具有一定资历（一般为副主任医师及以上）的外科、放疗科、内科（化疗科）、影像科医师组成。根据患者的具体需要，还可以请病理科和其他科室医师参与讨论。第二，一个稳定的 MDT 团队，还需要设立固定的讨论时间和地点，并且有稳定的主持制度，才能实现 MDT 讨论的常态化。第三，MDT 团队需要有相对稳定的患者来源。一般而言，提交至 MDT 团队的病例，是由外科、放疗科或内科首诊，在认为患者病情比较复杂、需要多方面共同决策或需要接受综合治疗时，将患者提交至 MDT 团队。

根据卫国家卫生健康委员会（简称卫健委）颁布的《肿瘤多学科诊疗试点工作方案（2018—2020 年）》，开展 MDT 的医院需要符合以下要求：

一、基本条件

（一）三级综合医院或肿瘤专科医院。

（二）设置有肿瘤科、外科、医学影像科、病理科、放射治疗科、介入影像科等与肿瘤治疗相关的诊疗科目。

（三）具备开展食管癌根治术、胃癌根治术、结直肠癌根治术、肝胆胰肿瘤切除术、经导管动脉栓塞化疗和经导管动脉栓塞术、消化系统恶性肿瘤化疗、适形调强放疗等相关能力和条件。

（四）具备开展 MDT 病例讨论会的场地及基本设施要求。

二、组织管理

（一）成立由医院分管院领导负责，相关科室和管理部门参与的肿瘤 MDT 工作委员会，下设肿瘤 MDT 办公室，负责医院肿瘤 MDT 日常管理和运行。

（二）成立一个或多个肿瘤 MDT 专家团队。

（三）建立肿瘤 MDT 工作制度、操作流程、诊疗规范等工作文件，制订 MDT 管理人员和专业技术人员的岗位职责。

三、服务要求

（一）医院应将 MDT 作为改善医疗服务工作重点积极推进，为肿瘤 MDT 开展提供必要的资金、人员和硬件设备设施支持，保证 MDT 顺利运行。

（二）至少每 2 周开展一次肿瘤 MDT，并辐射带动周边地区医院积极开展肿瘤 MDT 工作。

（三）建立肿瘤 MDT 病例数据库，及时登记 MDT 病例资料，包括基本信息和 MDT 讨论、执行、随访情况等信息，并根据收集的信息，定期开展肿瘤 MDT 效果评估，不断提高肿瘤 MDT 质量和水平。

6.1.2 多学科讨论的流程

中国科学院大学附属肿瘤医院的胸部肿瘤 MDT 团队是浙江省内最早成立的胸部肿瘤 MDT 团队之一。该团队从多年的 MDT 实践经验中摸索出了一套行之有效的流程，并在中国癌症基金会主办的肺癌 MDT 经典案例示范项目中，被基金会认可为肿瘤 MDT 的标准流程，并建议向全国推广。

胸部肿瘤 MDT 团队固定于每周五中午开展 MDT 讨论活动，并由兼职秘书负责每次讨论的组织及人员的通知。每次 MDT 讨论时，胸部肿瘤外科、胸部肿瘤放疗科和胸部肿瘤内科均轮流派出医疗组参加，影像科则派出固定医师参加讨论。若有病例需要其余科室参加讨论，则由主管医师事先通知秘书，由秘书联系相应科室派出人员参加。

进行 MDT 讨论的病例由各临床科室在临床工作中选择病情复杂、需要共同制订诊疗方案、或诊疗过程可能需要多科室共同参与的患者，向 MDT 秘书报备并填写 MDT 申请表，在周五 MDT 讨论之前在微信工作群中发布患者的病情信息及相关资料，供参加 MDT 讨论的各位专家进行相应准备。

每次 MDT 讨论，由各科室当轮派出参与讨论的医疗组组长轮流主持。对于每位患者，先由主管医师进行病史汇报，然后由影像科医师进行读片，再由各临床科室专家自由发表意见，进行讨论。在讨论过程中，在病例之外，还鼓励各科室专家将各自领域的最新研究成果进行分享。在每个病例讨论结束时，由主持人对讨论意见进行总结，指定接手患者下一步诊疗的科室。全讨论过程由 MDT 秘书进行记录，最后形成 MDT 讨论记录，由参与讨论的各位医师签名确认后归档。

6.1.3 多学科讨论病例展示

病例 1

主管医师: 各位专家，各位同道，大家好。现在由我向大家做病例汇报。患者，男，52 岁，农民。因 "体检发现右肺占位半个月" 于 2014-06-07 入院。患者入院前半个月于当地医院体检，胸部 CT 提示存在右上肺肿物。既往史无殊。吸烟史: 吸烟指数 400 支 / 年。ECOG 评分 0 分。查体无殊。入院后完善相关检查。2014-06-11 胸部 + 上腹部增强 CT 示（图 6.1.1）: 右肺上叶占位，恶性肿瘤首先考虑; 右肺门及纵隔肿大淋巴结，转移性可能大。支气管镜、全身骨显像、颅脑 MRI、颈部 + 锁骨上超声、肺功能均未见明显异常。目前诊断: 右肺癌，周围型，$cT_{1b}N_2M_0$，ⅢA 期。接下来我们进行第一次 MDT 讨论。

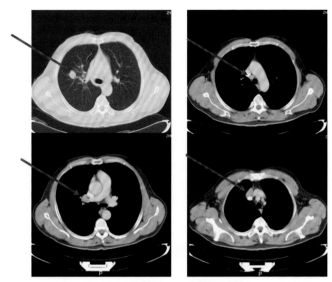

图 6.1.1　2014-06-11 胸部 CT 图像

外科医师（兼主持人）：目前通过 CT 发现右上肺占位伴纵隔肺门淋巴结肿大，首先考虑肺癌伴纵隔淋巴结肿大。我们先请影像科医师为我们解读 CT 片。

影像科医师：从 CT 图像中，我们可以在右上肺前段见一个约 2cm 左右软组织结节，边缘可见浅分叶，边界清晰，纵隔窗显示，病灶呈中等度强化，右肺门（10 区），以及纵隔（4R 区、3A 区）均可见肿大淋巴结，亦呈中等度强化，边界清晰。按照第 8 版肺癌 TNM 分期，病灶大小 2cm，属于 T_{1b}；X 区、4R 区，3A 区均见肿大淋巴结，其中 3A 区淋巴结位于气管中线右侧，分期在 N_{2b}，此患者影像分期 $T_{1b}N_{2b}M_x$。

外科医师（兼主持人）：根据术前 CT 检查，此患者目前考虑为右上肺癌伴纵隔淋巴结转移。临床分期为 $T_1N_2M_0$，Ⅲ a 期。对于 Ⅲ a 期 N_2 阳性的非小细胞肺癌，第 8 版 TNM 分期将 N_2 分为 N_{2a1}、N_{2a2}、N_{2b} 三个亚型，各亚型的治疗及预后是有所差异的。根据我院统计数据，N_{2a1}、N_{2a2}、N_{2b} 三类患者的中位生存期分别为 14、24 和 12 个月，N_{2a1} 和 N_{2b} 复发风险有显著性差异。本例患者应属于 N_{2b}，治疗难度较大，要引起重视。

卫健委 2018 年颁布《原发性肺癌诊疗规范》：N_2 期单组纵隔淋巴结肿大并且直径 <3cm 或两组纵隔淋巴结肿大但没有融合，并且预期能完全切除的病例，推荐开展 MDT 讨论，推荐新辅助化疗 +/- 放疗 + 手术，或者手术 + 化疗 +/- 放疗的方案。本例患者第 4 组、第 3 组纵隔淋巴结肿大，考虑转移，符合此类。但是最新版 NCCN 指南中指出，对于 N_2 阳性患者，建议行同步放化疗。诱导化疗后可以手术的患者，也可以选择化疗 + 手术的治疗方案。故综合此两类指南，推荐本例患者采用新辅助化疗 + 手术 ± 放化疗的治疗方案。

我的观点还基于著名的 INT0139 研究，在新辅助放化疗后，对比了手术与根治性放疗的效果。虽然在总体 OS 上，两组无明显差异，但是在肺叶切除的患者中，手术的 OS 是长于放疗组的。当然，在采取下一步治疗之前，明确病理诊断是必要的。建议行肺部肿物穿刺活检，纵隔淋巴结采用 TBNA、EBUS 或纵隔镜明确病理诊断。接下来我们听听内科医师的意见。

内科医师：目前通过影像学，临床诊断是 ⅢA N$_2$，目前这类分期的患者在 NCCN 指南上对下一步的检查也是有明确的推荐的，这个患者除了已经完成的检查之外，需要通过纵隔淋巴结穿刺或者纵隔镜检查，明确淋巴结的性质，进一步明确 ⅢA N$_2$ 的诊断，最好完成 PET/CT 检查以进一步排除是否有远处的转移。以上是对患者下一步检查诊断的推荐。如果评估这个患者不能手术的话，在 NCCN 指南上以 1 类证据推荐根治性同步放化疗，免疫维持治疗。如果这个患者是有潜在手术机会的，预期可手术的话，那我同意外科医师（兼主持人）的意见行诱导化疗，就是新辅助治疗。那么，新辅助治疗除了传统的化疗之外，目前还有免疫和靶向新辅助治疗。最近的免疫治疗特别热门，从我们的 CHECKMATE159、nivolumab 单药免疫新辅助开始，到现在的双免治疗 NEOSTAR 研究，还有免疫联合化疗新辅助治疗，这些免疫新辅助治疗研究从肿瘤的缓解率、病理缓解率对比化疗都是有明显提高的，但我们还需要 OS 的数据来进一步支持。如果这位患者的病理证实是 EGFR 敏感突变，那我们还有新辅助靶向治疗可以考虑，从 CTOG1103 研究证实靶向新辅助治疗也是有优势的。但目前这位患者的病理和基因状态都不明确，因此，我可能还是首先推荐新辅助化疗，有条件的话可以考虑免疫新辅助治疗。

外科医师（兼主持人）：下面我们听听放疗科医师对 ⅢA 期肺癌患者治疗的意见。

放疗科医师：这个患者，有两站 N$_2$ 淋巴结肿大，看上去可能完全切除，在决定手术还是非手术之前，建议进一步评估：若患者具备相关条件，推荐 PET-CT 检查，因为多站淋巴结转移的患者出现 N$_3$、远处转移的风险较大；明确病理，如果组织量多的话，最好明确 EGFR/PD-L1 状态，对于手术还是非手术治疗的选择有一定的指导意义。

在治疗方面，如果排除其他转移，明确为两站 N$_2$ 的 ⅢA 患者，我想根治性同步放化疗 + 免疫是目前循证学证据最充分的一个选择。迄今为止，多项放化疗与手术比较的随机对照研究，总体上没有生存差异。同时，PACIFFIC 研究显示放化疗联合免疫治疗的疗效有显著的提升，3 年 OS 率从 43% 提高到 57%。因此，NCCN guidline 等把它列为目前的 1 类推荐。我们医院也正参与了吴一龙教授的中国版 PACCIFIC 研究，目前入组了 20 多例患者，在治疗耐受性方面还是不错的。但是，是不是所有的患者都要完全按照 NCCN 指南？我想并不一定。在亚组分析中，我们看到 PD-L1 <1% 的患者似乎在安慰剂组中的更好，但没有统计学差异。另外，由于入组患者数很少，EGFR 突变患者能否从免疫治疗中获益也是不明确的。在晚期患者中 EGFR 突变患者

的免疫治疗的有效率比较低。因此，从目前循证学证据讲，根治性同步放化疗＋免疫是第一选择，特别是 PD-L1 高表达、EGFR 野生型患者。而对于 EGFR 阳性、PD-L1 不表达的患者，需要进一步研究。对于现在这位患者，当时免疫的 PACCOFIC 研究还没出来，免疫治疗在可及性方面也存在一定的问题，基于 INT0139 的亚组分析，以及一些回顾性研究，我倾向于手术为主的综合治疗，首先推荐新辅助化疗＋手术。

外科医师（兼主持人）：经过了我们团队的讨论，我们建议患者行 PET-CT+EBUS/TBNA/纵隔镜等进一步检查，然后可行：①新辅助化疗＋手术；②同步放化疗；③手术＋辅助靶向（敏感基因突变）；④手术＋辅助治疗（放化疗）。请继续病例汇报。

主管医师：患者进行了进一步检查，2014-06-16 EBUS 检查病理示：（4R 组）纤维、淋巴组织内见转移性低分化腺癌。患者诊断明确为：右上肺腺癌，周围型，$cT_{1b}N_2M_0$，ⅢA 期。但患者因自身原因，要求回当地医院治疗。

患者于 2014-06-26 在当地市人民医院接受右上肺癌根治术（剖右胸右肺上叶切除＋淋巴结清扫）。手术及恢复过程顺利。术中探查未见胸水及胸膜转移结节，肿块位于右上肺前段，约 2cm × 2cm × 2cm 大小，未累及脏层胸膜，肺门纵隔淋巴结肿大。术中直接行右上肺叶切除，标本送冰冻示：（右上肺）腺癌。清扫纵隔及肺门淋巴结多枚，约 0.5~2cm 大小，质硬，尤其 3A 组淋巴结约为 2cm × 2cm。术后病理示：右上肺结节型（瘤体 2cm × 1.8cm × 1.5cm）浸润性腺癌（腺泡为主型，部分为实性及微乳头状生长），累犯肺内支气管，浸润或转移至（第 10 组）1/4 只、（第 12 组）0/1 只、（第 2 组）0/1 只、（第 4 组）2/4 只、（第 7 组）0/3 只、（第 11 组）0/1 只、（3A 组）1/6 只淋巴结。支气管切缘阴性。免疫组化示：CK5、CK6、P40 和 P63 阴性，CK7、TTF-1 和 Napsin A 阳性。分子检测结果：EGFR 基因（ARMS）（肿瘤样本中检测到 EGFR 基因 Ex21 L861Q 突变，未发现其他已知突变）。

患者术后诊断：右上肺腺癌，周围型，$pT_{1b}N_2M_0$，ⅢA 期，EGFR 基因 Ex21 L861Q 突变。患者为求进一步诊治再至我院就诊。接下来我们进行第二次 MDT 讨论。

外科医师（兼主持人）：这个患者的依从性不佳，我们建议他行新辅助治疗，患者拒绝，要求出院后至当地医院接受了手术治疗。术后病理结果和术前的诊断相同，第 3、4 和 10 组淋巴结阳性。首先请病理科医师为我们解读一下病理结果。

病理科医师：本例患者的病理组织学形态及免疫组化表达均符合肺腺癌的诊断标准，故诊断结果明确为腺癌。本例肺腺癌的组织学特点：①原发灶的主要成分为腺泡状生长，伴有实性及微乳头的生长方式；②具有多站及多个淋巴结的转移，转移灶的癌成分均为实性及微乳头状生长。基于本例的病理学特征，有必要探讨具有少量低分化腺癌（实性及微乳头状生长）的存在是否会影响患者的预后？根据 Zhao Y 等学者的研究，发现肺腺癌中存在少量实性或微乳头状的癌成分，即可显著增加纵隔淋巴结的转移范围及数量，并且影响患者的生存预后，这种影响程度与实性或微乳头状成分的占比多少无关。综上所述，我们认为对本例患者后续的治疗应采取更加积极的态度。

外科医师（兼主持人）：我们从病理科医师处得知，这位患者病灶中有实性和微乳头成分。这样的成分虽不多，但容易导致术后广泛转移。基于这样的情况，患者在手术之后还是需要接受辅助治疗的。该患者具有 EGFR 基因 Ex21 L861Q 突变。CTONG1104 的研究结果给了我们一个选择，敏感突变患者在术后可以接受辅助靶向药物治疗。放疗也是一个可考虑的选择。我们先听听肿瘤内科医师对术后辅助治疗的观点。

内科医师：这位患者在当地医院做了肺癌根治手术，术后病理分期是 Ⅲ AN_2，分子分型是 EGFR 21 外显子 L861Q 突变。对于 Ⅲ AN_2 肺癌患者的术后辅助治疗，不管是中国指南还是 NCCN 指南都是推荐术后辅助化疗，对于有 EGFR 敏感突变的患者，中国 CSCO 指南可以选择行 EGFR-TKI 靶向辅助治疗。数据来源于中国两项研究——ADJUVANT 和 EVAN 研究，这两项研究都显示了辅助靶向治疗 2 年后 DFS 时间明显延长。但是我们要注意到这例患者有一个比较特殊的 L861Q 非经典突变。这两项研究入组的都是 EGFR 19 缺失和 21 外显子 L858R 经典突变的患者。对于非经典突变，我们的数据不是很多，发生率在 10% 左右，高的话有报道在 23%，数据可能源于目前 NGS 检测技术的广泛应用，非经典突变的发现率会高一些。来源于吴一龙教授团队的一项回顾性研究发现，在男性和吸烟患者中非经典突变的发生率要稍高一些。我们都知道，非经典突变 EGFR-TKI 靶向治疗的疗效是不如经典突变的，因此，这位患者的辅助靶向治疗证据不足。我还是推荐含铂双药的联合化疗，对于是否需要辅助放疗，需要请教我们的放疗科医师。对于化疗药物的选择，今年 ASCO 会上报道的日本的一线研究显示，术后辅助培美曲塞联合顺铂对比我们经典的 NP 方案（长春瑞滨联合顺铂），两组 RFS 曲线是重叠的，但是培美曲塞联合组的安全性和完成率更高，基于我们这例腺癌的患者，我会首先推荐培美曲塞联合顺铂的术后辅助方案。

外科医师（兼主持人）：下面我们听听放疗科医师对该患者术后辅助放疗的意见。

放疗科医师：关于术后辅助放疗，目前确实存在很大争议。因为前几年的荟萃分析结果都显示术后放疗没有生存获益，但是这些分析都基于 20 世纪 60~90 年代的研究结果，那时的设备比较落后（很大部分为 Co60），技术都是采用二维放疗，正常器官剂量较高，心肺损伤较大；而且靶区剂量欠佳，可能影响疗效。因此，这些结果不能代表现代术后放疗技术的价值。相对近期的一个荟萃分析，显示采用直线加注器的术后放疗是可以提高生存的。近期，国际上几项大样本回顾性分析显示：术后放疗可以提高 N_2 患者的生存。国内，医科院肿瘤医院也进行了大样本的回顾性分析，N_2 的患者 5 年 OS 率提高了 12%，不仅减少了区域复发，而且减少了远处转移。上海肿瘤医院的回顾性分析，对于 N_2 患者，采用三维适形术后放疗，提高 5 年生存率超过 20%。另外，这个患者年龄小于 60 岁，多站淋巴结转移，行肺叶切除手术，有部分回顾性研究提示，这样的患者术后放疗的价值可能更大。因此，我的意见是在术后化疗基础上，行序贯放疗。

外科医师（兼主持人）：这位患者的基因突变属于罕见突变。对于常见突变，术后靶向辅助治疗比辅助放化疗更有优势，但这位患者的情况不符合这点。对于该患者的术后辅助治疗，我们建议辅助化疗加辅助放疗。请继续病例汇报。

主管医师：患者于 2014-07-22、2014-08-18、2014-09-09 和 2014-09-30 行 4 周期 PC 方案术后辅助化疗：培美曲赛 950mg d1+ 顺铂 45mg d1~3。化疗过程顺利，未见骨髓抑制等严重并发症。患者于 2014-10-31 起行术后辅助放疗：5040CGY/28F，肺 V20：20%，MLD998CGY，PTV$_{max}$5484CGY，心脏 V40：5%，脊髓 d$_{max}$3925cGy。放疗过程顺利。放化疗结束后，患者定期随访。

初次治疗结束约 22 个月后，患者于 2016-10-10 自行发现右侧锁骨上肿块，遂来院就诊。患者无明显不适主诉。入院后查体：一般可，生命体征平稳，身高 175cm，体重 74kg，体温 37.0℃，呼吸 20 次 / 分，脉搏 83 次 / 分，血压 117 / 83mmHg，右侧锁骨上可及肿大淋巴结，较大一颗约有 4cm，质硬，边界不清，无压痛，心肺无殊。ECOG 评分 0 分。辅助检查：2016-10-19 胸部 + 上腹部增强 CT 示（图 6.1.2）：右肺癌治疗后复查，对照前片：右肺术后改变，术区索条影较前稍吸收。右侧锁骨上新发多发肿大淋巴结，考虑转移。2016-10-19 超声引导下穿刺细胞学示：转移或浸润性（腺）癌伴坏死。2016-10-21 穿刺常规病理示：（右锁骨上）纤维组织内见转移性腺癌。全身骨显像及颅脑 MRI 未见异常。

患者诊断：右肺腺癌术后伴右锁骨上转移，rT$_0$N$_3$M$_0$，ⅢB 期。接下来我们进行第三次 MDT 讨论。

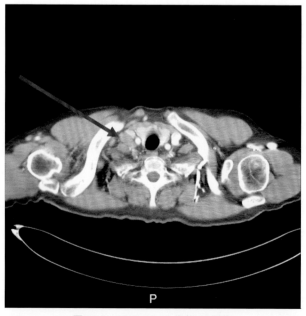

图 6.1.2　2016-10-19 胸部 CT 图像

外科医师（兼主持人）：患者在初次治疗结束后 22 个月出现了右侧锁骨上淋巴结肿大，穿刺病理提示转移。我们先请影像科医师为我们解读 CT 片。

影像科医师：该患者右锁骨上区（1R 区）可见多枚强化的肿大淋巴结，每个淋巴结都比较饱满，强化程度为中等强化，根据病史以及淋巴引流途径，我们首先考虑为转移性肿大淋巴结。

外科医师（兼主持人）：右侧锁骨上出现了转移性淋巴结。若该患者在别的地方都没有出现转移，那么这个转移灶还是比较局限的，局部治疗存在意义。作为外科医师，这个位置出现多发淋巴结肿大，没有手术价值。我想听听放疗科医师的意见。

放疗科医师：患者初次治疗 2 年后出现右侧锁骨上淋巴结转移，排除了其他部位的转移，而且这个位置前面没有接受过放疗，推荐根治性剂量放疗联合化疗。在这个位置，同步放化疗的治疗耐受性应该没有问题。

外科医师（兼主持人）：对于这个患者的化疗，内科医师有什么意见？

内科医师：这位患者术后出现了颈部局部淋巴结转移，治疗上我同意放疗科医师的根治性同步放化疗，药物的选择上考虑含铂双药的化疗。

外科医师（兼主持人）：我们建议患者行根治性同步放化疗。请继续病例汇报。

主管医师：患者于 2016-10-21、2016-11-11、2016-12-02 和 2016-12-23 接受 4 周期 GP 方案化疗：吉西他滨 1.8g d1/8+ 顺铂 45mg d1~3。化疗过程顺利。2 周期化疗结束后，患者于 2016-12-02 开始接受右侧锁骨上淋巴引流区放疗。处方剂量 6000cGy/30F。放疗过程顺利。ECOG 评分 1 分。化疗结束后，2017-03-10 复查胸部 + 上腹部增强 CT 提示：右侧锁骨上多发肿大淋巴结，考虑转移，较治疗前缩小。疗效评价：PR。治疗结束后，患者继续定期复查。

末次治疗结束 17 个月后，患者于 2018-07-27 于我院复查胸部 CT 提示（图 6.1.3）：右肺癌治疗后复查，两肺多发结节灶，首先考虑转移瘤。全身骨显像及颅脑 MRI 未见异常。查体：一般可，生命体征平稳，身高 175cm，体重 75Kg，体温 36.8℃，呼吸 18 次 / 分，脉搏 86 次 / 分，血压 99/67mmHg，心肺听诊无殊。ECOG 评分 0 分。

患者诊断：右上肺腺癌术后伴右锁骨上转移；双肺转移。$rT_0N_3M_{1a}$，ⅣA 期，EGFR 基因 Ex21 L861Q 突变。接下来我们进行第四次 MDT 讨论。

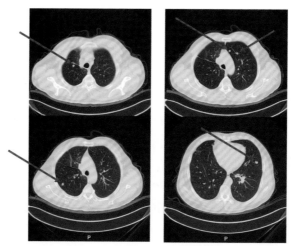

图 6.1.3　2018-07-27 胸部 CT 图像

外科医师（兼主持人）：患者在右侧锁骨上同步放化疗之后，疗效 PR，局部未再复发。17 个月以后出现双肺多发结节，考虑转移灶可能性大。我们先请影像科医师为我们解读 CT 片。

影像科医师：该患者的两肺新发多枚小结节影，以肺中外带分布为主，符合血行转移的特点，所以我们首先考虑为双肺内多发转移瘤。

外科医师（兼主持人）：该患者出现了双肺多发转移，已经属于晚期。此时，局部治疗意义已经不大了，应以全身治疗为主，主要治疗还是在内科方向。下面请内科医师发表意见。

内科医师：这位患者经过局部的治疗 17 个月出现了双肺多发转移瘤考虑，从ⅢB 期变成了晚期Ⅳ期，考虑这位患者是 EGFR 21 外显子 L861Q 敏感突变，不管是 NCCN 指南还是 CSCO 指南都首先推荐 EGFR-TKI 靶向治疗，比较特殊的是这位患者是有非经典突变。目前比较大样本非经典突变治疗的数据来源于 LUX-LUNG 系列 2/3/6 研究的回顾性分析，在非经典突变亚组分析 75 例患者中就有我们这例患者的 L861Q 突变类型，研究显示阿法替尼治疗的 ORR 在 56.3%，PFS 时间为 8.2 个月，OS 时间 17.1 个月。其实，我们可以看到相对经典突变而言，治疗的效果是要相对差一些。因为数据比较少，我们也查阅了其他的数据，台湾的一项回顾性研究对比了一代和二代 EGFR-TKI 治疗非经典突变的疗效，显示二代疗效要优于一代。因此，基于 LUX-LUNG 系列等一些数据，美国食品药品监督管理局也批准了阿法替尼用于 EGFR 非经典突变的治疗。对于这例患者，我会推荐二代阿法替尼的靶向治疗。我们也知道目前奥希替尼在 EGFR 突变治疗上的地位也越来越重要，在 2020 年世界肺癌大会（World Conference on Lung Cancer，WCLC）上有一项小样本的奥希替尼用于非经典突变的Ⅱ期研究，结果显示 ORR 为 50%，DCR 为 88.9%，PFS 时间为 8.2 个月，今年也没有关于 OS 的数据报道出来。因此，我还是推荐二代阿法替尼的靶向治疗。

外科医师（兼主持人）：根据讨论结果，我们建议患者接受二代 TKI 药物阿法替尼治疗。请继续病例汇报。

主管医师：患者自 2018-08-10 开始服用阿法替尼 40mg QD 至今。治疗过程中，出现Ⅱ度皮疹及Ⅱ度腹泻，经对症治疗可改善。ECOG 评分 1 分。服药后，患者定期复查肿瘤标志物及胸部 CT。肿瘤标志物均未见异常。胸部 CT 均提示两肺多发转移灶较前相仿，部分结节略缩小。疗效评价：SD。

最后，我们对全治疗过程进行整理。患者于 2014 年 6 月发现肺部占位，行手术及术后辅助序贯放化疗。治疗后患者病情稳定 22 个月，于 2016 年 10 月发现右侧锁骨上淋巴结肿大，接受了同步根治性放化疗。治疗后患者病情稳定 17 个月，于 2018 年 7 月发现双肺多发转移后，一直服用二代 TKI 药物至今。病例汇报完毕。

病例 2

主管医师：各位专家，各位同道，大家好。现在由我向大家做病例汇报。患者，男，50 岁，农民。因"咳嗽 1 周"于 2015-08-17 入院。患者 1 周前无明显诱因出现咳嗽，咳白痰，无发热，无胸闷气急，无声音嘶哑。当地医院胸部 CT 提示存在右上肺肿物。既往史无殊。吸烟史 300 支 / 年。ECOG 评分 0 分。查体无殊。入院后完善相关检查。2015-08-18 胸部增强 CT 示（图 6.1.4）：①右上肺占位，考虑周围型肺癌，局部见胸膜牵拉。②纵隔及两肺门多发小淋巴结显示。③两上肺肺气肿。上腹部 CT、支气管镜、全身骨显像、颅脑 MRI、颈部 + 锁骨上超声、肺功能均未见明显异常。目前诊断：右肺癌，周围型，$cT_2N_0M_0$，ⅠB 期。接下来我们进行第一次 MDT 讨论。

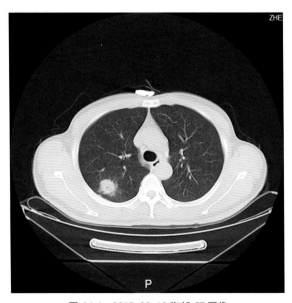

图 6.1.4　2015-08-18 胸部 CT 图像

外科医师（兼主持人）：这个患者目前通过 CT 发现右上肺周围型占位，首先考虑周围型肺癌。首先我们请影像科医师为我们解读 CT 片。

影像科医师：从 CT 图像中我们可以在右上肺后段见一直径约 3cm 左右的软组织结节，边缘可见毛刺，边界清晰。纵隔肺门未见明显肿大淋巴结。按照第 8 版肺癌 TNM 分期，病灶大小 3cm，属于 T_{2a}，此患者影像分期为 $T_{2a}N_0M_x$。

外科医师（兼主持人）：根据术前 CT 检查，此患者目前考虑为右上肺癌。临床分期为 $T_2N_0M_0$，ⅠB 期。根据第 8 版 NCCN 指南，对于ⅠB 期非小细胞肺癌，在没有手术禁忌的情况下，应首先选择手术切除病变所处肺叶 + 纵隔淋巴结清扫。

放疗科医师：对于ⅠB 期非小细胞肺癌患者，SBRT 是可考虑的治疗选择。但是在患者情况允许的情况下，应首选手术治疗。

内科医师：目前该患者的情况，应考虑局部治疗为主。同意手术治疗的方案。

外科医师（兼主持人）：经过了我们团队的讨论，我们建议患者接受手术治疗。

主管医师：患者于 2015-08-25 行胸腔镜右上肺癌根治术（右上肺叶切除 + 淋巴结清扫）。术中探查未见胸水及胸膜转移结节，可见脏层胸膜凹陷。术中冰冻示：（右上）肺腺癌。手术及恢复过程顺利。术后常规病理示：①（右上）肺结节型（瘤体 3 cm × 2.5 cm × 2cm）浸润性腺癌（腺泡状生长为主，部分为实性、乳头及微乳头状生长），侵及脏层胸膜。②（第 2 组）3 只、（第 4 组）3 只、（第 7 组）5 只、（第 8 组）1 只、（第 10 组）2 只、（第 11 组）2 只、（第 12 组）2 只淋巴结慢性炎伴部分淋巴结内炭末沉着。检测到 EGFR 基因 Ex21 L858R 突变。术后诊断：肺腺癌 pT_2aN0M0 ⅠB 期。接下来我们针对患者术后辅助治疗进行第二次 MDT 讨论。

外科医师（兼主持人）：首先请病理科医师为我们解读一下病理结果。

病理科医师：本例患者的病理组织学形态及免疫组化表达均符合肺腺癌的诊断标准，故诊断结果为腺癌明确。本例肺腺癌原发灶的主要成分为腺泡状生长，伴有实性、乳头及微乳头状的生长方式，还有脏层胸膜的侵犯。考虑到微乳头状成分易于转移，而且脏层胸膜侵犯也属于高危因素之一，还是建议患者在术后进行更为积极的治疗。

外科医师（兼主持人）：病理科医师建议患者在手术之后接受辅助治疗。接下来，我们听听肿瘤内科医师对术后辅助治疗的观点。

内科医师：该患者在当地医院做了肺癌根治手术，术后病理分期是 $pT_{2a}N_0M_0$ ⅠB 期，伴 EGFR 基因 Ex21 L858R 突变。关于非小细胞肺癌患者术后辅助治疗，目前的共识一致认为完全切除的ⅠA 期患者不推荐辅助化疗，Ⅱ~Ⅲ期患者应常规行辅助化疗。但对于ⅠB 期患者的术后辅助治疗，仍存争议。CSCO 指南建议，对于手术完全切除的ⅠB 期患者，不推荐常规应用术后辅助化疗，包括具有高危因素的ⅠB 期患者。而 ESMO 指南建议，对于 >4cm 的ⅠB 期肿瘤可考虑行辅助化疗。而 NCCN 指南推荐ⅠB 期含有以下危险因素的患者需行辅助化疗：低分化（包括肺神经内分泌肿瘤）、血管侵犯、肿瘤直径 >4cm、脏层胸膜受累、楔形切除、淋巴结情况不明（Nx）等。考虑到患者的肿瘤累及脏层胸膜，而且肿瘤中含有微乳头状成分，还是建议该患者接受术后辅助治疗。

根据 2019 ASCO 大会上公布的一项临床研究，对于非鳞非小细胞肺癌患者的术后辅助化疗，培美曲塞 + 顺铂的方案对比长春瑞滨 + 顺铂的方案能使患者取得更为明显的生存获益。因此，我建议患者术后接受培美曲塞联合顺铂（卡铂）的双药联合化疗。

外科医师（兼主持人）：根据讨论结果，我们建议该患者接受培美曲塞联合铂类药物的双药联合辅助化疗。请继续病例汇报。

主管医师：患者于 2015-09-24、2015-10-16、2015-11-06 及 2015-11-27 行 4 周期术后辅助化疗：培美曲赛 950mg d1+ 顺铂 45mg d1~3。化疗过程顺利，化疗结束后患者定期随访。

末次治疗结束 4 个月后，患者来院复查。2016-04-01 胸部增强 CT 示（图 6.1.5）：右肺术后改变，两肺未见明显实质性结节。2016-04-02 CEA9.07ng/mL（术前为 8.85ng/mL，术后为 5.38ng/mL，化疗后降至 3.02ng/mL）。2016-04-06 全身 PET-CT 示：右肺上叶切除术后，术区纤维灶，右肺斜裂增厚；右肺门旁结节样 FDG 代谢异常增高灶（SUV 5.85），首先考虑复发灶。其余部位未见明显异常。查支气管镜未见明显异常。2016-04-08 肺功能示：FEV1 1.81，占预计值的 60%。建议患者行 TBNA 或 EBUS 检查，患者拒绝。接下来，我们进行第三次 MDT 讨论。

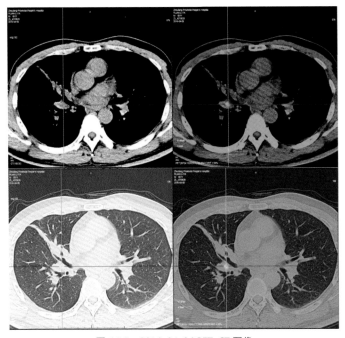

图 6.1.5　2016-04-06 PET-CT 图像

外科医师（兼主持人）：患者在末次治疗结束后 4 个月出现了右侧肺门部的高代谢占位。该占位可能是肺门淋巴结复发，也可能是寡转移灶。此时，最好是行 EBUS 或 TBNA 以明确病理，但患者出于风险以及无法确保取得病理等原因拒绝。根据 NCCN 指南，对于可切除的复发灶，可以选择手术切除。也有文献认为，不管是肺癌术后复发还是余肺第 2 次原发性肺癌（包括切除边缘淋巴结的癌侵），只要有根治性切除的可能，无远处转移的临床证据，心肺功能和全身状况许可。原则上应积极争取手术治疗。2008 年国际肺癌研究学会的研究提示，NSCLC 合并同侧肺寡转移接受手术治疗后预后较好，同肺叶卫星灶患者的 5 年生存率为 28%，同侧不同肺叶病灶患者的 5 年生存率为 21%，优于单纯行姑息性全身治疗。因此，在处理这类患者的时候，应从以下几个方面进行考虑：R0 切除的概率，余肺功能能否耐受，手术后是否还能耐受后续治疗，病理类型（鳞癌再切除率高于腺癌）和患者血清肿瘤标志物水平（伴血清 CEA 升高时往往恶性程度较高）。该患者的病灶位于右中下肺肺门交界处，若要行 R0 切除，很可能需要行右中下肺联合切除。加上第一次右上肺切除术时，患者的右全肺切除后，预计肺功能无法耐受，而且以后也无法接受后续治疗，因此，不建议手术治疗。下面请放疗科医师发表意见。

放疗科医师：该患者目前的病灶为局限性，有局部治疗指征。根据 NCCN 指南，局限性复发，可行放疗治疗。该患者可行肺门及纵隔引流区根治性剂量放疗，辅以全身化疗。

化疗科医师：患者目前的病变比较局限，应以局部治疗为主，全身治疗为辅。同意放疗科医师的意见。

外科医师（兼主持人）：根据讨论结果，我们建议患者行肺门及纵隔淋巴引流区根治性放化疗。请继续病例汇报。

主管医师：患者于 2016-04-19 开始行放疗：GTV：右肺门旁软组织影，PGTV 剂量 6160cGy/28Fx，CTV：2R 区、4R 区、10R 区，PTV 剂量 5040cGy/28Fx。正常组织限量：肺：V30 9.30%，V20 19.60%，V50 35.64%，MLD 1300cGy；心脏 V40 3.15%，V30 5.77%，MHD 632cGy。同期于 2016-04-20、2016-04-27、2016-05-04、2016-05-11、2016-05-18 行 5 周期化疗：紫杉醇 90mg + 奥先达 40mg。患者放疗后出现肺炎，予保守治疗后好转。疗效评价：SD。

末次治疗结束 15 个月后，患者来院复查。2017-08-29 胸部增强 CT 示（图 6.1.6）：右下肺斜裂胸膜旁结节，转移瘤考虑。右侧胸膜结节伴少量胸腔积液，转移瘤考虑。右侧胸膜局部略厚。查颅脑 MRI、全身骨显像等未见明显异常。

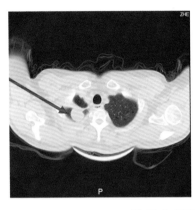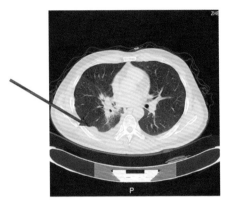

图 6.1.6 2017-08-29 胸部 CT 图像

2017-08-30 行 CT 引导下右肺肿块穿刺。常规病理示:(右肺肿块)纤维组织内见腺癌。CK (+)，TTF-1 (+)，CK7 (+)，P40 (-)，CgA (-)，Syn (-)，CD56 (-)，Ki-67 (+，30%)。检测到 EGFR 基因 Ex21 L858R 突变。诊断:右肺腺癌术后右肺、胸膜复发 $rT_0N_0M_{1a}$，ⅣA 期。接下来，我们针对晚期敏感突变肺癌患者的处理进行第四次 MDT 讨论。

外科医师(兼主持人):患者目前出现了右肺及右侧胸膜腔复发。此时，外科已无手术指征，应以内科治疗为主。首先我们听一听内科医师的意见。

内科医师:该患者的目前诊断为右肺腺癌术后右肺、胸膜复发 $rT_0N_0M_{1a}$，Ⅳ A 期。NCCN 和 CSCO 指南都建议，对于伴有 EGFR 突变的晚期 NSCLC 患者，首先推荐 EGFR-TKI 治疗。近期也有研究发现，对于伴有 EGFR 突变的晚期 NSCLC 患者，EGFR-TKI 联合抗血管生成药物或化疗药物，其疗效优于 EGFR-TKI 单药治疗。因此，建议该患者接受 EGFR-TKI 药物治疗，有条件者可联合抗血管生成药物或化疗药物治疗。

放疗科医师:目前，已明确患者复发病灶为2处，仍处于寡转移状态。根据 NCCN 指南，晚期 NSCLC 患者，对于寡转移患者，在全身治疗能够成功控制的情况下，可加用根治性剂量放疗以达到更好效果。我建议该患者在接受靶向药物治疗，在病灶得到基本控制后，可考虑右侧胸腔的根治性剂量放疗。

外科医师(兼主持人):经过我们的讨论，首先建议患者接受 EGFR-TKI 靶向治疗;若患者的条件允许，可联合抗血管药物或化疗药物。在全身治疗有效的情况下，再接受局部放疗。请继续病例汇报。

主管医师:患者于 2017-09-04 开始凯美纳 125mg TID 治疗。2017-09-30 复查 CT 提示(图 6.1.7):①右肺胸膜旁转移瘤较前明显缩小。②右侧胸膜转移瘤较前缩小;右侧胸腔积液较前减少。疗效评价:PR。建议患者行局部放疗，但患者拒绝。

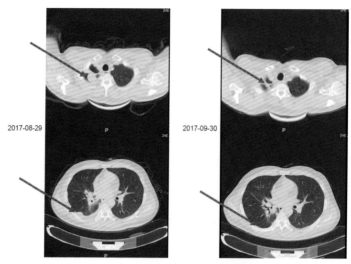

图 6.1.7　治疗前后胸部 CT 图像

凯美纳治疗 5 个月后患者出现右侧胸痛，影响睡眠，NRS 评分 4 分。2018-02-12 复查 CT：右肺癌治疗后复查，对照前片（图 6.1.8）：①右肺胸膜旁转移瘤较前增大。②右侧胸膜增厚，较前明显；右侧胸腔积液，较前增多。查颅脑 MRI、全身骨显像等未见明显异常。

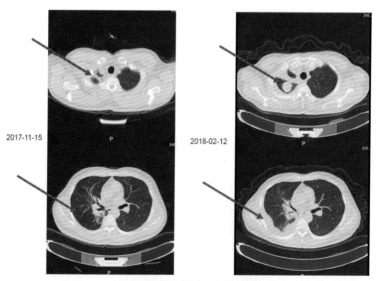

图 6.1.8　复发前后胸部 CT 图像

接下来，我们针对靶向耐药后的处理进行第五次 MDT 讨论。

外科医师（兼主持人）：患者在接受凯美纳治疗后，疾病短期得到控制之后，又再次出现了进展。目前，患者应以内科全身治疗为主。我们听听内科医师的建议。

内科医师：患者目前出现了一代 EGFR-TKI 药物的耐药。根据 NCCN 指南，一代 EGFR-TKI 药物耐药患者，应首先从复发病灶中取活检，进行 T790M 检测。然后，根据 T790M 突变与否制订后续诊疗计划。我建议对该患者重新取活检。

主管医师：2018-02-27 右侧肿块穿刺病理示：（右肺）符合低分化癌，倾向腺癌。CK（+），TTF-1（+），CK7（+），P40（-），CgA（-），Syn（-），CD56（-），Ki-67（+，60%）。患者进行了第 1 次 NGS 检测，提示凯美纳耐药后的组织中出现了 2.4 倍的 MET 扩增，而凯美纳治疗前的标本中未见 MET 扩增。

内科医师：一代 EGFR-TKI 继发性耐药患者中，60% 由 T790M 突变导致，而由 MET 扩增导致耐药的患者仅占约 5%。目前已上市的药物中，克唑替尼被报道对 MET 扩增导致的一代 EGFR-TKI 继发性耐药患者有效，但效果欠佳。根据 CSCO 指南，对 Ⅳ 期一代 EGFR-TKI 继发性耐药患者，若疾病进展快速且 T790M 突变阴性，则建议采用含铂双药化疗或含铂双药化疗 + 贝伐珠单抗（非鳞癌）。所以，我建议该患者首选含铂双药化疗，条件允许时可考虑联合贝伐珠单抗治疗；若有合适的临床研究，也可考虑参加。另外，在凯美纳基础上加用克唑替尼也可作为备选项。

外科医师（兼主持人）：根据内科医师的意见，我们首先推荐患者接受含铂双药化疗（加用贝伐珠单抗）。此外，还可以参加临床研究，或在凯美纳基础上加用克唑替尼治疗。请继续病例汇报。

主管医师：患者停用凯美纳，于 2018-02-28、2018-03-21、2018-04-11、2018-05-03 接受 4 周期 DP 方案姑息化疗：贝伐珠单抗 500mg+ 多西他赛 105mg+ 顺铂 50mg d1、40mg d2~3。然后，贝伐珠单抗维持治疗 2 周期。疗效评价：SD。

贝伐珠单抗维持治疗 2 周期后，患者出现头晕、乏力症状。2018-07-05 颅脑 MRI 示（图 6.1.9）：脑内多发转移瘤。2018-07-07 胸部增强 CT 示（图 6.1.10）：右肺癌治疗后复查，对照前片：①右肺及右侧胸膜多发转移瘤，较前增大。②右侧胸腔积液，较前增多。③右肺纵隔旁放射性炎症考虑。查全身骨显像未见明显异常。

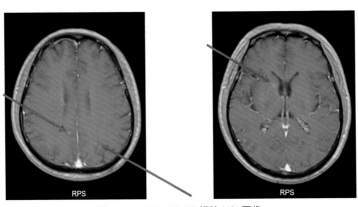

图 6.1.9　2018-07-05 颅脑 MRI 图像

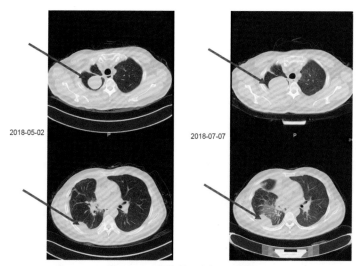

图 6.1.10　复发前后胸部 CT 图像

2018-07-10 穿刺病理示：（右肺胸膜下结节）腺癌。胸水穿刺找到腺癌细胞。患者进行了第 2 次 NGS 检测，胸水癌细胞中发现 T790M 突变（丰度 0.3%），未见 T790M 突变；组织中未见 T790M 突变，但有 3.3 倍的 MET 扩增。接下来，我们针对二线治疗进展后处理进行第六次 MDT 讨论。

外科医师（兼主持人）：患者在接受双药化疗联合贝伐珠单抗治疗后，胸部病灶又出现了进展，还出现了脑转移灶。我们先听一下放疗科医师的意见。

放疗科医师：根据 NCCN 指南，对于脑部转移灶，可以在全身治疗的基础上，加用脑部的局部放疗。传统对于脑转移灶采用全脑放疗，但目前有研究显示，对于转移灶数量较少的患者，可以考虑采取立体定向放射外科（stereotactic radiosurgery，SRS）或体部立体定向放射治疗（stereotacticbody radiotherapy，SBRT）等精准放疗。综合几项研究的结果，在 SRS 的基础上加用全脑放疗，对预后无明显改善作用。NCCN 指南也认为，对于刚确诊或病情较稳定的脑转移患者，首选 SRS。考虑到该患者转移灶较小，伽马刀也适用。因此，我建议该患者在全身治疗的基础上，行 SRS 或伽马刀治疗。

内科医师：患者进行二次测序（next-generation sequencing，NGS）检测，在胸水中检测出了 T790M 突变。虽然丰度仅有 0.3%，但是有研究结果证实，胸水上清液突变图谱与组织具有高度一致性，敏感性和突变检出率均优于胸水细胞沉渣。而且即使突变丰度低，根据其突变应用靶向药物也有较高相应率。因此，建议对该患者采用三代 EGFR-TKI 治疗。考虑到 MET 扩增倍数也较前有所升高，还可考虑联合应用 MET 抑制剂。

外科医师（兼主持人）：根据内科医师的意见，我们推荐患者接受奥西替尼治疗，条件允许情况下可联合使用 MET 抑制剂。对脑部病灶，可以行 SRS 或伽马刀治疗。

请继续病例汇报。

主管医师：患者自 2018-07-14 起予以口服奥希替尼 80mg QD 治疗。于 2018-07-18、2018-07-25、2018-08-01 在上海伽马医院行脑部转移瘤 MRI 定位下立体定向伽马刀治疗。疗效评价：SD。

奥希替尼服药后半年，患者体力情况逐渐下降，PS：2~3 分。2019-01-10 胸部 CT 提示（图 6.1.11）：右肺病灶均较前增大，胸腔积液较前增多。2019-01-10 颈部 + 锁骨上超声提示：右侧锁骨上淋巴结肿大。2019-01-11 颅脑 MRI 提示：脑部转移瘤治疗后改变。

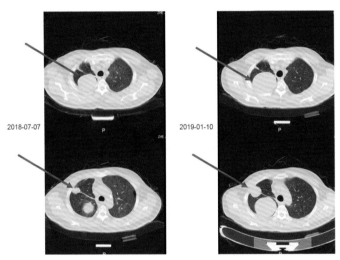

图 6.1.11　复发前后胸部 CT 图像

患者最终决定回当地医院进行后续治疗。根据随访结果，患者未再接受其余治疗，于 2019 年 3 月因疾病进展去世。

6.1.4　总　结

随着肿瘤研究的日益进展、治疗手段的不断丰富，各种治疗手段之间的交集也越来越多。肿瘤的治疗已不再是外科、内科或放疗科的一家之事，综合治疗已经成为肿瘤治疗的主流。MDT 作为沟通各学科之间的桥梁，在未来的临床工作中值得引起所有医务人员的重视。

骆涛波

参考文献

1. 曹秀峰，吕进，朱斌，等．局部晚期食管鳞状细胞癌术后放疗和化疗的前瞻性研究．中华肿瘤杂志，2010，32（6）：452-455．

2. 陈俊强，潘建基，陈明强，等．胸段食管癌淋巴结转移规律与放疗意义探讨．中华放射肿瘤学杂志，2007，16（5）：330-333．

3. 陈俊强，潘建基，陈明强，等．N0 期食管鳞癌术后预防性放疗价值探讨．中华放射肿瘤学杂志，2009，18（4）：261-264．

4. 关春文，田梅玲，胡永强．Ⅲ期食管癌术后同期放化疗的疗效观察．医学综述，2008，14（5）：793-794．

5. 姜格宁，张雷，周晓．胸外科手术学．上海：上海科学技术出版社，2017：131．

6. 李成林，王雅棣，孙国贵，等．食管癌二野淋巴结清扫术后复发规律探讨．中华放射肿瘤学杂志，2011，20（2）：118-120．

7. 林强．临床胸部外科学．北京：人民卫生出版社，2013．

8. 刘俊，吕长兴，王家明，等．104 例胸段食管癌左胸路径术后局部复发规律及放疗靶区范围探讨．中华放射肿瘤学杂志，2013，22（2）：111-114．

9. 马荣，弓磊，尚晓滨，等．腔镜食管癌根治术与开放三切口食管癌根治术的疗效分析．中华消化外科杂志，2018，17（8）：804-809．

10. 梅泽如，项其昌，吴维继，等．食管癌术后预防性放疗前瞻性研究．中华放射肿瘤学杂志，1997，6（3）：188-189．

11. 潘纪成，张国桢，蔡祖龙．胸部 CT 诊断学．北京：科学技术文献出版社，2003：357-374．

12. 石元凯．肺癌诊断治疗学．北京：人民卫生出版社，2008：82-91．

13. 孙燕．临床肿瘤学．北京：中华医学电子音像出版社，2018：375-437．

14. 王军 肖，程云杰．局部进展期食管癌新辅助治疗研究进展．中华放射肿瘤学杂志，2018，8：709-720．

15. 王校媛，张金峰，杨英男，等．食管癌胸腹腔镜下胸内吻合的技术浅谈．临床外科杂志，2019，27（7）：549-552．

16. 王永连，王忠民，王毅，等．胸腔镜下纵隔肿瘤切除 100 例临床分析．现代肿瘤医学，2016，24（13）：2078-2080．

17. 王玉祥，王丽丽，杨琼，等．pT3N0M0 期胸段食管鳞癌胸腹两野根治术后的复发模式．中华肿瘤杂志，2016，38（1）：48-54.

18. 王玉祥，杨琼，何明，等．Ⅲ期胸段食管鳞癌根治术后的复发规律．中华肿瘤杂志，2017，39（1）：48-55.

19. 谢淏．电视辅助胸腔镜手术治疗纵隔肿瘤的临床疗效分析．实用癌症杂志，2016，31（7）：1187-1190.

20. 许林，沈振亚．巨大纵隔肿瘤的外科治疗．实用临床医药杂志，2007，11（2）：53-54.

21. 翟医蕊，惠周光．未来，谁将坐上食管癌新辅助治疗的"头号交椅"？中国医学论坛报，2017.

22. 章文成，王奇峰，肖泽芬，等．胸段食管鳞癌根治术后失败模式对放疗野设计的指导作用．中华放射肿瘤学杂志，2012，21（1）：38-41.

23. 赵云，孟爱凤，马圣香，等．巨大纵隔肿瘤患者术后并发症的护理．护理学杂志，2008，23（16）：31-32.

24. 中国医师协会放射肿瘤治疗医师分会，中华医学会放射肿瘤治疗学分会，中国抗癌协会肿瘤放射治疗专业委员会．中国食管癌放射治疗指南（2019 年版）．国际肿瘤学杂志 2019，46：385-398.

25. 周清华，孙燕．肺癌新理论新技术进展．成都：四川大学出版社，2003：3-19.

26. ADACHI K, NEMOTO M, ENATSU K. A bulky posterior mediastinal tumor. Gastroenterology, 2016, 150（4）: e9-e11.

27. Adjuvant therapy for node-positive esophageal cancer after induction and surgery: a multisite study. The Annals of thoracic surgery, 2019, 108: 828-836.

28. Adjuvant therapy for positive nodes after induction therapy and resection of esophageal cancer. The Annals of Thoracic surgery, 2016, 101: 200-208.

29. AKIYAMA H, HIYAMA M, HASHIMOTO C. Resection and reconstruction for carcinoma of the thoracic oesophagus. Br J Surg, 1976, 63（3）: 206-209.

30. ALBAIN K S, RUSCH V W, CROWLEY J J, et al. Concurrent cisplatin/etoposide plus chest radiotherapy followed by surgery for stages ⅢA（N2）and ⅢB non-small-cell lung cancer: mature results of Southwest Oncology Group phase Ⅱ study 8805. J Clin Oncol, 1995, 13: 1880-9182.

31. ALLUM W H, STENNING S P, BANCEWICZ J, et al. Long-term results of a randomized trial of surgery with or without preoperative chemotherapy in esophageal cancer. Journal of Clinical Oncology, 2009, 27: 5062-5067.

32. ALLUM W H, STENNING S P, BANCEWICZ J, et al. Long-term results of a randomized trial of surgery with or without preoperative chemotherapy in esophageal cancer.

J Clin Oncol，2009，27：5062-5067.

33. ANDO N，IIZUKA T，IDE H，et al. Surgery plus chemotherapy compared with surgery alone for localized squamous cell carcinoma of the thoracic esophagus：a Japan Clinical oncology group study-JCOG9204. J Clin Oncol，2003，21（24）：4592-4596.

34. ANDO N，IIZUKA T，KAKEGAWA T，et al. A randomized trial of surgery with or without chemotherapy for localized squamous carcinoma of the thoracic esophagus：the Japan clinical oncology group study.J Thorac Cardiovasc Surg，1997，114（2）：205-209.

35. ANTONIA S J，VILLEGAS A，DANIEL D，et al. Durvalumab after chemoradiotherapy in stage III non-small-cell lung cancer. N Engl J Med，2017，377：1919-1929.

36. AOKI T，TOMODA Y，WATANABE H，et al. Peripheral lung adenocarcinoma：correlation of thin-section CT findings with histologic prognostic factors and survival. Radiology，2001，220：803-809.

37. ARMANIOS M，XU R，FORASTIERE A A，et al. Adjuvant chemotherapy for resected adenocarcinoma of the esophagus，gastro-esophageal junction，and cardia：phase II trial（E8296）of the Eastern Cooperative Oncology Group . J Clin Oncol，2004 ，22（22）：4495-4499 .

38. ARNOTT S J，DUNCAN W，GIGNOUX M，et al. Preoperative radiotherapy for esophageal carcinoma. Cochrane Database Syst Rev，2005.

39. ARRIAGADA R，DUNANT A，PIGNON J P，et al. Long-term results of the international adjuvant lung cancer trial evaluating adjuvant Cisplatin-based chemotherapy in resected lung cancer. J Clin Oncol，2010，28：35-42.

40. ARRIAGADA R，BERGMAN B，DUNANT A，et al. Cisplatin-based adjuvant chemotherapy in patients with completely resected non-small-cell lung cancer. N Engl J Med，2004，350：351-360.

41. ASAMURA H，HISHIDA T，SUZUKI K，et al. Radiographically determined noninvasive adenocarcinoma of the lung：survival outcomes of Japan Clinical Oncology Group 0201. J Thorac Cardiovasc Surg，2013，146：24-30.

42. ATTARAN S，MCCORMACK D，PILLING J，et al. Which stages of thymoma benefit from adjuvant chemotherapy post-thymectomy?Interact Cardiovasc Thorac Surg，2012，15（2）：273-275.

43. BERMAN A T，LITZKY L，LIVOLSI V，et al.Adjuvant radiotherapy for completely resected stage 2 thymoma.Cancer，2011，117（15）：3502-3508.

44. BIERE S S，BERGE H M，MAAS K W，et al. Minimally invasive versus open oesophagectomy for patients with oesophageal cancer：a multicentre，open-label，

randomised controlled trial. Lancet，2012，379（9829）: 1887–1892.

45. BRAY F，FERLAY J，SOERJOMATARAM I，et al. Global cancer statistics 2018 : GLOBOCAN estimates of incidence and mortality worldwide for 36 cancers in 185 countries. CA Cancer J Clin，2018，68（6）: 394–424.

46. BRUNN H. Surgical principles underlying one–stage lobectomy. Arch Surg，1929，18 : 490–515.

47. BURMEISTER B H，THOMAS J M，BURMEISTER E A，et al. Is concurrent radiation therapy required in patients receiving preoperative chemotherapy for adenocarcinoma of the oesophagus? a randomised phase Ⅱ trial. Eur J Cancer，2011，47 : 354–360.

48. BUTTS C A，DING K，SEYMOUR L，et al. Randomized phase Ⅲ trial of vinorelbine plus cisplatin compared with observation in completely resected stage Ⅰ B and Ⅱ non–small–cell lung cancer : updated survival analysis of JBR–10. J Clin Oncol，2010，28 : 29–34.

49. CAI W J，XIN P L. Pattern of relapse in surgical treated patients with thoracic esophageal squamous cell carcinoma and its possible impact on target delineation for postoperative radiotherapy.Radiother Oncol，2010，96（1）: 104–107.

50. CARDILLO G，CARLEO F，GIUNTI R，et al.Predictors of survival in patients with locally advanced thymoma and thymic carcinoma（masaoka stages Ⅲ and Ⅳ a）.Eur J Cardiothorac Surg，2010，37 : 819–823.

51. CARILLO C，DISO D，MANTOVANI S，et al. Multimodality treatment of stage Ⅱ thymic tumours . J Thorac Dis，2017，9（8）: 2369–2374.

52. CASCONE T，WILLIAM W N，WEISSFERDT A，et al. Neoadjuvant nivolumab（N） or nivolumab plus ipilimumab（NI）for resectable non–small cell lung cancer（NSCLC）: clinical and correlative results from the NEOSTAR study. J Clin Oncol，2019，37（suppl）: 8504.

53. CERFOLIO R J，BESS K M，WEI B，et al. Incidence，results and our current intraoperative technique to control major vascular injuries during minimally invasive robotic thoracic surgery. Ann Thorac Surg，2016，102（2）: 394–399.

54. CERFOLIO R J，BRYANT A S，SPENCER S A，et al. Pulmonary resection after high–dose and low–dose chest irradiation. Ann Thorac Surg，2005，80 : 1224–1230.

55. CERFOLIO R，LOUIE B E，FARIVAR A S，et al. Consensus statement on definitions and nomenclature for robotic thoracic surgery. J Thorac Cardiovasc Surg，2017，154（3）: 1065–1069.

56. Chemotherapy in non–small cell lung cancer : a meta–analysis using updated data on individual patients from 52 randomised clinical trials. Non–small Cell Lung Cancer

Collaborative Group. BMJ, 1995, 311：899-909.

57. CHEN J, PAN J, ZHENG X, et al. Number and location of positive nodes, postoperative radiotherapy and survival after esophagectomy with three-field lymph node dissection for thoracic esophageal squamous cell carcinoma.Int J Radiat Oncol Biol Phys,2012 ,82(1)：475-482.

58. CHEN J, PAN J, LIU J, et al. Postoperative radiation therapy with or without concurrent chemotherapy for node-positive thoracic esophageal squamous cell carcinoma. Int J Radiat Oncol Biol Phys, 2013, 86（4）：671-677.

59. CHEN X, MA Q, WANG S, et al. Surgical treatment of posterior mediastinal neurogenic tumors. J Surg Oncol, 2019, 119（6）：807-813.

60. CHURCHILL E D, SWEET R H, SOUTTER L, et al. The surgical management of carcinoma of the lung; a study of the cases treated at the Massachusetts General Hospital from 1930 to 1950. The Journal of thoracic surgery, 1950, 20（3）：349-365.

61. Clinical complete response after chemoradiotherapy for carcinoma of thoracic esophagus：is esophagectomy always necessary? a systematic review and meta-analysis. Thoracic cancer, 2018, 9：1638-1647.

62. COLLARD J M, OTTE J B, REYNAERT M, et al. Feasibility and effectiveness of en bloc resection of the esophagus for esophageal cancer：results of a prospective study. Int Surg, 1991, 76（4）：209-213.

63. COTTRELL T R, THOMPSON E D, FORDE P M, et al. Pathologic features of response to neoadjuvant anti-PD-1 in resected non-small-cell lung carcinoma：a proposal for quantitative immune-related pathologic response criteria（irPRC）. Ann Oncol , 2018, 29：1853-1860.

64. D'AMICO T A. McKeown esophagogastrectomy. J Thorac Dis, 2014, 6（Suppl 3）：S322-S324.

65. DENG W, YANG J, NI W, et al.Postoperative radiotherapy in pathological $T_{2-3}N_0M_0$ thoracic esophageal squamous cell carcinoma：interim report of a prospective, phase Ⅲ, randomized controlled study.Oncologist, 2020.

66. DEPAULA A L, HASHIBA K, FERREIRA E A, et al. Laparoscopic transhiatal esophagectomy with esophagogastroplasty. Surg Laparosc Endosc, 1995, 5（1）：1-5.

67. DOUILLARD J Y, ROSELL R, DE LENA M, et al. Adjuvant vinorelbine plus cisplatin versus observation in patients with completely resected stage ⅠB~Ⅲ A non-small-cell lung cancer（Adjuvant Navelbine International Trialist Association [ANITA]）：a randomised controlled trial. Lancet Oncol , 2006, 7：719-727.

68. DOUILLARD J Y, ROSELL R, LENA M, et al. Impact of postoperative radiation

therapy on survival in patients with complete resection and stage Ⅰ, Ⅱ or Ⅲ A non-small-cell lung cancer treated with adjuvant chemotherapy : the adjuvant Navelbine International Trialist Association (ANITA) Randomized Trial. Int J Radiat Oncol Biol Phys, 2008, 72 : 695-701.

69. DUBECZ A, SCHWARTZ S I. Franz john a torek. Ann Thorac Surg, 2008, 85 (4): 1497-1499.

70. ENDE T, CLERCQ N, HENEGOUWEN M, et al. A phase Ⅱ feasibility trial of neoadjuvant chemoradiotherapy combined with atezolizumab for resectable esophageal adenocarcinoma : the perfect trial. Journal of Clinical Oncology, 2019, 37 : 4045-4045.

71. ETTINGER D S, AISNER D L, WOOD D E, et al. NCCN Guidelines Insights : non - small cell lung cancer, version 5. Journal of the National Comprehensive Cancer Network, 2018, 16 (7): 807-821.

72. EXARHOS D N, MALAGARI K, TSATALOU E G, et al. Acute mediastinitis : spectrum of computed tomography findings. Eur Radiol, 2005, 15 (8): 1569.

73. FELIP E, ROSELL R, MAESTRE J A, et al. Preoperative chemotherapy plus surgery versus surgery plus adjuvant chemotherapy versus surgery alone in early-stage non-small-cell lung cancer. J Clin Oncol, 2010, 28 : 3138-3145.

74. FERNANDES A T, SHINOHARA E T, GUO M, et al.The role of radiation therapy in malignant thymoma : a surveillance, epidemiology and end results database analysis.J Thorac Oncol, 2010 , 5 (9): 1454-1460.

75. FOK M, SHAM J S, CHOY D, et al. Postoperative radiotherapy for carcinoma of the esophagus : a prospective, randomized controlled study . Surgery, 1993, 113 (2): 138-147.

76. FORDE P M, CHAFT J E, SMITH K N, et al. Neoadjuvant PD-1 blockade in resectable lung cancer. N Engl J Med, 2018, 378 : 1976-1986.

77. FORNASIERO A, DANIELE O, GHIOTTO C, et al.Chemotherapy for invasive thymoma : a 13-year experience.Cancer, 1991, 68 : 30-33.

78. FRIEDANT A J, HANDORF E A, SU S, et al. Minimally invasive versus open thymectomy for thymic malignancies : systematic review and meta-analysis. J Thorac Oncol, 2016, 11 (1): 30-38.

79. GAO H J, SHANG X B, GONG L, et al. Adjuvant radiotherapy for patients with pathologic node-negative esophageal carcinoma : a population based propensity matching analysis.Thorac Cancer, 2020, 11 (2): 243-252.

80. GIANNOPOULOU A, GKIOZOS I, HARRINGTON K J, et al. Thymoma and radiation

therapy : a systematic review of medical treatment . Expert Rev Anticancer Ther, 2013, 13（6）: 759-766.

81. GILLIES R S, SIMPKIN A, SGROMO B, et al. Left thoracoabdominal esophagectomy : results from a single specialist center. Dis Esophagus, 2011, 24（3）: 138-144.

82 GINSBERG R J, RUBINSTEIN L V. Randomized trial of lobectomy versus limited resection for T_1N_0 nonsmall cell lung cancer. Ann Thorac Surg, 1995, 60 : 615-622.

83. GOMEZ D R, KOMAKI R. Postoperative radiation therapy for non-small cell lung cancer and thymic malignancies.Cancers（Basel）, 2012 , 4（1）: 307-322.

84. GONZALEZ-RIVAS D, DE L T M, FERNANDEZ R, et al. Single-port video-assisted thoracoscopic left upper lobectomy. Interactive CardioVascular and Thoracic Surgery, 2011, 13（5）: 539-541.

85. GOSS G D, O'CALLAGHAN C, LORIMER I, et al. Gefitinib versus placebo in completely resected non-small-cell lung cancer : results of the NCIC CTG BR19 study. J Clin Oncol, 2013, 31 : 3320-3326.

86. GRAHAM E A, SINGER J J. Successful removal of an entire lung for carcinoma of the bronchus. JAMA, 1933, 101 : 1371-1374.

87. GRIFFIN S M, SHAW I H, DRESNER S M. Early complications after Ivor Lewis subtotal esophagectomy with two-field lymphadenectomy : risk factors and management. J Am Coll Surg, 2002, 194（3）: 285-297.

88. GROUP NM-AC. Preoperative chemotherapy for non-small-cell lung cancer : a systematic review and meta-analysis of individual participant data. Lancet, 2014, 383 : 1561-1571.

89. GUO X F, MAO T, GU Z T, et al. Clinical study on postoperative recurrence in patients with pN0 esophageal squamous cell carcinoma. J Cardiothorac Surg , 2014, 9 : 150.

90. HAGEN P, HULSHOF M C, LANSCHOT J J, et al. Preoperative chemoradiotherapy for esophageal or junctional cancer. N Engl J Med, 2012, 366 : 2074-2084.

91. HASHIGUCHI T, NASU M, HASHIMOTO T, et al. Docetaxel, cisplatin and 5-fluorouracil adjuvant chemotherapy following three-field lymph node dissection for stage Ⅱ / Ⅲ N1, 2 esophageal cancer.Mol Clin Oncol, 2014, 2（5）: 719-724 .

92. HILL N S. Noninvasive ventilation : does it work, for whom, and how? Am Rev Respir Dis, 1993, 147（4）: 1050.

93. HOFSTETTER W L. Open versus hybrid minimally invasive esophagectomy : join the crowd, but do not throw away your abdominal retractors just yet. J Thorac Cardiovasc Surg, 2019, 158（5）: 1475-1478.

94. HONG M H, KIM H, PARK S Y, et al. A phase II trial of preoperative chemoradiotherapy and pembrolizumab for locally advanced esophageal squamous cell carcinoma（ESCC）. Journal of Clinical Oncology, 2019, 37 : 4027–4027.

95. HSU P K, CHEN H S, HUANG C S, et al. Patterns of recurrence after oesophagectomy and postoperative chemoradiotherapy versus surgery alone for oesophageal squamous cell carcinoma.Br J Surg, 2017, 104（1）: 90–97.

96. HSU P, HUANG C, WANG B, et al. Survival benefits of postoperative Chemoradiation for lymph node–positive esophageal squamous cell carcinoma. Ann Thorac Surg, 2014, 97（5）: 1734–1741.

97. HU C A, GAINOR J F, AWAD M M, et al.Neoadjuvant atezolizumab and chemotherapy in patients with resectable non–small–cell lung cancer : an open–label, multicentre, single–arm, phase 2 trial. Lancet Oncol, 2020, 21（6）: 786–795.

98. HUANG Q, LI J, SUN Y, et al. Efficacy of EGFR tyrosine kinase inhibitors in the adjuvant treatment for operable non–small cell lung cancer by a meta–analysis. Chest, 2016, 149 : 1384–1392.

99. HURT R. Surgical treatment of carcinoma of the oesophagus. Thorax, 1991, 46（7）: 528–535.

100. JACKSON M W, PALMA D A, CAMIDGE D R, et al. The impact of postoperative radiotherapy for thymoma and thymic carcinoma . J Thorac Oncol, 2017, 12（4）: 734–744.

101. JANJIGIAN Y Y, PARK B J, ZAKOWSKI M F, et al. Impact on disease–free survival of adjuvant erlotinib or gefitinib in patients with resected lung adenocarcinomas that harbor EGFR mutations. J Thorac Oncol, 2011, 6 : 569–575.

102. JULKA P K, SHARMA D N, MALLICK S, et al.Outcomes of thymoma treated with multimodality approach : a tertiary cancer center experience of 71 patients.Tumori, 2017, 103（6）: 572–576.

103. JURADO J, JAVIDFAR J, NEWMARK A, et al. Minimally invasive thymectomy and open thymectomy : outcome analysis of 263 patients. Ann Thorac Surg, 2012, 94（3）: 974–981.

104. KATAKAMI N, TADA H, MITSUDOMI T, et al. A phase 3 study of induction treatment with concurrent chemoradiotherapy versus chemotherapy before surgery in patients with pathologically confirmed N2 stage III A nonsmall cell lung cancer （WJTOG9903）. Cancer, 2012, 118 : 6126–6135.

105. KATO H, FUKUCHI M, MIYAZAKI T, et al. Classification of recurrent esophageal cancer after radical esophagectomy with two– or three–field lymphadenectomy. Anticancer

Res, 2005, 25（5）: 3461-3467.

106. KATO H, ICHINOSE Y, OHTA M, et al. A randomized trial of adjuvant chemotherapy with uracil-tegafur for adenocarcinoma of the lung. N Engl J Med, 2004, 350 : 1713-1721.

107. KELLY K, ALTORKI N K, EBERHARDT W E, et al. Adjuvant erlotinib versus placebo in patients with stage Ⅰ B~ Ⅲ A non-small-cell lung cancer（RADIANT）: a randomized, double-blind, phase Ⅲ trial. J Clin Oncol, 2015, 33 : 4007-4014.

108. KELSEN D P, GINSBERG R, PAJAK T F, et al. Chemotherapy followed by surgery compared with surgery alone for localized esophageal cancer. N Engl J Med, 1998, 339 : 1979-1984.

109. KIM S, BULL D A, HSU C H, et al. The role of adjuvant therapy in advanced thymic carcinoma : a national cancer database analysis.Ann Thorac Surg, 2020 , 109（4）: 1095-1103.

110. KODAMA K, DOI O, HIGASHIYAMA M, et al. Intentional limited resection for selected patients with $T_1N_0M_0$ non-small-cell lung cancer: a single-institution study. J Thorac Cardiovasc Surg, 1997, 114 : 347-353.

111. KOJIMA H, ISAKA M, NAGATA M, et al. Preoperative proton beam therapy for thymoma : a case REPORT.ANN THORAC CARDIOVASC SURG, 2016, 22（3）: 186-188.

112. KOJIMA T, MURO K, FRANCOIS E, et al. Pembrolizumab versus chemotherapy as second-line therapy for advanced esophageal cancer : phase Ⅲ keynote-181 study. Journal of Clinical Oncology, 2019, 37 : 2.

113. KOJIMA T, SHAH M A, MURO K, et al. Randomized phase Ⅲ keynote-181 study of pembrolizumab versus chemotherapy in advanced esophageal cancer. J Clin Oncol, 2020 : O2001888.

114. KONDO K, MONDEN Y.Therapy for thymic epithelial tumors : a clinical study of 1320 patients from Japan.Ann Thorac Surg, 2003, 76 : 878-884.

115. KORST R J, BEZJAK A, BLACKMON S, et al. Neoadjuvant chemoradiotherapy for locally advanced thymic tumors : a phase Ⅱ , multi-institutional clinical trial . J Thorac Cardiovasc Surg, 2014 , 147（1）: 36-44.

116. KREUTER M, VANSTEENKISTE J, FISCHER J R, et al. Randomized phase 2 trial on refinement of early-stage NSCLC adjuvant chemotherapy with cisplatin and pemetrexed versus cisplatin and vinorelbine : the TREAT study. Ann Oncol, 2013, 24 : 986-992.

117. KWIATKOWSKI D J, RUSCH V W, CHAFT J E, et al. Neoadjuvant atezolizumab in resectable non-small cell lung cancer（NSCLC）: interim analysis and biomarker data

from a multicenter study（LCMC3）. J Clin Oncol, 2019, 37（suppl）: 8503.

118. LACCOURREYE O, PAPON J F, KANIA R, et al. Intracordal injection of autologous fat in patients with unilateral laryngeal nerve paralysis : long-term results from the patient's perspective. Laryngoscope, 2003, 113（3）: 541.

119. LAGERGREN J, SMYTH E, CUNNINGHAM D, et al. Oesophageal cancer. Lancet, 2017, 390 : 2383-2396.

120. LALLY B E, ZELTERMAN D, COLASANTO J M, et al. Postoperative radiotherapy for stage Ⅱ or Ⅲ non-small-cell lung cancer using the surveillance, epidemiology, and end results database. J Clin Oncol, 2006, 24 : 2998-3006.

121. LANDRENEAU R J, MACK M J, HAZELRIGG S R, et al. Video-assisted thoracic surgery : basic technical concepts and intercostal approach strategies. Annals of Thoracic Surgery, 1992, 54（4）: 800-807.

122. LEE J, LEE K E, IM Y H, et al.Adjuvant chemotherapy with 5-fluorouracil and cisplatin in lymph node-positive thoracic esophageal squamous cell carcinoma.Ann Thorac Surg, 2005, 80（4）: 1170-1175.

123. LEVY B, EMERY L. Randomized trial of suture versus electrosurgical bipolar vessel sealing in vaginal hysterectomy. Obstet Gynecol, 2003, 102（1）: 147.

124. LEVY R M, WIZOREK J, SHENDE M, et al. Laparoscopic and thoracoscopic esophagectomy. Adv Surg, 2010, 44 : 101-116.

125. LEWIS I. The surgical treatment of carcinoma of the oesophagus with special reference to a new operation for growths of the middle 3rd. British Journal Of Surgery, 1946, 34（133）: 18-31.

126. LEWIS I. The surgical treatment of carcinoma of the oesophagus; with special reference to a new operation for growths of the middle third. Br J Surg, 1946, 34 : 18-31.

127. LI B, HU H, ZHANG Y, et al. Extended right thoracic approach compared with limited left thoracic approach for patients with middle and lower esophageal squamous cell carcinoma : three-year survival of a prospective, randomized, open-label trial. Ann Surg, 2018, 267（5）: 826-832.

128. LI N, J M Y, TAO X L, et al. Efficacy and safety of neoadjuvant PD-1 blockade with sintilimab in resectable squamous non-small cell lung cancer（sqNSCLC）. J Clin Oncol, 2019, 37（suppl）: 8531.

129. LI R, YANG G, TIAN Y, et al. Comparing the benefits of postoperative adjuvant chemotherapy vs. observation for stage IB non-small cell lung cancer : a meta-analysis. J Thorac Dis, 2019, 11 : 3047-3054.

130. LI X, ZHANG C, SUN Z, et al. Propensity-matched analysis of adjuvant chemotherapy

for completely resected Stage IB non-small-cell lung cancer patients. Lung Cancer, 2019, 133：75-82.

131. LIM E, HARRIS G, PATEL A, et al. Preoperative versus postoperative chemotherapy in patients with resectable non-small cell lung cancer：systematic review and indirect comparison meta-analysis of randomized trials. J Thorac Oncol, 2009, 4：1380-1388.

132. LIM Y J, KIM E, KIM H J, et al.Survival impact of adjuvant radiation therapy in masaoka stage Ⅱ to Ⅳ thymomas：a systematic review and meta-analysis.Int J Radiat Oncol Biol Phys, 2016, 94（5）: 1129-1136.

133. LISBOA C, PARÉPD, PERTUZÉJ, et al. Inspiratory muscle function in unilateral diaphragmatic paralysis. Am Rev Respir Dis, 1986, 134（3）: 488.

134. LIU H C, HUNG S K, HUANG C J, et al.Esophagectomy for locally advanced esophageal cancer, followed by chemoradiotherapy and adjuvant chemotherapy.World J Gastroenterol, 2005, 11（34）: 5367-5372.

135. LIU J, CAI X, LIU Q, et al. Characteristics of the local recurrence pattern after curative resection and values in target region delineation in postoperative radiotherapy for lower thoracic esophageal squamous cell cancer.Thorac Cancer, 2017, 8（6）: 630-633.

136. LIU Q, CAI XW, WU B, et al. Patterns of failure after radical surgery among patients with thoracic esophageal squamous cell carcinoma：implications for the clinical target volume design of postoperative radiotherapy.PLoS One, 2014, 9（5）: e97225.

137. LUCIANI N, ANSELMI A, GANDOLFO F, et al. Polydioxanone sternal sutures for prevention of sternal dehiscence. J Card Surg, 2006, 21（6）: 580.

138. LUKETICH J D, NGUYEN N T, WEIGEL T, et al. Minimally invasive approach to esophagectomy. JSLS, 1998, 2（3）: 243-247.

139. LUKETICH J D, PENNATHUR A, AWAIS O, et al. Outcomes after minimally invasive esophagectomy：review of over 1000 patients. Ann Surg, 2012, 256（1）: 95-103.

140. LYU X, HUANG J, MAO Y, et al. Adjuvant chemotherapy after esophagectomy：is there a role in the treatment of the lymph node positive thoracic esophageal squamous cell carcinoma？J Surg Oncol, 2014, 110（7）: 864-868.

141. MACDONALD J S, SMALLEY S R, BENEDETTI J, et al. Chemoradiotherapy after surgery compared with surgery alone for adenocarcinoma of the stomach or gastroesophageal junction. N Engl J Med, 2001, 345（10）: 725-730.

142. MACLEAN M, LUO X, WANG S, et al. Outcomes of neoadjuvant and adjuvant chemotherapy in stage 2 and 3 non-small cell lung cancer：an analysis of the National Cancer Database. Oncotarget, 2018, 9：24470-24479.

143. MANGI A A, WRIGHT C D, ALLAN J S, et al.Adjuvant radiation therapy for stage

Ⅱ thymoma.Ann Thorac Surg, 2002, 74：1033–1037.

144. MARIANO C, IONESCU D N, CHEUNG W Y, et al.Thymoma：a population–based study of the management and outcomes for the province of British Columbia.J Thorac Oncol, 2013, 8（1）: 109–117.

145. MARIETTE C, BALON J M, PIESSEN G, et al. Pattern of recurrence following complete resection of esophageal carcinoma and factors predictive of recurrent disease. Cancer, 2003, 97（7）: 1616–1623.

146. MASATO S, SEIYA H, MASAKAZU K, et al. Triangle target principle for the placement of trocars during video–assisted thoracic surgery. European Journal of Cardio Thoracic Surgery：2.

147. MAURY J M, GIRARD N, TABUTIN M, et al. Intra–thoracic chemo–hyperthermia for pleural recurrence of thymoma.Lung Cancer, 2017 , 108：1–6.

148. McKeown K C. Total 3–stage esophagectomy for cancer of esophagus. British Journal of Surgery, 1976, 63（4）: 259–262.

149. MCKEOWN K C. Total three–stage oesophagectomy for cancer of the oesophagus. Br J Surg, 1976, 63（4）: 259–262.

150. MEKONTSO–DESSAP A, KIRSCH M. Poststernotomy mediastinitis due to Staphylococcus aureus：comparison of methicillin–resistant and methicillin–susceptible cases. Clin Infect Dis, 2001, 32（6）: 877.

151. MOU H, LIAO Q, HOU X, et al.Clinical characteristics, risk factors, and outcomes after adjuvant radiotherapy for patients with thymoma in the United States：analysis of the surveillance, epidemiology, and end results（SEER）registry（1988—2013）.Int J Radiat Biol, 2018 , 94（5）: 495–502.

152. NAKAGAWA S, KANDA T, KOSUGI S, et al. Recurrence pattern of squamous cell carcinoma of the thoracic esophagus after extended radical esophagectomy with three–field lymphadenectomy.J Am Coll Surg, 2004 , 198（2）: 205–211.

153. NCCN clinical practice guidelines in oncology：esophageal and esophagogastric junctioncancers. 2018.

154. Neoadjuvant chemoradiotherapy or chemotherapy? A comprehensive systematic review and meta–analysis of the options for neoadjuvant therapy for treating oesophageal cancer. European Journal of Cardio–Thoracic Surgery：Official Journal of the European Association for Cardio–thoracic Surgery, 2017, 51：421–431.

155. Neoadjuvant treatments for locally advanced, resectable esophageal cancer：a network meta–analysis. International journal of cancer, 2018, 143：430–437.

156. NI W, YANG J, DENG W, et al. Patterns of recurrence after surgery and efficacy

of salvage therapy after recurrence in patients with thoracic esophageal squamous cell carcinoma.BMC Cancer, 2020, 20（1）: 144.

157. NI W, YU S, ZHANG W, et al. A phase- Ⅱ / Ⅲ randomized controlled trial of adjuvant radiotherapy or concurrent chemoradiotherapy after surgery versus surgery alone in patients with stage- Ⅱ B/ Ⅲ esophageal squamous cell carcinoma.BMC Cancer, 2020, 20（1）: 130.

158. NOORDMAN B J, SPAANDER M C W, VALKEMA R, et al. Detection of residual disease after neoadjuvant chemoradiotherapy for oesophageal cancer（preSANO）: a prospective multicentre, diagnostic cohort study. Lancet Oncol, 2018, 19 : 965-974.

159. OAKLEY R M, WRIGHT J E. Postoperative mediastinitis : classification and management. Ann Thorac Surg, 1996, 61（3）: 1030.

160. OHDE Y, NAGAI K, YOSHIDA J, et al. The proportion of consolidation to ground-glass opacity on high resolution CT is a good predictor for distinguishing the population of non-invasive peripheral adenocarcinoma. Lung Cancer, 2003, 42 : 303-310.

161. OKADA M, KOIKE T, HIGASHIYAMA M, et al. Radical sublobar resection for small-sized non-small cell lung cancer: a multicenter study. J Thorac Cardiovasc Surg, 2006, 132 : 769-775.

162. Okada M, Yoshikawa K, Hatta T, et al. Is segmentectomy with lymph node assessment an alternative to lobectomy for non-small cell lung cancer of 2cm or smaller? Ann Thorac Surg, 2001, 71（3）: 956-960.

163. OSUGI H, TAKEMURA M, HIGASHINO M, et al. Learning curve of video-assisted thoracoscopic esophagectomy and extensive lymphadenectomy for squamous cell cancer of the thoracic esophagus and results. Surg Endosc, 2003, 17（3）: 515-519.

164. PAN S, SHEN G, WU M. Usage of "reversal penetrating technique" with Ancillary trocar in minimally invasive ivor lewis esophagectomy. Journal of Laparoendoscopic & Advanced Surgical Techniques. Part A, 2017, 27（1）: 67-70.

165. PARIKH R R, RHOME R, HUG E, et al.Adjuvant proton beam therapy in the management of thymoma : a dosimetric comparison and acute toxicities.Clin Lung Cancer, 2016, 17（5）: 362-366.

166. Party MRCOCW. Neoadjuvant chemotherapy compared with surgery alone for locally advanced cancer of the stomach and cardia : european organisation for research and treatment of cancer randomized trial 40954. Journal of Clinical Oncology Official Journal of the American Society of Clinical Oncology, 2010, 28 : 5210-5218.

167. PATEL S, MACDONALD O K, NAGDA S, et al.Evaluation of the role of radiation therapy in the management of malignant thymoma.Int J Radiat Oncol Biol Phys, 2012 ,

82（5）: 1797–801.

168. Patterns of recurrence after surgery alone versus preoperative chemoradiotherapy and surgery in the CROSS trials. Journal of Clinical Oncology：Official Journal of the American Society of Clinical Oncology，2014，32：385–391.

169. PENNELL N A，NEAL J W，CHAFT J E，et al. SELECT：a phase Ⅱ Trial of adjuvant erlotinib in patients with resected epidermal growth factor receptor–mutant non–small–cell lung cancer. J Clin Oncol，2019，37：97–104.

170. Phase III comparison of preoperative chemotherapy compared with chemoradiotherapy in patients with locally advanced adenocarcinoma of the esophagogastric junction. Journal of Clinical Oncology：Official Journal of the American Society of Clinical Oncology，2009，27：851–856.

171. PIERRE A F，LUKETICH J D. Technique and role of minimally invasive esophagectomy for premalignant and malignant diseases of the esophagus. Surg Oncol Clin N Am，2002，11（2）.

172. PIGNON J P，TRIBODET H，SCAGLIOTTI G V，et al. Lung adjuvant cisplatin evaluation：a pooled analysis by the LACE Collaborative Group. J Clin Oncol，2008，26：3552–3559.

173. PISTERS K M，VALLIERES E，CROWLEY J J，et al. Surgery with or without preoperative paclitaxel and carboplatin in early–stage non–small–cell lung cancer：southwest oncology group trial S9900, an intergroup, randomized, phase Ⅲ trial. J Clin Oncol，2010，28：1843–1849.

174. Postoperative adjuvant therapy improves survival in pathologic nonresponders after neoadjuvant chemoradiation for esophageal squamous cell carcinoma：a propensity–matched analysis. The Annals of thoracic surgery，2016，102：1687–1693.

175. Postoperative radiotherapy in non–small–cell lung cancer：systematic review and meta–analysis of individual patient data from nine randomised controlled trials. PORT Meta–analysis Trialists Group. Lancet，1998，352：257–263.

176. PROVENCIO M，NADAL E，INSA A，et al. Neoadjuvant chemo–immunotherapy for the treatment of stage IIIA resectable non–small–cell lung cancer（NSCLC）: A phase Ⅱ multicenter exploratory study—final data of patients who underwent surgical assessment. J Clin Oncol，2019，37（suppl）: 8509.

177. REMACLE M，LAWSON G. Results with collagen injection into the vocal folds for medialization. Curr Opin Otolaryngol Head Neck Surg，2007，15（3）: 148.

178. REUSS J E，SMITH K N，ANAGNOSTOU V，et al. Neoadjuvant nivolumab in resectable non–small cell lung cancer：extended follow–up and molecular markers of response.

J Clin Oncol, 2019, 37 (suppl): 8524.

179. RICCIARDI S, ZIRAFA C C, DAVINI F, et al. How to get the best from robotic thoracic surgery. J Thorac Dis, 2018, 10 (Suppl 8): S947–S950.

180. RIMNER A, GOMEZ D R, WU A J, et al. Failure patterns relative to radiation treatment fields for stage Ⅱ ~ Ⅳ thymoma. J Thorac Oncol, 2014, 9 (3): 403–409.

181. RINDANI R, MARTIN C J, COX M R. Transhiatal versus Ivor–Lewis oesophagectomy: is there a difference?Aust N Z J Surg, 1999, 69 (3): 187–194.

182. RIZK N P, ISHWARAN H RICE T W, et al. Optimum lymphadenectomy for esophageal cancer Ann Surg, 2010, 251 (1): 46–50.

183. RIZVI N A, RUSCH V, PAO W, et al. Molecular characteristics predict clinical outcomes: prospective trial correlating response to the EGFR tyrosine kinase inhibitor gefitinib with the presence of sensitizing mutations in the tyrosine binding domain of the EGFR gene. Clin Cancer Res, 2011, 17: 3500–3506.

184. ROCCO G, MARTIN–UCAR A, PASSERA E. Uniportal VATS wedge pulmonary resections. The Annals of Thoracic Surgery, 2004, 77 (2): 726–728.

185. ROVIARO G, REBUFFAT C, VAROLI F, et al. Videoendoscopic pulmonary lobectomy for cancer. Surgical Laparoscopy Endoscopy & Percutaneous Techniques, 1992, 2 (3): 244–247.

186. ROYSTON C M, DOWLING B L. A combined synchronous technique for the McKeown three–phase oesophagectomy. Br J Surg, 1976, 63 (2): 122–124.

187. SAKIB N, LI N, ZHU X, et al. Effect of postoperative radiotherapy on outcome in resectable stage Ⅲ A–N$_2$ non–small–cell lung cancer: an updated meta–analysis. Nucl Med Commun, 2018, 39: 51–59.

188. SAWAMURA K M T, DOI O. A prospective randomized controlled study of the postoperative adjuvant therapy for non–small cell lung cancer. Lung Cancer, 1988, 4: A166.

189. SCAGLIOTTI G, HANNA N, FOSSELLA F, et al. The differential efficacy of pemetrexed according to NSCLC histology: a review of two Phase III studies. Oncologist, 2009, 14: 253–263.

190. SCARPA M, VALENTE S, ALFIERI R, et al. Systematic review of health–related quality of life after esophagectomy for esophageal cancer. World J Gastroenterol, 2011, 17 (42): 4660–4674.

191. SCHREIBER D, RINEER J, VONGTAMA D, et al. Impact of postoperative radiation after esophagectomy for esophageal cancer. J Thorac Oncol, 2010, 5 (2): 244–250.

192. SCHUCHERT M J, PETTIFORD B L, KEELEY S, et al. Anatomic segmentectomy in

the treatment of stage Ⅰ non-small cell lung cancer. Ann Thorac Surg, 2007, 84(3): 926-932.

193. SCHUHMACHER C, GRETSCHEL S, LORDICK F, et al. Neoadjuvant chemotherapy compared with surgery alone for locally advanced cancer of the stomach and cardia: european organisation for research and treatment of cancer randomized trial 40954. J Clin Oncol, 2010, 28: 5210-5218.

194. SHAH M A, KOJIMA T, HOCHHAUSER D, et al. Efficacy and safety of pembrolizumab for heavily pretreated patients with advanced, metastatic adenocarcinoma or squamous cell carcinoma of the esophagus: the phase 2 keynote-180 study. JAMA Oncol, 2019, 5 (4): 546-550.

195. SHEN W Y, JI J, ZUO Y S, et al. Comparison of efficacy for postoperative chemotherapy and concurrent radiochemotherapy in patients with Ⅲ A-pN$_2$ non-small cell lung cancer: an early closed randomized controlled trial. Radiother Oncol, 2014, 10: 120-125.

196. SHER D J, FIDLER M J, SEDER C W, et al. Relationship between radiation therapy dose and outcome in patients treated with neoadjuvant chemoradiation therapy and surgery for stage Ⅲ a non-small cell lung cancer: a population-based, comparative effectiveness analysis. Int J Radiat Oncol Biol Phys, 2015, 92: 307-316.

197. SHIOZAKI H, YANO M, TSUJINAKA T, et al. Lymph node metastasis along the recurrent nerve chain is an indication for cervical lymph node dissection in thoracic esophageal cancer. Dis Esophagus, 2001, 14 (3-4): 191-196.

198. SIEWERT J. History of the treatment of esophageal cancer. Esophagus, 2010, 7 (4): 183-188.

199. SJOQUIST K M, BURMEISTER B H, SMITHERS B M, et al. Survival after neoadjuvant chemotherapy or chemoradiotherapy for resectable oesophageal carcinoma: an updated meta-analysis. Lancet Oncology, 2011, 12: 681-692.

200. SONG T, CHEN P, FANG M, et al. The role of adjuvant chemoradiotherapy over radio-therapy after R0 resection for stage Ⅱ ~ Ⅲ esophageal squamous cell carcinoma.Cancer Manag Res, 2020, 12: 1631-1639.

201. SPEICHER P J, ENGLUM B R, GANAPATHI A M, et al.Adjuvant chemotherapy is associated with improved survival after esophagectomy without induction therapy for node-positive adenocarcinoma . J Thorac Oncol, 2015, 10 (1): 181-188.

202. Surgery alone versus chemoradiotherapy followed by surgery for stage Ⅰ and Ⅱ esophageal cancer: final analysis of randomized controlled phase Ⅲ trial FFCD 9901. Journal of Clinical Oncology: Official Journal of the American Society of Clinical

Oncology，2014，32：2416-2422.

203. TACHIBANA M，YOSHIMURA H，KINUGASA S，et al.Postoperative chemotherapy vs chemoradiotherapy for thoracic esophageal cancer：a prospective randomized clinical trial.Eur J Surg Oncol，2003，29（7）：580-587.

204. TACHIMORI Y，OZAWA S，NUMASAKI H，et al. Comprehensive registry of esophageal cancer in Japan，2011. Esophagus，2018，15（3）：127-152.

205. TAN Z，MA G，ZHAO J，et al. Impact of thoracic recurrent laryngeal node dissection：508 patients with tri-incisional esophagectomy. J Gastrointest Surg，2014，18（1）：187-193.

206. TÉNIÉRE P，HAY J M，FINGERHUT A，et al. Postoperative radiation therapy does not increase survival after curative resection for squamous cell carcinoma of the middle and lower esophagus as shown by a multicenter controlled trial. Surg Gynecol Obstet，1991，173（2）：123-130.

207. THOMAS M，RUBE C，HOFFKNECHT P，et al. Effect of preoperative chemoradiation in addition to preoperative chemotherapy：a randomised trial in stage Ⅲ non-small-cell lung cancer. Lancet Oncol，2008，9：636-648.

208. Three-arm phase III trial comparing cisplatin plus 5-FU（CF）versus docetaxel，cisplatin plus 5-FU（DCF）versus radiotherapy with CF（CF-RT）as preoperative therapy for locally advanced esophageal cancer（JCOG1109，NEXT study）. Japanese journal of clinical oncology，2013，43：752-755.

209. Towards an organ-sparing approach for locally advanced esophageal cancer. Digestive Surgery，2019，36：462-469.

210. TSUBOTA N，AYABE K，DOI O，et al. Ongoing prospective study of segmentectomy for small lung tumors. Ann Thorac Surg，1998，66：1787-1790.

211. UTSUMI T，SHIONO H，KADOTA Y，et al.Postoperative radiation therapy after complete resection of thymoma has little impact on survival.Cancer，2009，115：5413-5420.

212. VANSTEENKISTE J，ZIELINSKI M，LINDER A，et al. Adjuvant MAGE-A3 immunotherapy in resected non-small-cell lung cancer：phase Ⅱ randomized study results. J Clin Oncol，2013，31：2396-2403.

213. VISBAL A L，ALLEN M S，MILLER D L，et al. Ivor Lewis esophagogastrectomy for esophageal cancer. Ann Thorac Surg，2001，71（6）：1803-1808.

214. VOGEL J，LIN L，LITZKY L A，et al. Predicted rate of secondary malignancies following adjuvant proton versus photon radiation therapy for thymoma.Int J Radiat Oncol Biol Phys，2017，99（2）：427-433.

215. WALTHER B, JOHANSSON J, JOHNSSON F, et al. Cervical or thoracic anastomosis after esophageal resection and gastric tube reconstruction : a prospective randomized trial comparing sutured neck anastomosis with stapled intrathoracic anastomosis. Ann Surg, 2003, 238（6）: 803–814.

216. WAN S, YIM A P C. A Chinese thoracic surgeon and his two decisions. Ann Thorac Surg, 1999, 67（4）: 1190–1193.

217. WANG E H, CORSO C D, RUTTER C E, et al. Postoperative radiation therapy is associated with improved overall survival in incompletely resected stage Ⅱ and Ⅲ non-small-cell lung cancer. J Clin Oncol, 2015, 33 : 2727–2734.

218. WANG Q, WU Z, CHEN G, et al. Two-stage indicators to assess learning curves for minimally invasive ivor lewis esophagectomy. Thorac Cardiovasc Surg, 2018, 66（5）: 362–369.

219. WATSON D I, DAVIES N, JAMIESON G G. Totally endoscopic Ivor Lewis esophagectomy. Surg Endosc, 1999, 13（3）: 293–297.

220. WONG A T, SHAO M, RINEER J, et al. The impact of adjuvant postoperative radiation therapy and chemotherapy on survival after esophagectomy for esophageal carcinoma. Ann Surg, 2017, 265（6）: 1146–1151.

221. WRIGHT C D, CHOI N C, WAIN J C, et al.Induction chemoradiotherapy followed by resection for locally advanced Massaoka stage Ⅲ and Ⅳ A thymic tumors.Ann Thorac Surg, 2008, 85 : 385–389.

222. XIAO Z F, YANG Z Y, MIAO Y J, et al.Influence of number of metastatic lymph nodes on survival of curative resected thoracic esophageal cancer patients and value of radiotherapy : Report of 549 cases .Int J Radiation Oncology Biol Phys, 2005, 62（1）: 82–90.

223. XIAO Z F, YANG Z Y, LIANG J, et al. Value of radiotherapy after radical surgery for esophageal carcinoma : a report of 495 patients. Ann Thorac Surg, 2003, 75（2）: 331–336.

224. XIE J, ZHANG X, HU S, et al. Effects of adjuvant chemotherapy on survival of patients with stage Ⅰ B non-small cell lung cancer with visceral pleural invasion. J Cancer Res Clin Oncol, 2020.

225. XIONG L, LI R, SUN J, et al. Erlotinib as neoadjuvant therapy in stage Ⅲ A（N₂）EGFR mutation-positive non-small cell lung cancer : a prospective, single-arm, phase Ⅱ study. Oncologist, 2019, 24 : 157–164.

226. XU Y, LIU J, DU X, et al.Prognostic impact of postoperative radiation in patients undergoing radical esophagectomy for pathologic lymph node positive esophageal cancer.

Radiat Oncol, 2013, 8 : 116.

227. YAN J, LIU Q, MOSELEY J N, et al. Adjuvant radiotherapy for stages II and III resected thymoma : a single−institutional experience. Am J Clin Oncol, 2016, 39（3）: 223−7.

228. YANG H, LIU H, CHEN Y, et al. Neoadjuvant chemoradiotherapy followed by surgery versus surgery alone for locally advanced squamous cell carcinoma of the esophagus （NEOCRTEC5010）: a phase III multicenter, randomized, open−label clinical trial. Journal of Clinical Oncology, 2018.

229. YANG H, LIU H, CHEN Y, et al. Neoadjuvant chemoradiotherapy followed by surgery versus surgery alone for locally advanced squamous cell carcinoma of the esophagus （NEOCRTEC5010）: a phase III multicenter, randomized, open−label clinical trial. J Clin Oncol, 2018, 36 : 2796−2803.

230. YANG J, ZHANG W, XIAO Z, et al. The impact of postoperative conformal radiotherapy after radical surgery on survival and recurrence in pathologic $T_3N_0M_0$ esophageal carcinoma : a propensity score−matched analysis. J Thorac Oncol, 2017 , 12（7）: 1143−1151.

231. YOSHIDA J, NAGAI K, ASAMURA H, et al. Visceral pleura invasion impact on non−small cell lung cancer patient survival : its implications for the forthcoming TNM staging based on a large−scale nation−wide database. J Thorac Oncol, 2009, 4 : 959−63.

232. YU A W, RIPPEL R A, SMOCK E, et al. In patients with post−sternotomy mediastinitis is vacuum−assisted closure superior to conventional therapy? Interact Cardiovasc Thorac Surg, 2013, 17（5）: 861−865.

233. YUE D, XU S, WANG Q, et al. Erlotinib versus vinorelbine plus cisplatin as adjuvant therapy in Chinese patients with stage III A EGFR mutation−positive non−small−cell lung cancer（EVAN）: a randomised, open−label, phase 2 trial. Lancet Respir Med, 2018, 6 : 863−873.

234. ZENG H, CHEN W, ZHENG R, et al. Changing cancer survival in China during 2003−2015 : a pooled analysis of 17 population−based cancer registries. Lancet Glob Health, 2018, 6（5）: e555−e567.

235. ZHANG W C, LIU X, XIAO Z F, et al. Efficacy of intensity−modulated radiotherapy for resected thoracic esophageal squamous cell carcinoma. Thorac Cancer, 2015 , 6（5）: 597−604.

236. ZHANG C, LI S L, NIE Q, et al. Neoadjuvant crizotinib in resectable locally advanced non−small cell lung cancer with ALK rearrangement. J Thorac Oncol, 2019, 14 : 726−731.

237. ZHAO M, LI H, LI L, et al. Effects of a gemcitabine plus platinum regimen combined

with a dendritic cell–cytokine induced killer immunotherapy on recurrence and survival rate of non–small cell lung cancer patients. Exp Ther Med, 2014, 7 : 1403–1407.

238. ZHAO P, YAN W, FU H, et al. Efficacy of postoperative adjuvant chemotherapy for esophageal squamous cell carcinoma : a meta–analysis . Thorac Cancer, 2018, 9 (8): 1048–1055.

239. ZHONG W Z, CHEN K N, CHEN C, et al. Erlotinib versus gemcitabine plus cisplatin as neoadjuvant treatment of stage Ⅲ A–N$_2$ egfr–mutant non–small–cell lung cancer (EMERGING–CTONG 1103): a randomized phase Ⅱ study. J Clin Oncol, 2019, 37 : 2235–2245.

240. ZHONG W Z, WANG Q, MAO W M, et al. Gefitinib versus vinorelbine plus cisplatin as adjuvant treatment for stage Ⅱ ~ Ⅲ A (N$_1$~N$_2$) EGFR–mutant NSCLC (ADJUVANT/ CTONG1104): a randomised, open–label, phase 3 study. Lancet Oncol, 2018, 19 : 139–148.

241. ZIEREN H U, MÜLLER J M, JACOBI C A, et al. Adjuvant postoperative radiation therapy after curative resection of squamous cell carcinoma of the thoracic esophagus : a prospective randomized study. World J Surg, 1995, 19 (3): 444–449 .

242. ZOU B, PANG J, LIU Y, et al. Postoperative chemoradiotherapy improves survival in patients with stage Ⅱ ~ Ⅲ esophageal squamous cell carcinoma : an analysis of clinical outcomes.Thorac Cancer, 2016 , 7 (5): 515–521.